高等医学院校基础医学实验教学改革系列教材

形态学实验教程

—人体解剖学分册

主　编　徐四元　刘阳名　张　洁

副主编　周启良　伏　辉　胡明华

主　审　刘万胜　谢应桂

编　者（以姓名汉语拼音为序）

常永娜　伏　辉　龚厚武　胡明华　江汉臣

李　兵　李建明　李双蓉　刘万胜　刘烟芳

刘阳名　龙　娟　马　森　彭耀金　孙建永

唐顺胜　万莉莉　向　平　谢应桂　徐四元

袁立明　张　斌　张　慧　张　洁　周启良

秘　书　孙建永

北京大学医学出版社

XINGTAIXUE SHIYAN JIAOCHENG——RENTI JIEPOUXUE FENCE

图书在版编目（CIP）数据

形态学实验教程．人体解剖学分册/徐四元，刘阳名，张洁主编．—北京：北京大学医学出版社，2014.8（2021.8 重印）
高等医学院校基础医学实验教学改革系列教材
ISBN 978-7-5659-0911-5

Ⅰ．①形…　Ⅱ．①徐…②刘…③张…　Ⅲ．①人体形态学—实验—医学院校—教材②人体解剖学—实验—医学院校—教材　Ⅳ．①R32-33

中国版本图书馆CIP数据核字（2014）第171540号

形态学实验教程——人体解剖学分册

主　　编：徐四元　刘阳名　张　洁
出版发行：北京大学医学出版社
地　　址：（100191）北京市海淀区学院路 38 号　北京大学医学部院内
电　　话：发行部 010-82802230；图书邮购 010-82802495
网　　址：http：//www.pumpress.com.cn
E－mail：booksale@bjmu.edu.cn
印　　刷：中煤（北京）印务有限公司
经　　销：新华书店
责任编辑：宋小妹　　**责任校对**：金彤文　　**责任印制**：罗德刚
开　　本：787 mm × 1092 mm　1/16　**印张**：13.5　**字数**：354 千字
版　　次：2014 年 8 月第 1 版　2021 年 8 月第 4 次印刷
书　　号：ISBN 978-7-5659-0911-5
定　　价：32.00 元

高等医学院校基础医学实验教学改革系列教材
编审委员会

序

随着我国医学教育改革的不断深入，医学教育的目标已向培养高素质、强能力、具有创新精神的综合型人才的目标转变。医学实验教学是医学人才培养的重要环节，国内各高校对实验教学内容、教学方法和手段、管理体制等进行了大量的改革和探索。教育部在全国开展医学院校专业认证评估，把实验教学改革再次推向新的高度。

在医学教育认证标准中（WFME 和 IIME），课程整合是其中一项重要的观察指标，实验课程融合和教学改革是其中的重要部分。为加强学生动手能力培养，强化学生创新思维训练，有效开展实验课程的融合，促进医学人才质量的提高，适应医学专业认证评估的需要，长沙医学院开展了基础医学实验教学改革的探索，并组织编写了本系列教材。

本系列教材的编写，综合了“本科医学教育国际标准”和“全球医学教育最低基本要求”两个国际医学教育标准，更加注重学生能力培养的个性化教学需求，注重创新思维和创新精神的培养，注重基础与基础、基础与临床的知识融合及知识运用能力的培养。

首先，对基础医学课程实验教学内容进行优化整合，形成形态学实验、机能学实验、生物化学与分子生物学实验、病原生物免疫学实验、化学实验等实验教学。

其次，实验项目按照“基础性实验”“综合性实验”“设计创新性实验”三大模块编写，精简了基础性实验和重复的实验项目，增加了“三性”实验项目，联系后续课程内容及临床，重点突出知识点的横向与纵向联系。

同时，融合最新的科研成果，将其转化为不同课程之间的综合性、创新性实验项目，有助于全面提升医学专业人才培养质量。

本次出版的基础医学实验教学改革系列教材是长沙医学院教育教学改革成果的重要组成部分，我们期盼着这些成果能够成为医学人才培养质量迈上新台阶的标志。

欢迎兄弟院校专家学者雅正指导！

何彬生

2014年6月15日

前　言

人体解剖学属形态学科，直观性强，实验教学是从感性上升到理性的学习过程，是医学生学习人体解剖学的重要环节。我们遵循高等医学教育“注重素质，整体优化，面向临床”的培养目标，为加强对学生“基本理论、基本知识、基本技能”以及创新思维能力的培养，编写了教材《形态学实验教程——人体解剖学分册》，用于医学生本科实验教学。

《形态学实验教程——人体解剖学分册》包括基础性实验、综合性实验和设计创新性实验三部分。其中，基础性实验包含了系统解剖学实验 27 个、局部解剖学实验 8 个和断层解剖学实验 9 个，每个实验均按实验目的、实验材料、注意事项、实验内容、讨论与思考 5 个方面进行编写。教学重点在于验证与巩固理论教学内容，使理论联系实际，同时培养学生的基本操作技能，为学生深入学习打好基础。综合性实验的教学重点在于帮助学生拓展理论内容的纵向与横向联系，融会贯通，进一步提高实际操作能力，培养学生综合分析问题、解决问题的能力。创新性实验的教学重点在于激发学生的创造性思维，充分发挥学生学习的主观能动性和协作能力，培养科学素质与创新能力。

按照实验教学内容，我们收集了部分标本图，以增加教材的实用性，帮助学生加深对人体结构的理解和认识，同时增加了学习的生动性；拓展了学生的思维空间。这些标本图来自于编者长期的教学实践的积累，并精心设计和制作。

本书的编者长期从事解剖学一线教学，编者们丰富的实践教学经验和认真负责的工作态度是本书编写得以顺利完成的基础。希望本教材能够满足医学教育改革和医学生培养目标的需要。本书适用面广，各类本科医学生根据不同培养目标，可以适当选用。

本书的编写得到了长沙医学院领导、同行和专家们的大力支持，在此表示诚挚的谢意。

本教程编写过程中，尽管我们做了很大的努力，力求“严谨、实用、新颖、有特色”，但由于时间仓促，限于水平，难免出现错漏之处，敬请读者提出批评和指正。在此深表感谢。

徐四元

2014 年 6 月

目　录

第二部分　综合性实验

第三部分　设计创新性实验

学生实验总则

1. 学生进入实验室工作与学习之前，须认真阅读本总则及实验室其他规章制度，并严格遵守。

2. 实验前应认真进行预习，明确实验目的和要求，了解所做实验的原理、所用仪器和注意事项，掌握实验内容、方法和步骤，以便正确地进行实验操作。

3. 实验室的仪器设备、标本等，任何人不得私自挪用。实验时除指定使用的仪器外，不得随意动用其他仪器。

4. 学生实验必须按编定的组别和指定的席位就座，不得任意调动。遵守上课时间，不得无故迟到、早退、缺席。无故不参加实验者作旷课处理，因故不能上实验课者，应向指导教师请假，所缺实验课应及时补上。

5. 进入实验室或其他实验场地，必须着实验服，保持安静，严禁喧哗、吸烟、吃零食、随地吐痰和乱扔纸屑，不准做与实验无关的事。

6. 实验前检查、清理好所需的仪器、用具等。如有缺损，应及时向指导教师报告，不得自己任意挪用，不准擅自将任何实验器材、试剂、药品等带出实验室。

7. 实验时，服从教师指导，按规定和步骤进行实验，认真操作、细心观察，真实地记录各种实验数据，不允许抄袭他人数据，不得擅自离开操作岗位。

8. 注意安全与防护，严格遵守操作规程。爱护仪器设备，节约水、电、试剂和药品等。实验结束后，废液、废渣、废气、标本及含病菌的其他材料要按指定要求处置，不得随意丢弃。

9. 在实验过程中如仪器设备发生故障，应立即报告指导教师及时处理。凡违反操作规程或不听从指导而造成仪器设备损坏等事故者，必须写出书面检查，并按学校有关规定处理。

10. 实验结束后，学生应负责将仪器整理还原，桌面、凳子收拾整齐，由值日学生打扫卫生并协助教师收拾整理试剂及仪器。经指导教师审核测量数据和仪器还原情况并同意后，方可离开实验室。

11. 应在指导教师规定时间内上交实验报告。

12. 开放性实验一般安排在非实验课时间，学生可以结合自己的兴趣爱好，选择合适的时间段进行开放性实验操作。

13. 对课外开放实验所需的仪器设备，须经指导教师签字同意后办理借用手续，实验结束后及时归还。归还时，经实验室人员认真检查后，方可离开。如发现损坏、遗失，按学校有关规定处理。消耗材料的领用按实验室规定办理手续。

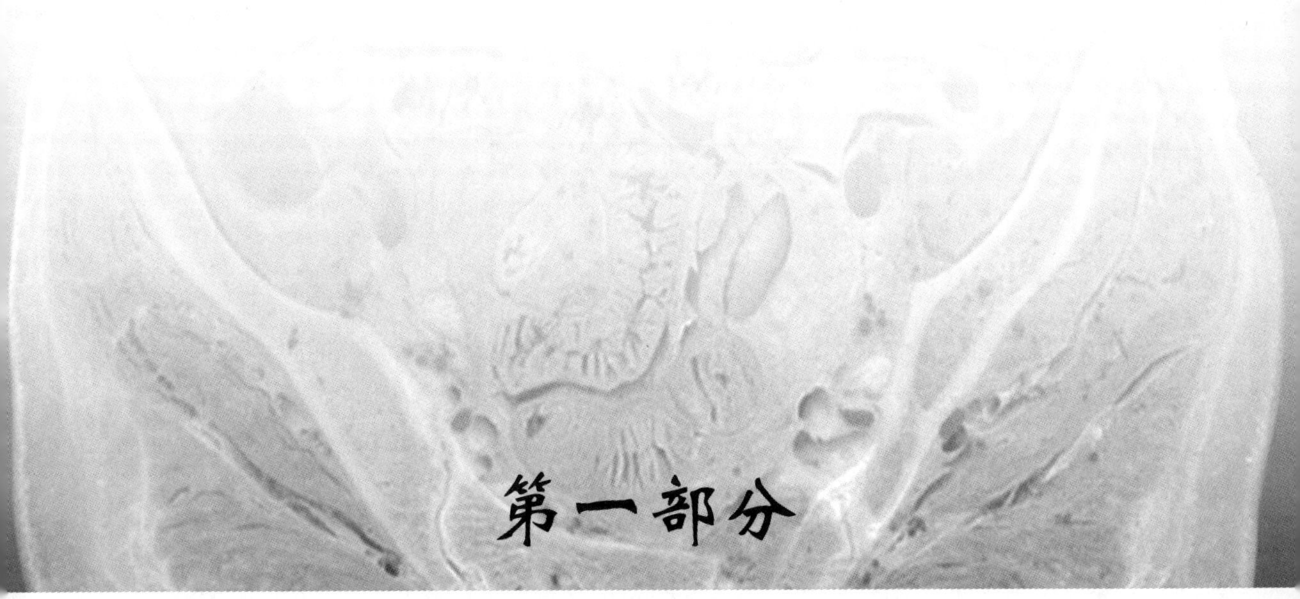

第一部分

基础性实验

人体解剖学总论

实验目的

1. 熟悉人体解剖学的定义和分科。
2. 掌握解剖学姿势、方位术语和人体的轴、面。
3. 熟悉基本的解剖操作方法及注意事项。
4. 熟悉断层解剖学的特点及其常用术语。
5. 熟悉断层解剖学的学习方法。

实验内容

1. 人体解剖学的定义

人体解剖学是研究正常人体形态结构的一门学科，是医学的重要基础课，属形态学的范畴。

2. 人体解剖学的分科

（1）系统解剖学：按各系统来研究其各器官形态、结构的一门学科。人体可分为运动系统、消化系统、呼吸系统、泌尿系统、生殖系统、脉管系统（循环系统）、感觉器、神经系统和内分泌系统。

（2）局部解剖学：按局部（如头颈部、胸部、腹部、上肢、下肢等）研究各器官构造及其在此局部的位置、毗邻和连续等关系的解剖学。

（3）断面解剖学：配合 X 线断层、超声、计算机 X 射线断层扫描技术（CT）和磁共振成像术（MRI）等研究各局部或器官的断面形态的解剖学。

3. 人体的分部

人体可分为头、颈、躯干（胸部、腹部、盆部、会阴）和四肢。

4. 解剖学姿势

身体直立、两眼向正前方平视，双上肢自然下垂于躯干两侧，手掌向前，两足并立，足尖向前。

5. 常用解剖方位术语

上和下、内和外、前和后、浅和深、内侧与外侧、近端与远端。

6. 面与轴

（1）面：见断层解剖学常用术语。

（2）轴：矢状轴、冠状轴（额状轴）、垂直轴。

7. 解剖操作方法

为了观察人体各部结构，通常采用局部分层剖查方法，由浅入深逐层解剖、观察。

（1）皮肤解剖法：用刀尖背面画出切割线，从端点用刀尖垂直切透皮肤，刀刃倾斜45°延长切口，用齿镊或止血钳用力牵拉开皮肤，用刀尖在皮肤上切断浅筋膜，尽量保证皮片上没有脂肪或浅筋膜。

（2）皮下组织解剖法：先观察皮肌，显露浅静脉、皮神经，用剪刀（可顺行或逆行）沿静脉钝性分开，保留在原位，再观察浅淋巴结，剔除其他浅筋膜和脂肪。

（3）深筋膜解剖法：齿镊提起，刀刃贴肌肉表面分离切除，腰、背、四肢宜大片切除，其余躯干较难剔除分小片切除，特殊部位注意保护其形成物。

（4）肌解剖法：去除不必保留的表面组织，修清边界，观察位置、形态、层次、起止、纤维方向、肌腹、肌腱和血管神经；尽量不切断肌肉，必须切断时需征得教师同意和指导，断端要整齐，彼此有梯次，保护深层结构。

（5）血管神经解剖法：沿血管、神经走行方向钝性分离，从粗到细，从干到支，观察起始、层次、毗邻、路径、分支和分布范围，尽量保留（能保留不切断，能切断不切除）。

（6）浆膜腔解剖法：胸膜腔、腹膜腔、心包腔都是浆膜腔，腔打开后立刻探查各个分部、各部之间的转折处，有粘连时用手指钝性分离，有液体积聚先排出。

（7）脏器解剖法：打开胸腹后，原位观察位置、形态、浆膜配置、毗邻、体表投影，解剖暴露的血管、神经（注意“门、蒂、根”），需要时取下，并进一步解剖内部结构。

（8）骨性结构解剖法：用专用器械。肋骨剪剪断肋骨，咬骨钳咬断骨和修整骨的断端，椎管锯打开椎管，弓形锯或钢丝锯锯开颅骨。

8. 实验注意事项

（1）必须尊重尸体，严格遵守操作规程。不得任意切割尸体或破坏标本。培养良好的学风和严肃认真的科学态度。

（2）注意学习操作过程中的分工协作，小组内相互配合，培养独立思考、分析问题、解决问题的能力和互助协作的团队精神。

（3）解剖操作之前，应仔细阅读教材中所列解剖步骤，根据教材的提示，审慎地寻找、显示有关结构；并学会利用图谱配合操作，独立、准确地辨认各局部结构。

（4）注意骨性标志是寻找有关软组织的重要依据。

（5）注意尸体标本可能出现的变异类型，随时进行记录，并对照正常情况进行讨论。

（6）保持尸体标本的湿润。注意不可用普通清水湿润尸体，以防霉变。

（7）注意保持解剖器械的洁净、锋利，并妥善保管。每次解剖结束，应整理已经解剖的结构，使之恢复原位，并清理台面、清洗器械，收好尸体标本。保持实验室的整洁。

9. 断层解剖学的特点及其常用术语

（1）特点：与系统解剖学和局部解剖学相比，断层解剖学有以下特点：①能保持结构和原位；②可由断层重塑整体；③与临床结合密切。

（2）常用术语

① 横断层：又称水平断面，是指平行于水平面的断面，断层标本和CT、MRI图像等常观察其下表面。

② 矢状断面：按人体的矢状轴，沿上、下方向移动切割制成的左、右断面，断层标本和MRI图像等常观察其左侧面，但超声一般观察其右侧面。

③ 冠状断面：按人体的冠状轴，沿上、下方向移动切割制成的前、后断面。断层标本和MRI图像等常观察其前表面。

10. 断层解剖学的学习方法

人体断层解剖学是人体解剖学的重要分支，故应遵循人体解剖学的一般学习方法，但它亦有自己的特点，主要体现在以下几个方面：

（1）学好形态基础：断层解剖学是解剖学与断层医学影像学相结合的产物，属边缘学科，因此，必须在掌握局部解剖学知识和熟悉医学影像学的基础上才能学好断层解剖学。

（2）了解标本制作：学好某一断层之前，首先应了解它在整体中的位置；这就需要知道断层标本的制作方法及 CT、MRI 的扫描方式。

（3）连续追踪观察：不要只把注意力集中于一个或几个断层的结构上，而要以一个器官或一个结构为中心逐一连续追踪学习，以掌握其全貌及其连续关系。

（4）抓住结构特点：要抓住某些具有代表性的断层上的重要结构特点，予以记忆。

（5）结合病理学习：有些结构必须结合病理才能学好断层解剖学，如腹膜间隙或筋膜间隙，必须结合积液的引流情况及间隙间的交通关系来学习，才能比较容易掌握与理解所学内容。

（徐四元）

第一篇　系统解剖学

第一章　运动系统

实验一　骨学总论、中轴骨

实验目的

1. 熟悉人体骨的总数、分部及各部骨的数目及名称。

2. 掌握骨的形态分类和构造；了解骨的理化性质和骨的表面形态。

3. 掌握躯干骨的组成，椎骨的一般形态及各部椎骨的特征，胸骨的形态、结构、分部及肋骨的一般形态、结构。

4. 掌握颅骨的组成，脑颅、面颅诸骨的名称、位置。

5. 了解颞骨、蝶骨和筛骨的位置、分部和结构；掌握下颌骨的分部、形态和结构，舌骨的形态和分部。

6. 熟悉颅的顶面观、侧面观的基本结构；了解翼腭窝的界域与连通。

7. 掌握颅底内、外面观的重要结构，包括重要的孔、裂。

8. 熟悉眶的构成、形态及其孔、裂；掌握骨性鼻腔的界域及鼻腔外侧壁上的重要结构；熟悉骨性口腔的构成。

9. 熟悉新生儿颅的特征。

10. 掌握中轴骨的重要体表骨性标志。

实验材料

1. 标本

（1）骨学总论标本：骨架、各种类型骨（长骨、短骨和颅盖骨）的断面标本、新鲜骨、煅烧骨和脱钙骨。

（2）躯干骨：椎骨、骶骨、尾骨、胸骨、肋骨。

（3）颅骨：分离颅骨、颅盖、颅底、颅骨正中矢状断面、胎儿颅骨。

2. 挂图　Ⅰ–1 全身骨骼（前面观）、Ⅰ–2 骨的构造、Ⅰ–3 脊柱全貌、Ⅰ–4 各部椎骨的形态、Ⅰ–5 椎骨的连结、Ⅰ–6 胸廓（前面观）、Ⅰ–7 肋骨及肋椎连结、Ⅰ–8 颅的前面及囟门、Ⅰ–9 颅及囟门的侧面观、Ⅰ–12 鼻腔外侧壁。

注意事项

1. 用双手搬运整颅和瓶装标本（有机玻璃包装盒，很滑），不能将手指伸入眶或骨性鼻腔托颅。

2. 颅的孔裂等部位骨质薄，必须小心，探查孔裂时，在老师指导下用小铜丝（或其他类似大小替代品）。

3. 重要的骨性标志要求在活体上寻找、触摸。

实验内容

（一）骨学总论

1. 骨的分类（图 – 系 –01）

（1）按部位分类：颅骨、躯干骨、附肢骨。

（2）按形态分类：长骨、短骨、扁骨、不规则骨。

籽骨：存在于某些肌腱内的一些不同形状的独立小骨，如髌骨。

长骨：可分一体（骨干）、两端（骺、关节面），其内有空腔（骨髓腔）。

2. 骨的构造（图 – 系 –02）

在不同断面的骨标本上观察骨质（骨密质和骨松质）及其分布、骨膜、骨髓（红、黄骨髓）（新鲜骨标本）。

3. 骨的化学成分和物理性质

观察脱钙骨、煅烧骨标本，了解骨的化学成分和物理性质。

（二）躯干骨

1. 椎骨

（1）椎骨的一般形态（图 – 系 –03）：椎体、椎弓、椎弓根（椎上切迹、椎下切迹）、椎间孔 、椎弓板 7 个突起（棘突 1 个、横突 2 个 、上关节突 2 个、下关节突 2 个）。

椎孔：椎体后方与椎弓围成，所有椎骨的椎孔连成椎管。

（2）各部椎骨的一般特征：见表 1–1。

表 1–1 各部椎骨的一般特征

椎骨名称	数目	结构特征
颈椎（C）	7 块	椎体小，横突上有孔，棘突末端分叉
胸椎（T）	12 块	椎体和横突上有肋凹，棘突长向后下倾斜，呈叠瓦状
腰椎（L）	5 块	椎体大，棘突呈板状向后平伸，相邻两棘突间隙宽
骶椎（S）	5 块	融合成一块骶骨，呈倒置三角形
尾椎（Co）	3 ~ 4 块	融合成一块尾骨

（3）各部椎骨的不同点

① 颈椎

第 1 颈椎，也称寰椎，呈环形，由左、右两个侧块，前、后两弓围成。

第 2 颈椎，也称枢椎，椎体上有一个凸起，称齿突。

第 7 颈椎，也称隆椎，棘突长，末端不分叉，是重要的骨性标志。

② 骶骨

呈倒置三角形，分一尖、一底、前面、后面、外侧部。

底在上，上缘中份前凸，称岬。

前面（盆面）微凹，两侧有 4 对骶前孔。

后面（背面）粗糙、隆凸，中线上有骶正中嵴，两侧有 4 对骶后孔。

骶管：5 块骶椎孔融合成一个短管，上端续连椎管。

骶管裂孔：骶管下端的开口。

骶角：骶管裂孔两侧向下的骨性突起，找寻骶管裂孔的标志。

耳状面：外侧部的耳状粗糙面。

2. 肋

可分为真肋（第 1 ~ 7 对）、假肋（第 8 ~ 10 对）、浮肋（第 11 ~ 12 对）三部分。在标本上观察肋头、肋结节、肋沟。

3. 胸骨

可分为胸骨柄、胸骨体、剑突三部分。

重要结构：颈静脉切迹、胸骨角。

胸骨角平面：① 向外平对第 2 对肋软骨；② 向后平对第 4 胸椎体下缘；③ 气管的分叉处；④ 上、下纵隔的分界处；⑤ 升主动脉与主动脉弓的交界处；⑥ 主动脉弓与胸主动脉的交界处；⑦ 胸导管的左转处；⑧ 脊神经 T_2 前支的分布区域。

4. 骨性标志

在活体摸认骨性标志：隆椎棘突、颈静脉切迹、胸骨角、骶角、尾骨尖、剑突、第 2 ~ 8 肋。

（三）颅骨

1. 组成

（1）脑颅骨：额骨 1 块、顶骨 2 块、枕骨 1 块、颞骨 2 块、蝶骨 1 块、筛骨1块，共 8 块。

（2）面颅骨：鼻骨 2 块、泪骨 2 块、上颌骨 2 块、颧骨 2 块、腭骨 2 块、下鼻甲 2 块、犁骨 1 块、下颌骨 1 块、舌骨1块，共 15 块。

2. 颅的整体观

（1）颅盖

外面观：冠状缝、矢状缝、“人”字缝。

内面观：矢状窦沟、颗粒凹。

（2）颅底（图 – 系 –04）

颅底内面观：

① 颅前窝：鸡冠、筛板、筛孔。

② 颅中窝：视神经管、蝶鞍（前床突、后床突、鞍结节、鞍背、垂体窝）、颈动脉沟、三叉神经压迹、破裂孔、圆孔、卵圆孔、棘孔。

③ 颅后窝：枕骨大孔、内耳门、鼓室盖、颈静脉孔、乙状窦沟、斜坡。

颅底外面观：关节结节、下颌窝、颈动脉管外口、乳突、茎突、茎乳孔、腭大孔、鼻后孔、枕骨大孔、枕髁、舌下神经管外口，卵圆孔、棘孔、破裂孔、颈静脉孔。

（3）颅的侧面观（图－系－05）：颞窝、颞下窝、翼腭窝。

翼点：为额骨、顶骨、颞骨、蝶骨四骨在颞窝构成“H”形骨缝的交汇点。内有脑膜中动脉前支通过。

翼腭窝的交通：① 向前经眶下裂通眶；② 向后经圆孔通颅中窝，经翼管通颅底外面；③ 向外经翼上颌裂通颞下窝；④ 向内经蝶腭孔通鼻腔；⑤ 向下经翼腭管、腭大孔通口腔。

（4）颅的前面观（图－系－05）：眶、骨性鼻腔、骨性口腔。

眶的结构：眶上孔（眶上切迹）、眶下孔、视神经管口、泪腺窝、泪囊窝、眶下裂、眶下沟、眶上裂。

眶的交通：① 向下经鼻泪管通鼻腔；② 向后经视神经管和眶上裂通颅中窝；③ 向前下经眶下管和眶下孔通外界；④ 向后下经眶下裂通颞下窝和翼腭窝。

骨性鼻腔：骨鼻中隔，鼻孔（梨状孔、鼻后孔），鼻甲和鼻道（上、中、下）。

鼻旁窦及其开口：额窦（中鼻道）、上颌窦（中鼻道）、筛窦（中鼻道和上鼻道）、蝶窦（蝶筛隐窝）。

骨性鼻腔的交通：① 向前经梨状孔通外界；② 向后经鼻后孔通咽；③ 向上经筛孔通颅前窝，经鼻泪管通眶；④ 向下经切牙孔通口腔；⑤ 与四种鼻旁窦相交通。

骨性口腔：顶为骨腭、底缺如，前壁和外侧壁由上、下颌骨牙槽部及牙围成。

3. 新生儿颅

前囟（额囟）、后囟（枕囟）、蝶囟、乳突囟。

4. 骨性标志

在活体摸认骨性标志：枕外隆凸、乳突、颧弓、眶上缘、眶下缘、下颌角、下颌骨髁突、舌骨大角及舌骨体。

思考与讨论

1. 全身的骨按形态分为哪几类？举例说明各类骨的形态特点及其分布。
2. 成人椎骨的数目是多少？各部椎骨的主要特征有哪些？
3. 按颅骨所在位置，颅骨可分哪两部分？它们各由哪些骨组成的？
4. 颅底内、外面观有哪些结构及重要孔、裂？

（万莉莉）

实验二　附 肢 骨

实验目的

1. 掌握附肢骨的名称、位置。
2. 掌握锁骨、肩胛骨、肱骨、尺骨、桡骨、髋骨、股骨、髌骨、胫骨、腓骨的主要结构。
3. 了解手骨（腕骨、掌骨、指骨）、足骨（跗骨、跖骨、趾骨）的名称和位置排列。
4. 掌握附肢骨的重要骨性标志。

实验材料

1. 完整骨架、全套离体上肢骨（锁骨、肩胛骨、肱骨、桡骨、尺骨、串连好的手骨）、全套离体下肢骨（髋骨、股骨、胫骨、腓骨、串连好的足骨及骨盆）。

2. 模型　手骨、足骨模型。

3. 挂图　Ⅰ–13 锁骨及肩胛骨、Ⅰ–14 肱骨及前臂骨、Ⅰ–15 手骨、Ⅰ–19 髋骨、Ⅰ–20 股骨及小腿骨、Ⅰ–22 骨盆。

注意事项

1. 观察时注意附肢骨的方位，分清左右、上下和内外，尤其是髋骨的方位；经常对照完整骨架学习。

2. 串连手骨、足骨的金属丝较细，不要将手骨随意扭曲，以免折断金属丝，导致手骨、足骨散落。如有不慎折断，请速告知带教老师以修复。

3. 切忌用长骨相互敲击、敲打桌面等。

实验内容

（一）上肢骨

1. 上肢带骨

包括锁骨、肩胛骨。

（1）锁骨：两端（胸骨端、肩峰端），上、下两面，内侧 2/3 凸向前、外侧 1/3 凸向后，呈“～”形弯曲。

（2）肩胛骨：两面（前面、后面）、三缘（上缘、内侧缘、外侧缘）、三角（上角、下角、外侧角）、肩胛冈、肩峰、喙突、盂上结节、盂下结节、关节盂、肩胛下窝、冈上窝、冈下窝。

2. 自由上肢骨

包括肱骨、桡骨、尺骨、手骨（图 – 系 –06）。

（1）肱骨：肱骨头、解剖颈、外科颈、大结节、小结节、大结节嵴、小结节嵴、三角肌粗隆、桡神经沟、尺神经沟、肱骨小头、肱骨滑车、内上髁、外上髁、桡窝、冠突窝、鹰嘴窝。

（2）桡骨：桡骨头、环状关节面、桡骨颈、骨间缘、桡骨茎突、尺切迹。

（3）尺骨：鹰嘴、冠突、滑车切迹、桡切迹、尺骨粗隆、骨间缘、尺骨头、尺骨茎突。

（4）手骨：① 腕骨：8 块。排成两列，每列 4 块，由外侧向内侧，近侧列依次为手舟骨、月骨、三角骨和豌豆骨；远侧列依次为大多角骨、小多角骨、头状骨和钩骨。② 掌骨：5 块。由外向内依次为第 1、2、3、4、5 掌骨（底、体、头）。③ 指骨：14 块。分为近节指骨、中节指骨、远节指骨。拇指没有中节指骨。

（二）下肢骨

1. 下肢带骨

髋骨由髂骨、耻骨和坐骨构成。

（1）髂骨：髂骨翼、髂嵴（L_4 棘突）、髂前上棘、髂后上棘、髂结节、髂窝、弓状线、耳状面。

（2）耻骨：耻骨体、耻骨联合面、耻骨结节、耻骨上支、耻骨下支。

（3）坐骨：坐骨体、坐骨结节、坐骨棘、坐骨大切迹、坐骨小切迹、坐骨支、闭孔、髋臼。

2. 自由下肢骨

包括股骨、髌骨、胫骨、腓骨、足骨（图 – 系 –06）。

（1）股骨：股骨头、股骨颈、股骨头凹、大转子、小转子、转子间嵴、转子间线、粗线、臀肌粗隆、内侧髁、外侧髁、髁间窝、内上髁、外上髁、收肌结节。

（2）髌骨：略似三角形，是人体最大的籽骨，髌骨上宽下尖。

（3）胫骨：内侧髁、外侧髁、髁间隆起、胫骨粗隆、前缘、内踝、腓关节面、骨间缘、比目鱼肌线、腓切迹。

（4）腓骨：腓骨头、腓骨颈、外踝、外踝关节面、外踝窝。

（5）足骨

跗骨：7 块（距骨、跟骨、足舟骨、内楔骨、中楔骨、外楔骨及骰骨）。

跖骨：5 块位于跗骨的前方，由内向外依次为第 1、2、3、4、5 掌骨（底、体、头）。第 5 跖骨底向后外侧突出的部分，称第 5 跖骨粗隆。

趾骨：14 块，分为近节趾骨、中节趾骨和远节趾骨，踇趾没有中节趾骨。

（三）骨性标志

在活体摸认以下骨性标志：

（1）上肢骨：锁骨全长、肩峰、喙突、肩胛冈、肩胛下角、肩胛上角、肱骨内上髁、肱骨外上髁、鹰嘴、尺骨头、尺骨茎突、桡骨头、桡骨茎突、豌豆骨。

（2）下肢骨：髂嵴、耻骨结节、髂前上棘、坐骨结节、股骨大转子、股骨内上髁、股骨外上髁、髌骨、胫骨粗隆、胫骨前缘及内侧面、腓骨头、内踝、外踝、跟骨结节。

思考与讨论

1. 上肢骨由哪几部分构成？各包括哪些骨？

2. 下肢骨由哪几部分构成？各包括哪些骨？

3. 手骨包括哪些骨？说出名称并描述其位置。
4. 描述幼年时髋骨的组成及主要结构。
5. 在体表能摸到哪些附肢骨骨性标志？

（张　慧）

实验三　骨连结总论、躯干骨的连结和颅骨的连结

实验目的

1. 了解骨连结的分类；掌握关节的基本结构和辅助结构（滑膜襞、滑液囊、韧带、关节唇、关节盘）；熟悉关节的分类和关节的运动。

2. 熟悉脊柱的组成和分部；掌握椎间盘的形态、结构及其临床意义，前、后纵韧带和黄韧带的位置，椎间关节的构成；了解寰枕关节、寰枢关节的构成和运动；掌握脊柱的四个生理弯曲和脊柱的运动。

3. 掌握肋与胸椎的连结和运动；了解肋与肋软骨和胸骨的连结情况；熟悉胸廓的构成（胸椎、肋和胸骨）、形态、整体观和运动。

4. 了解颅骨的连结形式；掌握颞下颌关节的组成、形态结构及运动。

实验材料

1. 肩关节、膝关节（示关节的构造和辅助结构）。

2. 脊柱湿标本（部分从椎体与椎弓根相连处锯断）。第 1 颈椎与枕骨和第 2 颈椎的连结、骶骨和前臂骨间膜。

3. 肋与胸骨的连结（含第 1 肋与胸骨的连结、肋弓）、肋与胸椎的连结，胸廓瓶装标本。

4. 颅骨、下颌关节、婴儿颅和游离寰椎、枢椎、下颌骨。

5. 骨架。

6. 挂图　Ⅰ–1 全身骨骼（前面观）、Ⅰ–2 骨的构造、Ⅰ–3 脊柱全貌、Ⅰ–4 全部椎骨的形态、Ⅰ–5 椎骨的连结、Ⅰ–6 胸廓（前面观）、Ⅰ–7 肋骨及肋椎连结、Ⅰ–8 颅的前面及囟门、Ⅰ–9 颅及囟门的侧面观。

注意事项

1. 实验室所用湿标本已经消毒处理，福尔马林固定，标本无毒、无菌，只有低浓度的福尔马林气味，在许多学校实验室，同学们观察的标本已改成了无刺激性的“保存液”浸泡，对人体无害。

2. 要学好人体解剖学，上好实验课至关重要，在实验中要勤动手、勤动脑，克服怕脏、怕累的思想；反复触摸，加强记忆。

3. 注意爱护标本，标本一般较脆弱，需轻拿轻放，系统解剖学属于印证性实验。看不到的结构，不能用刀去切割，请带教老师协助指点。

实验内容

（一）骨连结总论

骨与骨之间借纤维结缔组织、软骨或骨相连，形成骨连结。根据连结方式的不同，可分为直接连结和间接连结。

1. 直接连结

（1）纤维连结：如前臂骨间膜，颅顶骨的缝，椎骨棘突间的棘突间韧带。

（2）软骨连结：如第 1 肋与胸骨之间的连结及椎体间的连结。

（3）骨性结合：如骶骨、老年人颅盖骨。

2. 间接连结

又称关节。

（1）关节的结构

① 关节的基本结构：关节面、关节囊、关节腔。

② 关节的辅助结构：韧带、关节盘、关节唇、滑膜襞和滑膜囊。

韧带：囊外韧带、囊内韧带（髋关节中的股骨头韧带，膝关节中的前、后交叉韧带）。

关节盘：出现在膝关节、胸锁关节、桡腕关节、颞下颌关节。

（2）关节的运动：屈伸、内收外展、旋内旋外（旋前旋后）、环转运动。

（3）关节的分类：单关节（肩关节）、复合关节（肘关节）、联合关节（颞下颌关节）、微动关节（关节突关节）。

（二）躯干骨的连结

1. 椎骨的连结（图 – 系 –07）

（1）椎体间的连结：相邻的椎体间借椎间盘、前纵韧带、后纵韧带连结。

椎间盘：由髓核、纤维环组成。

（2）椎弓间的连结：椎弓间的连结包括韧带和关节突关节，其中韧带包括黄韧带、横突间韧带、棘间韧带、棘上韧带。

（3）脊柱

组成：由 24 块椎骨（颈椎 7 块、胸椎 12 块、腰椎 5 块）、1 块骶骨和 1 块尾骨及其连结装置构成。

4 个生理弯曲：颈曲、胸曲、腰曲、骶曲。其中，颈曲、腰曲凸向前，胸曲、骶曲凸向后。

运动：可做屈、伸、侧屈、旋转和环转运动（课后练习脊柱的各种运动）。

2. 肋的连结

（1）肋与椎骨的连结：包括肋头关节、肋横突关节。

（2）肋与胸骨的连结：胸肋关节（第 2 ~ 7 肋软骨）。

3. 胸廓（图 – 系 –08）

（1）胸廓的组成：12 块胸椎、12 对肋骨、胸骨。

（2）胸廓上口：第 1 胸椎体、第 1 对肋、胸骨柄的上缘。

（3）胸廓下口：第 12 胸椎体、第 11 对肋和 12 对肋、肋弓、剑突。

（三）颅骨的连结

颅骨的连结有纤维连结、软骨连结和颞下颌关节。重点学习颞下颌关节（图 – 系 –09）：

1. 组成

颞下颌关节由下颌头、颞骨的下颌窝和关节结节组成。

2. 特点

关节囊松弛，前部薄弱，外侧有外侧韧带加强；关节腔内因有关节盘而分成上、下两部分。

3. 运动

属联合关节，可做张口（下降下颌骨）、闭口（上提下颌骨，咬肌、颞肌、翼内肌）、前伸（翼外肌）与后退（颞肌的后部纤维）、侧方运动（一侧的翼外肌）。

思考与讨论

1. 关节有哪些基本结构和辅助结构?
2. 以脊柱的连结为例，简要总结骨连结的类型。
3. 叙述胸廓的组成、形态、运动和功能。
4. 叙述颞下颌关节的组成、结构特点和运动形式。

（伏　辉）

实验四　附肢骨的连结

实验目的

1. 熟悉胸锁关节的组成及运动；了解肩锁关节的组成及运动。

2. 掌握上肢肩关节、肘关节、桡腕关节的组成、结构特点及运动形式；熟悉拇指腕掌关节的组成、结构特点及运动；熟悉前臂骨间的连结及运动；了解腕骨间关节、掌指关节和指间关节的组成及运动。

3. 掌握骨盆的组成、连结与正常方位及分部；了解骨盆的性别差异；掌握髋关节、膝关节、踝关节的构成、结构特点和运动形式；了解胫骨、腓骨的连结和足关节的组成和运动；熟悉足弓的组成和功能。

实验材料

1. 上、下肢各主要关节（肩、肘、腕、髋、膝、踝关节），关节囊完整和关节囊切开标本。
2. 胸锁关节，桡骨、尺骨的连结，手关节的冠状切面（瓶装标本）。

3. 骨盆、耻骨联合（额状切面）标本，胫骨、腓骨连结标本，足关节的水平切（瓶装标本）、足弓标本。

4. 骨架，上、下肢散骨，串连腕骨与串连足骨。

5. 挂图 肩关节、肘关节、手关节、足骨及连结、骨盆、髋关节及骨盆韧带、髋关节、膝关节（1）、膝关节（2）、足的韧带。

注意事项

1. 重点观察上、下肢六大关节（肩、肘、腕、髋、膝、踝关节）的组成、结构特点。

2. 观察胸锁关节和桡腕关节时注意找到关节盘，查看尺骨下端与腕关节的关系。

3. 可在未打开关节腔的标本上试做关节的运动，然后在自己相关关节部位体会。

4. 关节囊薄，暴露在空气中容易干枯，课后将标本放入方盘内，并用湿布盖严。

实验内容

（一）上肢骨的连结

1. 上肢带骨的连结

（1）胸锁关节

组成：由锁骨的胸骨端、胸骨柄的锁切迹组成。

特点：腔内有关节盘，将关节腔分隔成外上、内下两腔。

运动：沿矢状轴做上、下运动；沿垂直轴做前、后运动；沿额状轴做旋转运动。

（2）肩锁关节

组成：由锁骨的肩峰端、肩峰关节面组成。

运动：属微动关节，活动度小。

（3）肩关节

组成：由肱骨头、肩胛骨的关节盂组成。

特点："头大、盂小"，并有盂唇；关节囊薄而松弛，其下壁无韧带和肌腱加强，最为薄弱，易形成脱臼；关节囊内有肱二头肌的长头肌腱通过。

运动：屈伸、收展、旋内、旋外、环转。

2. 自由上肢骨的连结

自由上肢骨的连结有肘关节、桡腕关节、手关节。

（1）肘关节（图－系－10）

组成：由肱骨下端、桡骨和尺骨的上端组成，为复合关节，包括肱尺关节、肱桡关节、桡尺近侧关节组成。

特点：三关节共囊，关节囊前、后壁薄弱，两侧有侧副韧带加强；外侧壁桡骨环状韧带。

运动：屈伸。

（2）桡腕关节

组成：由桡骨腕关节面、尺骨头下方的关节盘、手舟骨、月骨、三角骨组成。

特点：关节囊薄而松弛。

运动：屈伸、收展、旋内、旋外、环转。

3. 前臂骨的连结

桡尺近侧关节、前臂骨间膜、桡尺远侧关节。

手关节：

腕骨间关节：在手部关节冠状切面标本上观察，位于腕骨之间，属微动关节，一般和桡腕关节同时运动。

腕掌关节：由远侧列腕骨与5个掌骨底构成。拇指的腕掌指关节能做屈伸、收展、环转和对掌运动。

掌指关节：共5个，由掌骨头与近节指骨底构成。可做屈、伸、收、展和环转运动，第2～5指的展收运动以中指的中轴为准，偏离此轴为展，向此轴靠拢为收。拇指的掌指关节只能做屈、伸运动。

指骨间关节：共有9个，属滑车关节，两侧有副韧带加强，只能做屈、伸运动。

（二）下肢骨的连结

1. 下肢带骨的连结

（1）骶髂关节

组成：由骶骨耳状面、髋骨耳状面组成。

特点：关节囊紧张，周围有坚强的韧带固定，关节几乎不能运动。

（2）骶骨与坐骨间的韧带连结：骶结节韧带、骶棘韧带、坐骨大孔、坐骨小孔。

（3）耻骨联合：两侧的耻骨联合面借纤维软骨性耻骨间盘相连结。

（4）骨盆（图－系－11）

组成：骶骨、尾骨、髋骨借耻骨联合、骶髂关节、韧带（骶结节韧带、骶棘韧带）连结而成。

小骨盆上口：骶骨岬、弓状线、耻骨梳、耻骨嵴、耻骨联合上缘围成的界线。

小骨盆下口：尾骨尖、骶结节韧带、坐骨结节、坐骨支、耻骨下支、耻骨联合下缘。

骨盆的性别差异：男性、女性骨盆有较大差异，对照教材进行比较。

2. 自由下肢骨的连结

（1）髋关节

组成：由髋臼、股骨头组成。

特点："头小、臼深"，并有髋臼唇；关节囊紧张、坚韧，其后下方较薄弱；关节囊内有股骨头韧带。

运动：屈伸、收展、旋内、旋外、环转，但运动幅度小。

（2）膝关节（图－系－12）

组成：由股骨的内、外侧髁，胫骨的内、外侧髁、髌骨组成。

特点：关节囊宽阔松弛，周围有韧带加强（前：股四头肌肌腱、髌骨、髌韧带。内侧：胫侧副韧带。外侧：腓侧副韧带。后：腘斜韧带。囊内：前、后交叉韧带）。内侧、外侧有半月板（"内大C、外小O"）。滑膜襞：翼状襞。滑膜囊：髌上囊。

运动：屈伸、半屈曲位时的旋内、旋外。

（3）胫腓骨之间的连结：由胫腓关节、小腿骨间膜、胫腓骨下端组成。

（4）踝关节

组成：由胫骨、腓骨的下端，距骨组成。

特点：关节囊前后壁薄而松弛，两侧有韧带加强。

运动：屈（跖屈）、伸（背屈）、内翻、外翻。

（5）足关节

跗骨间关节：为跗骨各骨之间的关节，以距跟关节、距跟舟关节和跟骰关节较为重要，后两个关节合称为跗横关节，关节呈“S”形，临床上可在此关节行足离断术。

跗跖关节：由3块楔骨、1块骰骨和5块跖骨的底构成，属微动关节。

跖趾关节：由跖骨的头与近节趾骨底构成；跖趾关节可做屈、伸、展、收运动。趾的展、收运动以第2趾中线为准。

趾骨间关节：由相邻趾骨的底和滑车构成，该关节可做屈、伸运动。

足弓：跗骨和跖骨借韧带及肌腱牢固相连，使足底构成上凸的弓形，名足弓。

内侧纵弓：从内侧面由跟骨、距骨、足舟骨、3块楔骨、1～3跖骨形成前后方向的拱。

外侧纵弓：从外侧面由跟骨、骰骨、4～5跖骨形成一个前后方向的拱。

横弓：从足底面看由3块楔骨、骰骨及5块跖骨的后份组成一个内、外侧方向向上的拱。

思考与讨论

1. 以肩关节为例说明运动的形式与运动轴的关系。
2. 叙述膝关节的组成、结构特点及运动形式。
3. 简述腕关节的组成、结构特点与运动形式。
4. 肩关节与髋关节运动形式一致，你能从两关节的结构特点，来说明前者运动的灵活性而后者运动的稳固性吗？

（徐四元）

实验五 肌学总论、头颈肌和躯干肌

实验目的

1. 掌握肌的形态分类，肌的构造，肌的起止；熟悉肌的配布形式和肌的辅助结构。
2. 了解表情肌的分布特点和功能意义；了解咀嚼肌的组成；熟悉咬肌、颞肌的位置、起止和功能。
3. 了解躯干肌的分部和分层概况。
4. 掌握斜方肌、背阔肌的位置和主要功能。
5. 掌握胸上肢肌、胸固有肌的名称、位置和功能。
6. 掌握膈肌的形态、起止、作用和3个裂孔的位置、名称及通过的结构。
7. 掌握腹肌的层次、名称、位置和作用。
8. 了解腹直肌鞘、腹股沟管的构成。

实验材料

1. 整尸标本。
2. 面部浅层结构标本。
3. 颈浅层、中层、深层肌及咀嚼肌瓶装标本。
4. 胸上肢肌、下肢肌标本和整体标本。
5. 手指腱滑膜鞘标本。
6. 模型　面部浅层、深层结构，颅颈肌模型。
7. 挂图　头肌（侧面观 1）、头肌（侧面观 2）、头肌（前面观）、颈肌（侧面观 1）、颈肌（侧面观 2）、颈深肌群和翼肌；全身体表肌（前面观）、全身体表肌（后面观）、背肌（1）、背肌（2）、胸腹壁的肌肉（1）、胸腹壁的肌肉（2）、前锯肌、腹直肌鞘、膈和腹后壁肌。
8. 离体膈肌、带腹后壁和下肢。
9. 腰部横断面。

注意事项

1. 表情肌以模型为主，配合标本进行观察。
2. 头面部肌多数细小，而且多留有神经血管等浅层结构，观察时动作必须轻巧。
3. 实验前复习下列骨性标志：枕外隆凸、上项线、颞骨乳突、第 7 颈椎；肩胛冈、肩峰、胸骨角、髂前上棘、髂后上棘、耻骨联合、耻骨结节、髂嵴等。
4. 腹后壁肌有腰方肌、腰大肌，腰大肌属下肢肌，放在此处进行观察。
5. 腹直肌鞘、腹股沟管等，只要了解位置、概念，在局部解剖时还要进行学习。

实验内容

（一）肌学总论

1. 肌的构造和形态

肌的分类：平滑肌、心肌、骨骼肌（随意肌）。

骨骼肌的形态（图 – 系 –13）：长肌（竖脊肌）、短肌（肋间内肌）、阔肌（腹内斜肌）、轮匝肌（眼）。

骨骼肌的构造：肌腹、肌腱（腱膜）。

2. 肌的辅助装置

肌的辅助装置有筋膜、滑膜囊、腱鞘。

筋膜：浅筋膜（皮下筋膜）、深筋膜（固有筋膜：肌间隔、血管神经鞘）。

腱鞘：由纤维层（腱纤维鞘），滑膜层（腱滑膜鞘：脏层、壁层，滑膜腔，腱系膜）两部分构成。

（二）头、颈肌（图 – 系 –14）

1. 头肌

包括面肌和咀嚼肌：

（1）面肌（表情肌）：枕额肌、眼轮匝肌、口轮匝肌、颊肌等。

（2）咀嚼肌：咬肌、颞肌、翼内肌、翼外肌。

2. 颈肌

（1）颈浅肌群（颈阔肌、胸锁乳突肌）、舌骨上肌群（二腹肌、下颌舌骨肌、颏舌骨肌和茎突舌骨肌等）、舌骨下肌群（胸骨舌骨肌、胸骨甲状肌、甲状舌骨肌、肩胛舌骨肌等）。

（2）颈深肌群（前、中、后斜角肌，头长肌和颈长肌）。

斜角肌间隙：前、中斜角肌与第 1 肋之间的裂隙，有锁骨下动脉、臂丛通过。

（三）躯干肌

包括背肌、胸肌、膈、腹肌。

1. 背肌

浅群有斜方肌、背阔肌，深群有竖脊肌、胸腰筋膜。

2. 胸肌

可分成胸上肢肌（胸大肌、胸小肌、前锯肌）、胸固有肌（肋间内、外肌）。

3. 膈（图 – 系 –15）

（1）中心腱：膈的中部为腱性结构，称为中心腱。

（2）三个裂孔

① 主动脉裂孔：约相当于 T_{12} 水平，有主动脉、胸导管经过。② 食管裂孔：约相当于 T_{10} 水平，有食管、迷走神经经过。③ 腔静脉孔：约相当于 T_8 水平，有下腔静脉经过。

4. 腹肌

腹肌分为前外侧群（腹直肌、腹外斜肌、腹内斜肌、腹横肌）和后群（腰方肌）。

（1）腹股沟韧带：在髂前上棘与耻骨结节之间，腹外斜肌腱膜形成。

（2）腔隙韧带（陷窝韧带）与耻骨梳韧带：腹外斜肌腱膜的内侧端腱纤维止于耻骨梳形成。

（3）腹股沟镰（联合腱）：腹内斜肌和腹横肌的下部肌纤维形成，止于耻骨梳的内侧端。

（4）提睾肌：腹内斜肌和腹横肌的下部肌纤维形成，伴精索进入阴囊。

（5）腹直肌鞘

前层：腹外、腹内（前层）斜肌腱膜。

后层：腹内斜肌（后层）、腹横肌腱膜、弓状线。

（6）白线：脐环。

（7）腹股沟管

① 两口：深环（腹环，腹横筋膜），浅环（皮下环，腹外斜肌腱膜）。

② 四壁

前壁：腹外斜肌腱膜。

后壁：腹横筋膜、腹股沟镰。

上壁：腹内斜肌和腹横肌的下缘。

下壁：腹股沟韧带。

③ 通过腹股沟管的结构：男性有精索通过，女性有子宫圆韧带通过。

④ 与腹股沟管相关的神经：髂腹股沟神经、生殖股神经的生殖支。

⑤ 相关疾病：腹股沟斜疝、腹股沟直疝。

（8）腹股沟三角（海氏三角）：腹股沟韧带（上）、腹直肌外侧缘（内侧）、腹壁下动脉（外侧）。

5. 起、止点与呼吸有关的骨骼肌

吸气：前、中、后斜角肌，胸大肌，胸小肌，肋间外肌，膈。

呼气：肋间内肌，腹直肌，腹外斜肌，腹横肌。

思考与讨论

1. 咀嚼肌包括哪四对？各有什么作用？
2. 简述斜角肌间隙。
3. 哪些肌具有使头后仰的功能？
4. 参与呼气和吸气运动的肌有哪些？各有什么作用？
5. 叙述膈的起止、形态、作用，膈的裂孔及通过的结构。

（刘万胜）

实验六　四肢肌

实验目的

1. 掌握上肢带肌的名称、位置和作用。
2. 掌握臂肌的分群、名称和作用。
3. 熟悉前臂肌的分群和作用，前臂肌的旋前肌、旋后肌的起止，指浅屈肌、指深屈肌的起点、止点和作用。
4. 了解手肌的分群及主要功能。
5. 掌握髋肌的分群、各肌的名称和主要作用。
6. 掌握股部肌的分群、名称和主要作用。
7. 掌握小腿肌的分群、名称和主要作用。
8. 了解足部肌的分群及主要功能。

实验材料

1. 游离上、下肢肌标本（包括浅层及深层）。
2. 游离上、下肢骨（手骨、足骨串连）。
3. 示前臂的旋前及旋后肌标本（旋前圆肌、旋前方肌、旋后肌和肱二头肌）。
4. 手部肌标本包括外侧群、内侧群和中间群（含骨间肌及蚓状肌），前臂前、后群肌的深层，于手骨的止点标本。
5. 显示闭孔内肌、外肌和髂腰肌止点的标本。
6. 小腿深层肌标本。

7. 附有小腿长肌肌腱止点的足部标本。

8. 模型 手肌浅、深层模型。

9. 挂图 肩带肌、臂肌和前臂肌（前面）、肩带肌、臂肌和前臂肌（后面）、手掌肌（浅层）、手掌肌（深层）；髋肌、大腿肌、小腿肌（前面）、髋肌、大腿肌、小腿肌（后面）、足底肌（浅层）、足底肌（深层）。

注意事项

1. 学习四肢肌的起点、止点时，应结合已学过的骨学知识进行，及时取骨标本对照观察。

2. 前臂肌较多，不易辨认，可先对照图谱或挂图辨认各肌的位置、名称。再逐渐进行观察。

3. 对肌的作用应在分析、理解的基础上记忆，切勿死记硬背，可根据肌的起止点、肌纤维方向、跨过的关节，并结合关节运动轴及运动方式进行分析、理解和记忆。

4. 实验前复习上、下肢骨的重要骨性标志。

实验内容

（一）上肢肌

1. 上肢带肌

上肢带肌有三角肌、冈上肌、冈下肌、小圆肌、大圆肌、肩胛下肌。

2. 臂肌

（1）前群：肱二头肌、喙肱肌、肱肌。

（2）后群：肱三头肌。

3. 前臂肌

（1）前群：分四层，做屈肘、屈腕、屈指、旋前运动。

第 1 层：5 块，从外侧至内侧依次是肱桡肌、旋前圆肌、桡侧腕屈肌、掌长肌、尺侧腕屈肌。

第 2 层：指浅屈肌。

第 3 层：拇长屈肌和指深屈肌。

第 4 层：旋前方肌。

（2）后群：分两层，做伸肘、伸腕、伸指、旋后运动。

浅层肌：5 块，自桡侧向尺侧依次为桡侧腕长伸肌、桡侧腕短伸肌、指伸肌、小指伸肌和尺侧腕伸肌。

深层肌：5 块，包括示指伸肌、拇长伸肌、拇短伸肌、拇长展肌和旋后肌。

4. 手肌（图 – 系 –16）

位于手的掌侧面，分 3 群：外侧群、内侧群和中间群。

（1）外侧群：拇短展肌、拇短屈肌、拇对掌肌、拇收肌 4 块肌；使拇指做展、屈、对掌和收等动作。

（2）内侧群：小指展肌、小指短屈肌、小指对掌肌 3 块肌；使小指做展、屈和对掌等动作。

（3）中间群：数目多，含 4 块蚓状肌和 7 块骨间肌。

① 蚓状肌：具有屈掌指关节和伸指间关节的作用。

② 骨间肌：包括 3 块骨间掌侧肌、4 块骨间背侧肌。

③ 骨间掌侧肌：使第 2、4、5 指内收（向中指靠拢的动作）；同时能协助蚓状肌屈掌指关节、伸指间关节。

④ 骨间背侧肌：能协同蚓状肌屈掌指关节，伸指间关节；以中指或其中线为中心外展第 2、3、4 指。

5. 与肩关节运动有关的骨骼肌

（1）屈：胸大肌、肱二头肌、喙肱肌。

（2）伸：背阔肌。

（3）内收：背阔肌、胸大肌、大圆肌、肩胛下肌、喙肱肌。

（4）外展：三角肌、冈上肌。

（5）旋内：背阔肌、胸大肌、大圆肌、肩胛下肌。

（6）旋外：冈下肌、小圆肌。

（二）下肢肌

1. 髋肌

（1）前群：髂腰肌（图 – 系 –17）、阔筋膜张肌。

（2）后群：臀大肌、臀中肌、臀小肌、梨状肌、闭孔内肌、闭孔外肌、上孖肌、下孖肌、股方肌。

2. 大腿肌（图 – 系 –18）

（1）前群：缝匠肌、股四头肌。

（2）内侧群：耻骨肌、长收肌、股薄肌、短收肌、大收肌。

（3）后群：股二头肌、半腱肌、半膜肌。

3. 小腿肌

（1）前群：胫骨前肌、拇长伸肌、趾长伸肌。

（2）外侧群：腓骨长肌、腓骨短肌。

（3）后群：浅层：小腿三头肌。深层：趾长屈肌、胫骨后肌、拇长屈肌。

4. 足肌

可分为足背肌和足底肌。

（1）足背肌：较弱小，有拇短伸肌和趾短伸肌。作用是协助伸相应足趾。

（2）足底肌（图 – 系 –19）：数目较多，也较发达，其配布和作用与手肌相似。

5. 与髋关节运动有关的骨骼肌

屈：髂腰肌、阔筋膜张肌、缝匠肌、股直肌。

伸：臀大肌、股二头肌、半腱肌、半膜肌。

内收：耻骨肌等大腿内侧肌群。

外展：臀中肌、臀小肌。

旋内：臀中肌、臀小肌的前部肌束。

旋外：髂腰肌，臀大肌、臀中肌、臀小肌的后部肌束，梨状肌、耻骨肌等大腿内侧肌群。

6. 与膝关节运动有关的骨骼肌

屈：缝匠肌、股二头肌、半腱肌、半膜肌、小腿三头肌、股薄肌。

伸：股四头肌。

旋内：半腱肌、半膜肌、股薄肌。

旋外：股二头肌。

7. 与踝关节（距小腿关节）运动有关的骨骼肌

背屈（伸）：胫骨前肌、踇长伸肌、趾长伸肌（腓深神经）。

跖屈（屈）：小腿三头肌、趾长屈肌、胫骨后肌、踇长屈肌（胫神经）。

足内翻：胫骨前肌（腓深神经）、胫骨后肌（胫神经）。

足外翻：腓骨长肌、腓骨短肌（腓浅神经）、第三腓骨肌（腓深神经）。

思考与讨论

1. 肩关节可做屈、伸、展、收、环转和旋转运动，能完成这些运动的肌有哪些？

2. 能使前臂做旋前和旋后运动的肌各有哪些？

3. 腕关节可做内收、外展、屈伸等运动，能完成这些运动的肌有哪些？

4. 髋关节属球窝关节，可做 3 轴运动，与髋关节各方位运动有关的肌有哪些？

5. 膝关节能做屈伸运动，在半屈位时小腿能做轻度的旋内和旋外运动，与这些运动有关的肌有哪些？

（龚厚武）

第二章 内 脏 学

实验一 内脏学总论、消化系统

实验目的

1. 熟悉内脏的组成、特点，胸腹标志线和腹部分区。

2. 掌握消化系统的组成，上、下消化道的概念。

3. 掌握口腔的境界和分部；熟悉唇、颊、腭的结构特点，口腔腺的位置、形态和腺管的开口部位。

4. 熟悉舌的形态和构造；掌握颏舌肌的起止、位置和作用。

5. 熟悉牙的形态、构造和牙式。

6. 掌握咽、食管、胃的形态、位置、分部，咽的各部结构，食管的3处生理狭窄和离中切牙的距离。

7. 掌握小肠的组成，十二指肠的分部，空、回肠的位置、结构特点，大肠的分部，盲肠和阑尾的位置，结肠的分部及特点，直肠的形态、位置和结构，肛管位置及黏膜的结构和特点。

8. 掌握肝、胰的位置、形态，胆囊的位置、形态，输胆管道的组成，胆总管与胰管的汇合和开口部位。

实验材料

1. 整尸标本消化系统原位、消化管游离整体标本（瓶装）。

2. 离体半边头（正中矢状切开的头颈部标本）、食管、胃。

3. 离体十二指肠标本（连胰和脾），空肠、回肠标本各数段，回盲部标本，肝、胰、输胆管道瓶装标本，结肠数段，打开与未打开的直肠、肛管标本，瓶装的示胰管、十二指肠大乳头标本。

4. 模型　头正中矢状切面、牙、咽（从咽后壁打开）、食管、胃、空、回肠、十二指肠（连胰和脾）、回盲部、直肠、肛管、肝和半截腹后壁模型。

5. 挂图　Ⅱ–1 消化系统模式图、Ⅱ–2 口腔与咽峡、Ⅱ–4 恒牙（1）、Ⅱ–5 恒牙（2）、Ⅱ–6 牙的构造模式图、Ⅱ–9 唾液腺、Ⅱ–10 咽肌和舌肌、Ⅱ–11 咽腔（后面观）、Ⅱ–12 咽肌（后面观）、Ⅱ–16 腹部脏器（前面观 2）、Ⅱ–20 肝叶、肝段和血管、胆管的肝内分布。

注意事项

1. 在观察离体的消化器官时，必须将消化系统各器官放在解剖位置。
2. 消化系统各器官较脆弱，易损坏，同学们实验时要注意爱护标本。
3. 口腔内结构课后可于活体观察。
4. 观察模型时小心轻放，不要掉在地上，以免损坏。

实验内容

（一）内脏学总论

1. 内脏的一般结构
（1）中空性器官：结构分层：黏膜层、黏膜下层、肌层、浆膜层。
（2）实质性器官：肝、脾、肾、胰等。
2. 胸腹部的标志线和腹部分区
（1）胸部的标志线：锁骨中线、腋中线、肩胛线等。
（2）腹部的标志线和分区：四分法、三部九分法。

（二）消化系统

消化系统由消化管和消化腺组成（图 – 系 –20）。上、下消化道的分界：十二指肠。
1. 消化管
（1）口腔
① 口腔的分部：口腔前庭、固有口腔。
② 口腔的形态结构：口唇、颊、腭、舌、牙、唾液腺。
咽峡：腭垂、两侧的腭舌弓和舌根共同围成咽峡，为口腔和咽的分界。
舌（图 – 系 –21）
分部：舌尖、舌体、舌根。
结构：界沟、舌根、盲孔、舌扁桃体、舌系带、舌下襞。
舌肌：舌内肌和舌外肌（颏舌肌）。
乳头：丝状乳头、菌状乳头、叶状乳头、轮廓乳头。
牙
两套：乳牙与恒牙。乳牙共计 20 个，恒牙共计 32 个。
3 种：切牙、尖牙、磨牙。
分部：牙冠、牙颈、牙根。
构造：牙釉质、牙质、牙髓、牙龈、牙槽骨。
大唾液腺排泄管的开口
腮腺：开口于平对上颌第二磨牙的颊黏膜上。
下颌下腺：开口于舌下阜。
舌下腺：开口于舌下阜及舌下襞。
（2）咽

① 咽的位置和形态：上起颅底，下至第 6 颈椎体的下缘。

② 咽的分部和交通：以软腭和会厌上缘平面。

鼻咽：咽鼓管咽口、咽鼓管圆枕、咽隐窝、咽扁桃体。

口咽：腭扁桃体、扁桃体窝、咽淋巴环。

喉咽：梨状隐窝。

（3）食管

分部：颈部、胸部、腹部。

三个狭窄：第一处，起始处（距中切牙 15cm）；第二处，与左主气管交叉处（距中切牙 25cm）；第三处，穿膈肌的食管裂孔处（距中切牙 40cm）。

（4）胃

① 胃的形态和分部：分贲门部、胃底、胃体、幽门部（幽门窦、幽门管）、胃大弯、胃小弯、角切迹、胃窦。

② 胃的位置和毗邻。

（5）小肠

① 十二指肠：分上部（十二指肠球）、降部、水平部、升部。

十二指肠大乳头：在十二指肠降部的内侧面上的一纵行皱襞（十二指肠纵襞），其下端的突起为胆总管和胰管的共同开口处。

② 空肠和回肠。

（6）大肠：大肠的特征性结构：结肠带、结肠袋、肠脂垂。

①盲肠和阑尾：回盲瓣。阑尾根部的体表投影：脐与右髂前上棘连线的中、外 1 / 3 交界处。

② 结肠：分升结肠、横结肠、降结肠和乙状结肠；结肠左、右曲。

③ 直肠（图 – 系 –22）：其矢状面上的两个弯曲：骶曲、会阴曲；直肠横襞。

④ 肛管（图 – 系 –22）

齿状线：肛柱的下缘和肛瓣的边缘共同围成的锯齿状的环行线，为内痔与外痔、黏膜与皮肤的分界线。

白线：痔环（肛梳）下缘的一环行线，为肛门内、外括约肌的分界处。

肛梳：齿状线下方宽约 1cm 的环形光滑区域。

2. 消化腺

（1）肝

① 肝的形态和分叶

膈面：以镰状韧带分肝右叶和左叶。

脏面：以右侧纵沟（腔静脉沟和胆囊窝）、横沟（肝门）、左侧横沟（静脉韧带裂、肝圆韧带裂）分肝右叶、左叶、尾状叶、方叶。

肝的前缘：锐、薄。

后缘：钝圆，朝向脊柱，近腔静脉处，有 2 ~ 3 条肝静脉注入下腔静脉，此处临床上称第二肝门。

② 肝的位置和毗邻。

③ 肝内管道及肝段。

（2）肝外胆道（图 – 系 –23）

①胆囊

分部：胆囊底、体、颈、管。

胆囊底的体表投影：右锁骨中线与肋弓的交界处。

胆囊三角。

②输胆管道及胆汁的排泄途径

肝细胞分泌胆汁 → 胆小管 → 小叶间胆管 → 肝左、右管 → 肝总管 → 胆总管 → 肝胰壶腹 → 开口于十二指肠大乳头

肝总管 —（未进食）→ 胆囊 ↔ 胆囊管 → 胆总管

（3）胰

位置：胰附于腹后壁，横跨第1腰椎前方。

分部：胰头、胰颈、胰体、胰尾。

结构：钩突，胰管，副胰管，肝胰壶腹，十二指肠大、小乳头。

思考与讨论

1. 大唾液腺有几对？简述其名称、位置以及导管的开口。
2. 简述食管的生理狭窄及其定位。
3. 试述胃的位置、形态、分部。
4. 阑尾根部的体表投影点位于何处？活体上怎样确定？
5. 肝外胆管包括哪些部分？胆汁产生于何处？其输出途径如何？

（孙建永）

实验二 呼吸系统、胸膜和纵隔

实验目的

1. 掌握呼吸系统的组成；了解外鼻的形态结构；掌握鼻腔的分部及各部的形态结构，鼻旁窦的名称、位置及开口的部位。

2. 掌握喉的位置、组成，喉软骨的名称和彼此的位置关系；了解喉软骨的连结、喉肌的作用；掌握喉腔的形态结构；了解活体上直接用喉镜检查所见的结构。

3. 掌握气管的位置、形态结构特点，左、右主支气管形态学上的区别及其临床意义。

4. 掌握肺的形态、位置和分叶；了解肺段的概念。

5. 掌握胸膜和胸膜腔的概念，壁胸膜的分部及胸膜隐窝的位置，胸膜和肺的体表投影。

6. 熟悉纵隔的概念，纵隔的位置、分部，并了解其组成器官。

实验材料

1. 整尸呼吸系统原位。

2. 游离的呼吸系统标本，头颈矢状切标本，喉气管标本，左、右肺标本，瓶装纵隔标本，显示鼻旁窦开口的瓶装标本。

3. 模型　示鼻腔外侧壁及鼻旁窦模型、喉软骨支架模型、喉正中矢状切模型、气管、支气管、肺、肺段、纵隔等模型。

4. 颅骨正中矢状切标本。

5. 挂图　Ⅲ–1 呼吸系统概观、Ⅲ–2 喉软骨、Ⅲ–3 喉的软骨及韧带（1）、Ⅲ–4 喉的软骨及韧带（2）、Ⅲ–5 喉肌、Ⅲ–6 喉腔及声带、Ⅲ–7 喉内腔和喉口、Ⅲ–8 气管、支气管及肺段、Ⅲ–11 胸膜及肺的体表投影（1）、Ⅲ–12 胸膜及肺的体表投影（2）。

注意事项

1. 呼吸系统的结构比较小，尤其是喉腔内结构，同学们实验时，需仔细观察。

2. 观察时注意标本方位，动作要轻，以免损坏标本。

实验内容

（一）呼吸系统

由呼吸道和肺组成，呼吸道以喉为界分上、下呼吸道（图 – 系 –24）。

1. 呼吸道

（1）鼻

① 外鼻：鼻根、鼻背、鼻尖、鼻翼、鼻柱。

② 鼻腔：鼻前庭、固有鼻腔（黏膜分嗅区和呼吸区）。

③ 鼻旁窦（4 对，图 – 系 –25）

蝶窦：开口于蝶筛隐窝。

额窦：开口于中鼻道。

上颌窦：开口于中鼻道（注意上颌窦的开口与窦腔的位置关系）。

筛窦：前、中群开口于中鼻道；后群开口于上鼻道。

（2）咽：见消化系统。

（3）喉

① 喉的软骨（图 – 系 –26）：甲状软骨、会厌软骨、环状软骨、杓状软骨。

② 喉的连结：环杓关节、环甲关节、弹性圆锥（环甲膜）、方形膜、甲状舌骨膜。

③ 喉肌：开大声门的肌：环杓后肌。缩小声门的肌：环杓侧肌、杓横肌、杓斜肌。

紧张声带的肌：环甲肌。

松弛声带的肌：声带肌。

喉腔：以前庭襞、声襞分喉腔为喉前庭、喉中间腔及喉室、声门下腔。

（4）气管和主支气管（图－系－27）

① 气管：气管杈、气管隆嵴。

② 主支气管

左主支气管：细、长、倾、斜。

右主支气管：粗、短、陡、直（故气管异物较易落入右主支气管）。

2. 肺

（1）肺的位置：位于胸腔内，左、右各一，纵隔两侧，膈的上方。

（2）肺的形态

一尖：肺尖（高出锁骨内侧 1/3 上方 2～3cm）。

一底：肺底（膈面）。

三面：内侧面（纵隔面）、胸肋面、膈面。

三缘：前缘（左肺有心切迹、小舌）、后缘、下缘。

分叶：左二（上叶、下叶）、右三（上叶、中叶、下叶）。

肺裂：斜裂、水平裂（右肺）。

（3）肺内支气管和支气管肺段。

（二）胸膜

1. 胸膜及胸膜腔的概念

脏、壁胸膜在肺根处相互移行形成密闭的胸膜腔。

2. 胸膜的分部及胸膜隐窝

（1）壁胸膜的分部：胸膜顶、肋胸膜、纵隔胸膜、膈胸膜。

（2）胸膜隐窝：肋膈隐窝、肋纵隔隐窝。

3. 胸膜与肺的体表投影

肺下界和胸膜下界见表 2–1。

表 2–1　肺下界和胸膜下界

	锁骨中线	腋中线	肩胛线	后正中线
肺下界	第 6 肋	第 8 肋	第 10 肋	第 10 胸椎棘突
胸膜下界	第 8 肋	第 10 肋	第 11 肋	第 12 胸椎棘突

（三）纵隔

纵隔位于胸腔内，两肺之间，是左、右纵隔胸膜间的全部器官、结构与结缔组织的总称。

胸骨角平面
- 上纵隔：胸腺、头臂静脉、上腔静脉、主动脉弓及其分支、膈神经、迷走神经、食管、气管、胸导管、淋巴结等
- 下纵隔
  - 前纵隔：结缔组织、淋巴结
  - 中纵隔：心包、心、出入心的大血管根部
  - 后纵隔：胸主动脉、奇静脉、半奇静脉、副半奇静脉、食管、主支气管、迷走神经、胸交感干、胸导管、淋巴结

思考与讨论

1. 鼻旁窦有哪几对？它们分别位于何处，开口于何部位神经？
2. 喉腔侧壁能见到什么结构？喉腔内怎样分部？何部最狭窄？
3. 比较左、右主支气管的形态特点，异物易坠入哪侧的主支气管？
4. 简述胸膜腔的构成、壁胸膜分部，肋膈隐窝及其临床意义。

（刘阳名）

实验三　泌尿系统

实验目的

1. 掌握泌尿系统的组成。
2. 掌握肾的形态、位置、毗邻和构造，肾的被膜及固定装置；熟悉肾段的概念。
3. 掌握输尿管的形态、位置及其盆部的主要毗邻，输尿管的狭窄部位；了解其临床意义。
4. 掌握膀胱的形态位置和主要毗邻，膀胱与腹膜的关系及其临床意义，膀胱三角的位置及其临床意义。
5. 掌握女性尿道的形态、位置、开口部位。

实验材料

1. 男性、女性盆腔矢状切标本（带腹后壁）。
2. 男性、女性泌尿生殖系统离体标本；肾冠状断面标本；膀胱内面观示膀胱的黏膜及膀胱三角标本。
3. 模型　男性泌尿生殖系统模型，半截躯干示腹后壁模型、盆腔、男性盆腔矢状切。
4. 挂图　Ⅲ-1 泌尿生殖系统概观，Ⅲ-2 腹后壁（示肾和输尿管位置），Ⅲ-3 肾的位置和毗邻，Ⅲ-4 右肾额状面（后面观），Ⅲ-5 肾筋膜模式图，Ⅲ-6 膀胱，前列腺及精囊腺，Ⅲ-7 男性骨盆正中矢状切。

注意事项

1. 观察时应将各器官放在解剖位置；需仔细观察。
2. 观察时注意标本方位，动作要轻，以免损坏标本。
3. 男性尿道于男性生殖系统实验学习。

实验内容

1. 泌尿系统的组成（图－系－28）

由肾、输尿管、膀胱、尿道组成。

2. 肾

（1）肾的形态

①肾门：内侧缘凹陷，有肾动脉、肾静脉、肾盂等结构出入。

②肾蒂

从前向后：肾静脉、肾动脉、肾盂。

由上到下：肾动脉、肾静脉、肾盂。

（2）肾的位置

①左肾上端平对第 12 胸椎上缘，下端平对第 3 腰椎上缘。

②右肾上端平对第 12 胸椎下缘，下端平对第 3 腰椎下缘。

③肾区：临床上常将竖脊肌的外侧缘与第 12 肋的夹角处称为肾区。

（3）肾的被膜：纤维囊、脂肪囊、肾筋膜。

（4）肾的结构：肾实质可分为肾皮质、肾髓质两部分。

肾的冠状断面上可见（图－系－29）：肾皮质、髓质、肾窦、肾柱、肾锥体、肾乳头、肾小盏、肾大盏、肾盂。

3. 输尿管

（1）输尿管分三个部分：腹段、盆段（输精管、子宫动脉的关系）、壁内段。

（2）输尿管的三个狭窄：① 肾盂与输尿管的移行处；② 跨越小骨盆的入口（髂血管）处；③ 斜穿膀胱壁处。

4. 膀胱

（1）膀胱的形态：膀胱尖、底、体、颈，尿道内口，输尿管间襞。

（2）膀胱三角（图－系－30）：膀胱底的内侧面上，左、右输尿管开口与尿道内口间的三角形区域，无黏膜皱襞，为膀胱肿瘤和结石的好发部位。

（3）膀胱的位置和毗邻：成人的膀胱位于盆腔的前部，耻骨联合的后方；膀胱的后方男性有精囊、输精管壶腹和直肠；女性有子宫和阴道；男性膀胱的下方邻接前列腺；女性膀胱的下方邻接尿生殖膈。

5. 尿道

（1）女性尿道：宽、短、直。

（2）男性尿道：见男性生殖系统。

思考与讨论

1. 简述输尿管的分部及 3 个生理狭窄的部位。

2. 简述膀胱三角的位置、构成及其临床意义。

（向 平）

实验四　男性生殖系统

实验目的

1. 掌握男性生殖系统的分部及各部所包括的器官。

2. 掌握睾丸、附睾的形态、位置和结构，输精管的行程、分部和特点，射精管的合成和开口；熟悉精索的组成、位置及被膜。

3. 掌握精囊腺的形态、位置，前列腺的形态、位置及主要毗邻；了解尿道球腺的位置及腺管的开口。

4. 了解阴囊的形态、构造，睾丸的被膜；掌握阴茎的分部及其构成，阴茎包皮和包皮系带及其临床意义。

5. 掌握男性尿道的分部及各部的形态、结构特点，男性尿道的三个狭窄、两个弯曲，并了解它们的临床意义。

实验材料

1. 标本　男性泌尿生殖系统离体标本；男性盆腔正中矢状断面标本；前列腺整体观、横断面、矢状断面标本；睾丸整体观、矢状断面标本；阴茎矢状断面标本。

2. 模型　男性泌尿生殖系统模型；男性盆腔矢状切模型；男性内外生殖器模型。

3. 挂图　Ⅲ-1 泌尿生殖系统概观，Ⅲ-6 膀胱、前列腺及精囊腺，Ⅲ-7 男性骨盆正中矢状切，Ⅲ-8 睾丸、附睾和精索，Ⅲ-9 阴茎。

注意事项

1. 观察内脏游离标本时，首先将标本按解剖学姿势放好，然后按一定顺序仔细观察。

2. 切忌用锐器损坏标本，也不要过分牵拉以免损坏正常结构及各部位置关系。

3. 实验时同学们应严肃、认真，爱护标本及模型。

实验内容

生殖系统的组成见表 2-2。

男性生殖系统包括内生殖器和外生殖器（图 - 系 -28）。

1. 睾丸

位置：阴囊内。

结构：白膜、睾丸小隔、睾丸纵隔、睾丸小叶、精曲小管、精直小管等。

被膜：睾丸鞘膜。

功能：能产生精子和分泌男性激素。

表 2-2 生殖系统的组成

男性生殖系统				女性生殖系统			
内生殖器			外生殖器	内生殖器			外生殖器
生殖腺	生殖管道	附属腺体		生殖腺	生殖管道	附属腺体	
睾丸	附睾 输精管 射精管 尿道	前列腺 精囊腺 尿道球腺	阴囊 阴茎	卵巢	输卵管 子宫 阴道	前庭大腺	大阴唇 阴蒂 小阴唇 阴阜

2. 输精管

全程可分为四部：睾丸部、精索部（男性结扎）、腹股沟部、盆部（输精管壶腹）。

3. 精索

为从腹股沟管深环至睾丸上部的圆索状结构，其内主要有输精管、睾丸动脉、蔓状静脉丛等，其表面有三层被膜（精索外筋膜、提睾肌、精索内筋膜）。

4. 前列腺

位置：膀胱颈与尿生殖膈之间。

分部：前列腺底、前列腺体、前列腺尖。

分叶：前叶、中叶、后叶和两个侧叶。

结构：前列腺沟。

5. 阴茎

分部：阴茎头、阴茎体、阴茎根。

组成：阴茎海绵体 2 个、尿道海绵体 1 个。

被膜：白膜、阴茎深筋膜、阴茎浅筋膜、阴茎皮肤。

结构：包皮系带。

6. 男性尿道

（1）分部：前列腺部、膜部（后尿道）、海绵体部（前尿道）。

（2）三个狭窄：尿道内口、膜部、尿道外口。

（3）三个膨大：前列腺部、尿道球部、尿道舟状窝。

（4）两个弯曲：耻骨下弯、耻骨前弯。

7. 精子的排出途径

睾丸产生精子 → 精曲小管 → 精直小管 → 睾丸网 → 睾丸输出小管 → 附睾（头、体、尾）→ 输精管 → 射精管 → 尿道前列腺部 → 尿道膜部 → 尿道海绵体部 → 体外

精囊腺排泄管（↑ 输精管）　前列腺排泄管（↗ 尿道前列腺部）　尿道球腺排泄管（↑ 尿道海绵体部）

思考与讨论

1. 简述男性尿道的分部、狭窄和弯曲。
2. 简述精子的产生和排出途径。
3. 什么是精索？包括哪些结构？
4. 简述输精管的分部及结扎的位置。

（袁立明）

实验五　女性生殖系统

实验目的

1. 掌握女性生殖系统的组成。
2. 掌握卵巢的形态、位置及固定装置，输卵管的位置、分部及常选的结扎部位。
3. 掌握子宫的形态、分部、位置、主要毗邻和固定装置。
4. 掌握阴道的形态、位置及阴道穹的构成及毗邻，并了解其临床意义；了解外生殖器的形态结构；掌握阴道前庭内阴道口和尿道口的位置。
5. 掌握乳房的形态和构造特点，并了解其一般位置。

实验材料

1. 标本　女性整尸标本和原位腹腔标本；女性泌尿生殖系统离体标本；女性盆腔正中矢状断面标本；子宫、卵巢、输卵管及其子宫韧带的离体标本；女性会阴离体标本。
2. 模型　女性内生殖器，腹膜形成的结构，男、女性腹、盆腔矢状切。
3. 挂图　Ⅳ-10 女性骨盆正中矢状面、Ⅳ-11 女性内生殖器、Ⅳ-12 女性外生殖器、Ⅳ-13 女性盆腔器官前面观、Ⅳ-17 乳房。

注意事项

1. 观察内脏游离标本时，请首先注意将标本按解剖学姿势放好，然后按一定顺序仔细观察。
2. 切忌用锐器损坏标本，也不要过分牵拉以免损坏正常结构及各部位置关系。
3. 实验时同学们应严肃认真，爱护标本及模型。

实验内容

女性生殖系统组成见表 2-2。

1. 卵巢

（1）位置：位于小骨盆侧壁、髂总动脉的分叉处，包被于子宫阔韧带的后层内。

（2）固定装置：卵巢悬韧带、卵巢固有韧带。

（3）功能：产生卵子，分泌雌性激素（雌激素、孕激素）。

2. 输卵管

（1）四部：子宫部、输卵管峡（结扎）、输卵管壶腹（受精）、输卵管漏斗。

（2）两口：输卵管子宫口、腹腔口（输卵管伞）。

（3）子宫附件：卵巢、输卵管。

3. 子宫

（1）正常位置：子宫位于盆腔中央，介于直肠与膀胱之间。成年女子的子宫正常位置为轻度前倾、前屈。

前倾：子宫和阴道之间呈向前开放的角度，稍大于 90°。

前屈：子宫体与子宫颈之间形成的钝角。

（2）分部（图 – 系 –31）：子宫底、子宫体、子宫峡、子宫颈（阴道上部、阴道部）。

（3）宫腔：子宫腔、子宫颈管。

（3）固定装置：子宫阔韧带（限制子宫向两侧移动）；子宫圆韧带（维持子宫的前倾）；子宫主韧带（防止子宫向下脱垂）；骶子宫韧带（维持子宫的前倾前屈）。

4. 阴道（图 – 系 –31）

（1）位置：骨盆腔下部的中央，前方为膀胱和尿道，后方为直肠。

（2）结构：阴道穹（阴道后穹窿）。

5. 女性外生殖器

（1）阴阜：耻骨联合前方隆起。

（2）大阴唇：纵长隆起的皮肤皱襞（唇前连合、唇后连合）。

（3）小阴唇：大阴唇内侧的两个较小的皮肤皱襞（阴蒂包皮、阴蒂系带）。

（4）阴蒂：两个阴蒂海绵体构成（阴蒂头）。

（5）阴道前庭：两侧小阴唇之间的间隙，尿道外口阴道口均开口于阴道前庭内，尿道外口在前，阴道口在后。

（6）前庭球：位于大阴唇的皮下，分为中间部和两个外侧部，相当于男性的尿道海绵体。

（7）前庭大腺：状如豌豆，位于阴道口后外侧，其导管开口于阴道前庭。

6. 乳房

（1）位置：胸大肌和前锯肌的表面，基底面位于第 2 ~ 7 肋。

（2）形态：呈半球形（成年女子）。

（3）结构：乳头、乳晕、乳腺小叶、输乳管、输乳窦、输乳孔、乳房悬韧带。

思考与讨论

1. 子宫的位置和姿势是怎样的？维持子宫正常位置的韧带有哪些？
2. 简述输卵管的分部、受精和结扎的部位。
3. 试述女性乳房的构成。乳腺脓肿切开排脓有哪些注意事项？

（彭耀金）

实验六　腹膜、会阴

实验目的

1. 掌握腹膜、腹膜腔的概念，腹膜内位器官、腹膜间位器官和腹膜外位器官；了解腹膜被覆脏器不同情况的临床意义。

2. 掌握小网膜的位置和分部，大网膜和网膜囊、网膜孔的位置，各系膜的名称、位置和附着部；熟悉韧带的构成，隐窝、陷凹的位置及临床意义。

3. 熟悉会阴的概念；了解尿生殖三角和肛门三角的位置；熟悉尿生殖膈和盆膈的构成及通过物；了解坐骨肛门窝的位置。

实验材料

1. 标本　整尸（打开腹前壁，示腹膜）；男、女性盆腔正中矢状断面标本；男、女性会阴离体标本。

2. 模型　男、女性腹盆腔矢状切腹膜模型；腹膜形成的结构模型；男、女性会阴模型。

3. 挂图　Ⅱ-22 网膜，Ⅱ-23 腹膜正中矢状断面（示腹膜垂直配布），Ⅱ-24 腹后壁腹膜的配布，Ⅱ-25 腹腔横断面（平网膜孔），Ⅸ-28 男性会阴的肌肉、血管和神经，Ⅸ-29 女性会阴的肌肉、血管和神经。

注意事项

1. 观察腹膜标本时，切忌用镊子去翻动腹膜及腹膜形成的结构，否则腹膜极易撕破。

2. 用手指放入网膜孔时，切忌用力过猛，以免损坏标本，也不要过分牵拉以免损坏正常结构及各部位置关系。

3. 实验时同学们应严肃认真，爱护标本及模型。

实验内容

（一）腹膜

1. 腹膜与腹膜腔

（1）腹膜：被覆于腹腔各壁，骨盆壁的内面和腹、盆腔脏器表面的一层浆膜。

壁腹膜：衬贴腹盆壁内表面的腹膜。

脏腹膜：被覆于腹、盆腔脏器表面的腹膜。

（2）腹膜腔：脏、壁两层腹膜互相移行围成不规则的潜在性间隙。男性为密闭的囊，女性借生殖管道与外界相通。

2. 腹膜与腹、盆腔脏器的关系

（1）腹膜内位器官：脾、胃、空回肠、阑尾、盲肠、输卵管等。

（2）腹膜间位器官：肝、胆囊、降结肠、充盈的膀胱、子宫等。

（3）腹膜外位器官：胰腺、肾、肾上腺、输尿管等。

3. 腹膜形成的结构

（1）网膜

① 大网膜：胃结肠韧带。

② 小网膜：肝胃韧带、肝十二指肠韧带（肝固有动脉、肝门静脉、胆总管）。

③ 网膜囊（小腹膜腔）：位于胃和小网膜后方的腔隙，借网膜孔与大腹膜腔相通。

（2）系膜：小肠系膜、阑尾系膜（阑尾动脉）、横结肠系膜、乙状结肠系膜。

小肠系膜根：小肠系膜附着线是由第2腰椎左侧斜向右下，至右骶髂关节前方，长约15cm。

（3）韧带

① 肝的韧带：镰状韧带、冠状韧带、左右三角韧带、肝圆韧带、静脉韧带、肝胃韧带、肝十二指肠韧带。

② 脾的韧带：胃脾韧带、脾肾韧带、脾结肠韧带、脾膈韧带。

③ 胃的韧带：有胃结肠韧带、胃脾韧带、胃膈韧带。

（4）盆腔内的腹膜陷凹（图－系－31）：

男性：直肠膀胱陷凹。

女性：膀胱子宫陷凹、直肠子宫陷凹（腹膜腔的最低点）。

（5）腹膜腔的分区：结肠上、下区。

（二）会阴

1. 狭义会阴

临床上将肛门与外生殖器之间的软组织称为会阴。

2. 广义会阴

指封闭小骨盆下口的所有软组织。通常以两侧坐骨结节的连线，将会阴分成前方的尿生殖三角和后方的肛门三角。

3. 会阴区三角（图－系－32）

（1）肛门三角：肛管通过。

（2）尿生殖三角

男性：有尿道通过；女性：有尿道、阴道通过。

4. 会阴区重要结构

会阴区重要结构有盆膈、尿生殖膈、坐骨肛门窝。

思考与讨论

1. 何谓腹膜腔？腹膜内位器官是否位于腹膜腔内？为什么？

2. 简述会阴的境界和分区。

（刘烟芳）

第三章 脉管系统

实验一 脉管系统总论、心

实验目的

1. 掌握脉管系统的组成。

2. 掌握心血管系统的组成，血液循环（体循环和肺循环）的概念；了解动脉、静脉和毛细血管的结构特点，血管吻合、侧支循环、微循环的概念。

3. 掌握心的位置和外形，心各腔的形态结构；了解心的构造。

4. 掌握心传导系统的组成。

5. 掌握左、右冠状动脉的起始、行径、分支和分布；心大、心中、心小静脉的行径、冠状窦的位置和开口。

6. 掌握心包的概念、分层及其临床意义；熟悉心的体表投影。

实验材料

1. 标本　打开胸前壁的完整尸体；显示纵隔、心包及心的标本；离体心、心腔（显示右心室和左心室）；心的动、静脉铸型标本。

2. 模型　纵隔、心（完整心和打开心腔 2 种）、心传导系电动模型。

3. 挂图　Ⅴ-1 血管分布模式图，Ⅴ-2 大、小循环示意图，Ⅴ-3 心脏的外形和血管（前面），Ⅴ-4 心脏的外形和血管（后面），Ⅴ-5 心脏的位置，Ⅴ-6 心包及心脏体表投影，Ⅴ-7 右心房、右心室内腔，Ⅴ-8 左心房、左心室内腔，Ⅴ-9 心室底及心脏传导系。

注意事项

1. 一定要把心放在解剖位置后再进行观察。

2. 先观察心的外形结构，再观察心各腔的形态结构（瓣膜、腱索、乳头肌、纤维骨骼等）。

3. 心形态结构较复杂，密切联系功能学习，这样才能易于理解和记忆。

实验内容

脉管系统是由心血管系统和淋巴系统两部分组成。

（一）心血管系统概述

1. 心血管系统的组成

（1）心：是血液循环的动力器官。

（2）动脉：为输送血液出心室的管道，分大、中、小、微动脉，管壁厚，管腔小。

（3）静脉：为输送血液回心房的管道，分微、小、中、大静脉，管壁薄，管腔大，数量多。

（4）毛细血管：为物质交换的场所，连于动、静脉之间，管壁仅由单层内皮细胞围成。

2. 血液循环

（1）体循环（大循环）：左心室 → 主动脉 → 各级动脉 → 毛细血管 → 各级静脉 → 上、下腔静脉和奇静脉 → 右心房。

（2）肺循环（小循环）：右心室 → 肺动脉干 → 各级肺动脉 → 肺内毛细血管 → 各级肺静脉 → 左、右肺上、下肺静脉 → 左心房。

3. 血管的吻合和侧支循环

（1）血管的吻合：动脉间吻合，静脉间吻合，动静脉吻合，侧支吻合。

（2）侧支吻合：侧支循环建立对于保证器官在病理状态下的血液供应有重要临床意义。

（二）心

1. 心的位置（图－系－33）

中纵隔内，2/3 在左侧，1/3 在右侧。

2. 心的外形

一尖：心尖。

一底：心底。

两面：胸肋面、膈面。

三缘：左缘、右缘、下缘。

四沟：冠状沟、前室间沟、后室间沟、后房间沟。

3. 心的各腔（图－系－34）

（1）右心房：右心耳，梳状肌，房间隔，卵圆窝，上、下腔静脉口，腔静脉窦，冠状窦口。

（2）右心室：右房室口，三尖瓣，室上嵴，肺动脉圆锥，肺动脉口，肺动脉瓣，肉柱，隔缘肉柱，乳头肌，腱索。

（3）左心房：左心耳、肺静脉口。

（4）左心室：左房室口、二尖瓣、主动脉前庭、主动脉口、主动脉瓣、主动脉窦。

心腔内防止血液逆流的装置：主动脉瓣、肺动脉瓣、二尖瓣、三尖瓣、乳头肌、腱索。

4. 心的构造

（1）心壁：由心内膜、心肌层、心外膜组成。

（2）心骨骼（图－系－35）：纤维环、左纤维三角、右纤维三角（中心纤维体）。

（3）房间隔与室间隔：室间隔（肌部、膜部），房室间隔。

5. 心的传导系统

传导系统包括窦房结、房室结、房室束、左右束支、浦肯野纤维。

传导途径：窦房结（起搏点）→ 结间束（心房肌收缩）→ 房室结 → 房室束 → 左、右脚（束支）→ 浦肯野纤维网（心室肌收缩）。

6. 心的血管（图－系－36）

（1）动脉：左、右冠状动脉的分支、分布。

① 左冠状动脉的分布：左心房、左心室前壁及右心室前壁一部分（前降支），室间隔前2/3（前室间支），左心室侧壁及后壁一部分，窦房结、房室束等。

② 右冠状动脉的分布：右心房、右心室、室间隔后 1/3（后室间支）、左心室后壁（左室后支）、窦房结（窦房结支）、房室结（房室结支）等。

③ 心膈面上左、右冠状动脉的分布有三种类型：右优势型（65.7%）、均衡型（28.7%）、左优势型（5.7%）。

（2）静脉：冠状窦、心大静脉、心中静脉、心小静脉等。

（3）冠脉循环：左心室 → 升主动脉 → 主动脉左、右窦 → 左、右冠状动脉 → 各级动脉分支 → 心肌毛细血管 → 各级静脉 → 心大、心中、心小静脉 → 冠状窦 → 右心房。

7. 心包

由纤维性心包和浆膜性心包构成，浆膜性心包又分脏层、壁层，脏、壁两层心包相互移行，形成心包腔。

（1）心包前下窦：心包腔在心包胸肋部与膈部转折处的间隙。

（2）心包横窦：心包腔在升主动脉、肺动脉干与上腔静脉、左心房之间的间隙。

（3）心包斜窦：心包腔在其后壁与左心房、左右肺静脉、下腔静脉之间的间隙。

8. 心的体表投影

（1）左上点：左侧第 2 肋软骨的下缘，距胸骨左缘 1.2cm。

（2）右上点：右侧第 3 肋软骨的上缘，距胸骨右缘 1.0cm。

（3）左下点：左侧第 5 肋间，左锁骨中线内侧 1～2cm（心尖）。

（4）右下点：右侧第 6 胸肋关节处。

用弧线连接上述四点，即心脏的体表投影。

思考与讨论

1. 心脏是一个什么器官？它位于什么位置？其外形有何特点？
2. 试述心脏的内部结构，血流是如何通过心脏的？
3. 简述左、右冠状动脉的起始、走行、主要分支和分布。
4. 在活体上如何确定心脏的境界？

（胡明华）

实验二 动 脉

实验目的

1. 掌握肺动脉和左、右肺动脉的行径，肺动脉韧带的位置并了解未闭锁的临床意义。

2. 掌握主动脉的起止、行程、分段、各段的分支与分布概况。

3. 掌握左、右颈总动脉，颈外动脉和颈内动脉的位置，颈外动脉的行径及其主要分支的行径和分布。

4. 掌握锁骨下动脉、腋动脉、肱动脉、桡动脉、尺动脉的起止、行径、主要分支和分布，掌浅弓和掌深弓的组成、位置。

5. 掌握胸主动脉的起止、行径及主要分支，肋间后动脉的行径、分支；了解支气管动脉、食管动脉的行径。

6. 掌握腹主动脉的起止、行径和主要分支，腹腔干，肠系膜上、下动脉的位置及其各分支的行径和分布；了解肾动脉、精索内动脉或卵巢动脉的行径和分布。

7. 熟悉髂总动脉、髂外动脉的起止、行程，腹壁下动脉的发起、行程和分布；髂内动脉的主要分支与分布，子宫动脉与输尿管的位置关系。

8. 掌握股动脉、腘动脉、胫前动脉、胫后动脉、足背动脉的起止、行程、主要分支与分布；了解腓动脉，足底内、外侧动脉，足底弓。

9. 熟悉全身动脉在体表的压迫止血点。

实验材料

1. 显示全身血管的整体标本。

2. 连肺动脉、肺静脉的离体心脏标本；离体肺标本。

3. 头颈部动脉及锁骨下动脉标本；游离上肢动脉标本和掌浅、深弓瓶装标本。

4. 胸主动脉及其分支标本；腹主动脉的分支标本和显示腹腔干、肠系膜上动脉、肠系膜下动脉的瓶装标本。

5. 游离下肢动脉标本。

6. 男性、女性盆腔血管标本和瓶装标本。

7. 头颈、上肢动脉的铸型标本，游离下肢动脉标本及盆腔、下肢动脉铸型标本。

8. 模型 心、肺、头颈部动脉，手掌血管。

9. 挂图 Ⅸ-3（3）头颈部右侧面的肌肉、血管、神经，Ⅸ-15 胸主动脉及其分支，Ⅸ-31（1）腋窝的肌肉、血管和神经，Ⅸ-35（2）手掌的肌肉、血管和神经，Ⅸ-20 腹上部器官和腹腔动脉（1），Ⅸ-26 盆部的血管（男），Ⅸ-27 盆部的血管（女），Ⅸ-64（2）足底的肌肉、血管和神经。

注意事项

1. 注意在标本上区别动脉和静脉。
2. 注意在心、肺模型上辨认肺循环动、静脉。
3. 根据动脉的起止、行程、分支（一级分支及分布）来学习。
4. 观察时动作要轻巧，不要用力牵拉，以免将动脉扯断。

实验内容

1. 动脉

（1）大动脉：又称弹性动脉，包括主动脉、肺动脉、颈总动脉、锁骨下动脉、椎动脉、髂总动脉、头臂干等。

（2）中动脉：又称肌性动脉，除大动脉外，凡在解剖学中有名称的动脉大多属中动脉。

（3）小动脉和微动脉：又称阻力动脉，管径小于 300μm 的小动脉为微动脉。

2. 肺循环的动脉（图 – 系 –37）

由肺动脉干，左、右肺动脉组成。

动脉韧带位于肺动脉分叉处与主动脉之间。

3. 体循环的动脉（图 – 系 –38）

（1）升主动脉：左、右冠状动脉。

（2）主动脉弓（图 – 系 –39）：头臂干（右颈总、右锁骨下动脉）、左颈总动脉、左锁骨下动脉。

- 颈总动脉
  - 颈内动脉
  - 颈外动脉（图 – 系 –40）
    - 甲状腺上动脉、舌动脉、面动脉 → 内眦动脉
    - 颞浅动脉
    - 上颌动脉：脑膜中动脉、下牙槽动脉、眶下动脉

- 锁骨下动脉
  - 椎动脉
  - 胸廓内动脉
    - 肌膈动脉
    - 腹壁上动脉
  - 甲状颈干（甲状腺下动脉）
  - 腋动脉
    - 肱动脉
      - 肱深动脉
      - 桡动脉
      - 尺动脉
      - （桡动脉、尺动脉）→ 掌浅弓（图 – 系 –42）、掌深弓
    - 胸肩峰动脉
    - 胸外侧动脉
    - 肩胛下动脉
    - 旋肱前、后动脉

（3）胸主动脉（图 – 系 –39）

壁支：肋间后动脉、肋下动脉。

脏支：支气管支、食管支、心包支。

（4）腹主动脉（图 – 系 –41）

- 腹主动脉
  - 臂支：膈下动脉 – 肾上腺上动脉、腰动脉
  - 腹腔干
    - 胃左动脉：食管支、贲门支、胃支
    - 肝总动脉
      - 肝固有动脉
        - 胃右动脉
        - 肝左支
        - 肝右支 → 胆囊动脉
      - 胃十二指肠动脉
        - 胃网膜右动脉
        - 胰十二指肠上动脉
    - 脾动脉
      - 脾支、胰支
      - 胃短动脉、胃网膜左动脉
  - 肠系膜上动脉
    - 胰十二指肠下动脉、
    - 空肠动脉、回肠动脉
    - 回结肠动脉 → 阑尾动脉
    - 右结肠动脉、中结肠动脉
  - 肠系膜下动脉
    - 左结肠动脉
    - 乙状结肠动脉
    - 直肠上动脉
  - 肾上腺中动脉
  - 肾动脉 → 肾上腺下动脉
  - 睾丸（卵巢）动脉

（5）髂总动脉

- 髂总动脉
  - 髂内动脉
    - 壁支
      - 闭孔动脉
      - 臂上、下动脉
    - 脏支
      - 脐动脉 → 膀胱上动脉
      - 膀胱下动脉
      - 子宫动脉（男性为输精管动脉）
      - 直肠下动脉
      - 阴部内动脉 → 肛动脉
  - 髂外动脉
    - 腹壁下动脉
    - 股动脉
      - 股深动脉
        - 旋股内侧动脉
        - 旋股外侧动脉
        - 穿动脉
      - 腘动脉
        - 胫前动脉 → 足背动脉
        - 胫后动脉
          - 腓总动脉
          - 足底内、外侧动脉（图 – 系 –43）

压力感受器：主动脉弓与颈动脉窦（颈总动脉末端和颈内动脉起始处的膨大）。

化学感受器：主动脉小球、颈动脉小球。

掌浅弓：由尺动脉的终末支和桡动脉的掌浅支吻合而成。

掌深弓：由桡动脉的终末支和尺动脉的掌深支吻合而成。

4. 在体表能触及动脉搏动的动脉

见表 3-1。

表 3-1　在体表能触及动脉搏动的动脉

出血部位	血管名称	压迫部位
头颈部	颈总动脉和颈动脉窦	在胸锁乳突肌前缘、环状软骨水平处，压向第 6 颈椎横突
面部	面动脉	下颌骨下缘、咬肌的前缘
额、顶部头皮	颞浅动脉	外耳道的前方、颧弓根部
上臂、肩部	锁骨下动脉	锁骨下窝向下后方压至第 1 肋上
前臂	肱动脉	肱二头肌内侧沟的中部，压向肱骨
手指	指掌侧固有动脉、拇主要动脉	手指两侧
下肢	股动脉	腹股沟韧带中点下方，压向髂骨
足趾	趾底固有动脉	足趾的两侧

思考与讨论

1. 头、颈部有哪些动脉可以在体表摸到其搏动？当右侧头、面部及右手臂外侧出血时，可在何处压迫什么动脉止血？

2. 简述颈总动脉、颈外动脉的起始、走行、主要分支和分布。

3. 简述腹腔干、肠系膜上动脉、肠系膜下动脉的分支和分布。

4. 下肢的动脉主干包括哪些动脉？

（谢应桂）

实验三　静　脉

实验目的

1. 掌握动、静脉的区别和静脉的结构特点；了解几种特殊静脉特点；掌握肺静脉的特点及注入；了解左、右肺静脉的行径。

2. 掌握上腔静脉、头臂静脉的组成、行径和属支，颈内静脉的起止、行径和收集范围，了解其属支；熟悉颅内外静脉的交通，锁骨下静脉的起止、行径和收集范围，颈外静脉的位置及临床意义；掌握头静脉、贵要静脉、肘正中静脉的行径及临床意义。

3. 了解奇静脉的行径和收集范围，椎静脉丛的位置、收集范围和交通，半奇静脉、副半奇静脉的行径和收集范围。

4. 掌握下腔静脉、髂总静脉、髂外静脉和髂内静脉、股静脉、腘静脉的起止、行径；熟悉肾静脉和睾丸（卵巢）静脉的行径；了解下腔静脉、髂内静脉的收集范围以及髂外静脉的属支；掌握下肢的浅静脉（小隐静脉、大隐静脉及其属支）的行径。

5. 掌握肝门静脉的组成、行径及属支，肝门静脉系统的结构特点及与上、下腔静脉系间的交通部位以及与上、下腔静脉之间的交通途径。

实验材料

1. 显示全身静脉的尸体标本，上、下肢浅静脉标本。

2. 显示肝门静脉、肝静脉的特制标本。

3. 模型　胸、腹后壁模型，肝门静脉及属支模型，全身浅静脉模型。

4. 挂图　Ⅴ-11 头颈部的静脉、Ⅴ-12 奇静脉及腔静脉、Ⅴ-13 椎静脉丛、Ⅴ-14 胸腹壁的静脉和胸导管、Ⅴ-15 肝门静脉及其属支、Ⅴ-16 门腔静脉吻合模式图、Ⅴ-18 体腔后壁的静脉和胸导管。

注意事项

1. 注意在标本上区别动脉和静脉。

2. 观察时动作要轻巧，不要用力牵拉，以免将静脉扯断。

3. 有些与动脉伴行的静脉可能已切除，可观察同名动脉体会之。

4. 静脉的变异较多，尤以浅静脉变异更多。

实验内容

1. 静脉特点

（1）静脉管壁薄、管腔大、数量多，其属支越汇越粗。

（2）体循环静脉分深、浅两种：深静脉多与动脉伴行，浅静脉即皮下静脉。

（3）静脉吻合较丰富。

（4）静脉管壁的内面附有静脉瓣。

2. 肺循环的静脉

分左、右肺静脉。

3. 体循环的静脉

（1）上腔静脉

① 头、颈部的主要浅静脉

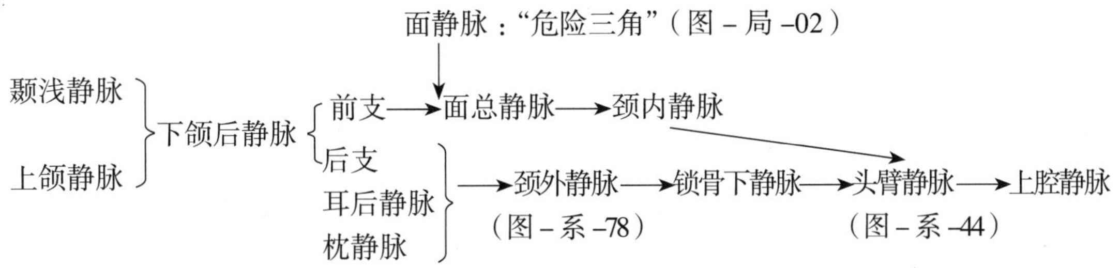

②上肢的主要浅静脉

手背静脉网的桡侧（图 – 系 –42）→头静脉→腋静脉→锁骨下静脉→头臂静脉→上腔静脉

手背静脉网的尺侧→贵要静脉→肱静脉→腋静脉

（2）下腔静脉

①下肢的主要浅静脉

足背静脉弓内侧（图 – 系 –43）→大隐静脉→股静脉→髂外静脉→髂总动脉→下腔静脉

足背静脉弓外侧→小隐静脉→腘静脉→股静脉

大隐静脉→小隐静脉

大隐静脉的 5 个属支(图 – 局 –24)：腹壁浅静脉、阴部外静脉、旋髂浅静脉、股外侧浅静脉、股内侧浅静脉。

睾丸静脉（卵巢静脉）：细而长，起于精索内蔓状静脉丛与同名动脉伴行；右侧汇入下腔静脉，左侧汇入左肾静脉，故此侧易发生静脉曲张。

②肝门静脉：肝门静脉属支：肠系膜上静脉、脾静脉、肠系膜下静脉、胃左静脉、胃右静脉、胆囊静脉、附脐静脉

肝门静脉与上、下腔静脉的吻合：

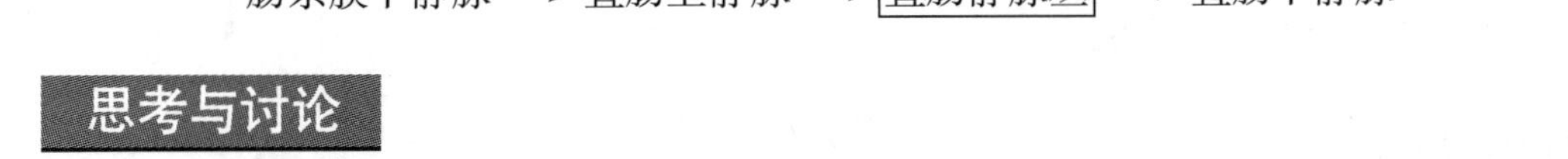

思考与讨论

1. 简述上、下肢和头颈部主要浅静脉的起始和注入部位。
2. 简述肝门静脉的特点、主要属支以及与上、下腔静脉的交通。
3. 动脉导管自股动脉逆行插入左心室，需经过哪些主要结构？
4. 从大隐静脉注入药物，此药物经过哪些途径才能到达阑尾？
5. 于患者手背静脉网注入抗生素，药物经过怎样的途径到达肺治疗肺炎？

（唐顺胜）

实验四 淋巴系统

实验目的

1. 掌握淋巴系统的组成及配布特点。

2. 掌握右淋巴导管、胸导管的组成、行程、注入处及收集范围。

3. 熟悉下颌下淋巴结，颈外侧浅、深淋巴结，锁骨上、腋、肺门及腹股沟淋巴结群的位置，收集范围。

4. 熟悉腹腔淋巴结，肠系膜上、下淋巴结，髂内、外淋巴结，腰淋巴结的分布和收集范围，大分子物质进入毛细淋巴管及淋巴流向。

5. 了解胃、直肠、子宫、乳腺等器官的淋巴流向。

6. 掌握胸腺、脾的位置、形态特点和体表解剖。

实验材料

1. 显示全身主要淋巴结群标本。

2. 显示乳糜池、胸导管、右淋巴导管标本（或瓶装标本）。

3. 显示脾与胸腺标本。

4. 模型 浅淋巴结群模型，脾、胸腺模型。

5. 挂图 Ⅴ-18 体腔后壁的静脉和胸导管、Ⅴ-19 淋巴系统模式图、Ⅴ-20 头颈部的淋巴管和淋巴结、Ⅴ-21 乳腺的淋巴管和腋窝的淋巴结。

注意事项

1. 胸导管结构很脆弱，观察时切莫用镊子拉扯，以免拉断。

2. 观察淋巴系模型时不得用探针或镊子在模型上随意夹划以免着色脱落，指点时要稍离开模型一点。

3. 在动物解剖观察大分子物质进入毛细淋巴管及淋巴流向时，一定要将大分子物质注入小肠壁的浆膜下，否则不能成功。

实验内容

淋巴系统由淋巴管道、淋巴器官和淋巴组织组成，其中淋巴管道中流的是淋巴。

1. 淋巴管道

（1）毛细淋巴管。

（2）淋巴管。

（3）淋巴干：左、右颈干，左、右锁骨下干，左、右支气管纵隔干，左、右腰干，肠干。

（4）淋巴导管

① 胸导管（图 – 系 –45）：汇集下半身，左侧上半身即全身 3/4 淋巴。

肠干、左腰干、右腰干 → 乳糜池（第 1 腰椎前方）→ 胸导管 → 穿主动脉裂孔 → 左颈根部（左颈干、左锁骨下干、左支气管纵隔干汇入）→ 左静脉角 → 左头臂静脉

② 右淋巴导管：汇集右颈干、右锁骨下干、右支气管纵隔干的淋巴（即右侧上半身）。

2. 淋巴组织

含有大量淋巴细胞的网状组织。

3. 淋巴器官

（1）淋巴结：圆形小体或椭圆形小体；质软，新鲜呈灰红色，一侧隆凸，有淋巴输入管进入，一侧凹陷为淋巴结门，有 2～3 条淋巴输出管穿出。

（2）脾：是最大的淋巴器官。位于左季肋区，胃底与膈之间，相当于第 9～11 肋的深面，正常不超过肋弓下缘；脾的内侧凹陷处为脾门，有血管、神经出入；其上缘有 2～3 个小切迹，名脾切迹。

（3）胸腺：胸腺属淋巴器官，又是内分泌腺，位于上纵隔前部内，贴于胸骨柄的后方，上窄下宽，常分为不对称的左、右两叶，质软，新生儿及幼儿时期发达、较大。

4. 人体各部主要的淋巴管和淋巴结

（1）头颈部的淋巴管和淋巴结（图 – 系 –46）

① 头部淋巴结：由后向前依次有枕淋巴结、乳突淋巴结、腮腺淋巴结、下颌下淋巴结和颏下淋巴结。其中重要的淋巴结有：

下颌下淋巴结：位于下颌下腺附近，主要收集面部、口腔和下颌下腺等处的淋巴。

② 颈淋巴结：重要的淋巴结有颈外侧浅淋巴结和颈外侧深淋巴结。

颈外侧浅淋巴结：位于颈外静脉和胸锁乳突肌后缘，主要收集耳后部浅层淋巴。

颈外侧深淋巴结：位于颈内静脉周围，分上、下两群。其上群多沿颈内静脉上段排列，称为颈外侧上深淋巴结；下群位于锁骨上窝中，又名锁骨上淋巴结。颈外侧深淋巴结群，主要收集面部淋巴和颈浅淋巴结输出管及颈深部的淋巴管。锁骨上淋巴结的输出管汇合成颈干。

（2）上肢的淋巴管和淋巴结（图 – 系 –48）

上肢的淋巴结群有肘淋巴结和腋淋巴结群。腋淋巴结 5 群：肌淋巴结、外侧淋巴结、肩胛下淋巴结、中央淋巴结及尖淋巴结，收集上肢，胸壁外侧及乳房外侧区之淋巴，注入锁骨下干。

（3）胸部的淋巴管和淋巴结：重要的淋巴结有肺门淋巴结。

肺门淋巴结（支气管肺淋巴结）：位于肺门处，收集支气管和肺的淋巴，注入支气管纵隔干。

（4）腹部的淋巴管和淋巴结（图 – 系 –47）：腹腔淋巴结、肠系膜上淋巴结、肠系膜下淋巴结 3 群淋巴结均位于同名动脉根部，收集同名动脉分布区的淋巴，它们的输出管共同组成肠干。

（5）盆部的淋巴管和淋巴结：主要有髂外淋巴结、髂内淋巴结、髂总淋巴结。

（6）腰淋巴结：位于腹主动脉和下腔静脉周围，其输出管组成腰干。

（7）下肢的淋巴管和淋巴结（图 – 系 –49）：有腘淋巴结和腹股沟淋巴结。腹股沟淋巴结

有腹股沟深淋巴结和腹股沟浅淋巴结。

① 腹股沟浅淋巴结：腹股沟韧带和大隐静脉周围，收集除足外侧缘和小腿后外侧部以外的下肢浅淋巴，注入腹股沟深淋巴结。

② 腹股沟深淋巴结：股静脉根部和股管内，收集下肢的淋巴和会阴淋巴，注入髂外淋巴结。

思考与讨论

1. 简述胸导管的起始、行程、注入部位及收集范围。
2. 简述人体各部主要的淋巴管和淋巴结。
3. 摸认人体前淋巴结群的位置。

（李建民）

第四章　内分泌系统与感觉器

实验一　内分泌系统

实验目的

1. 熟悉内分泌系统的概念及其结构特点。
2. 掌握垂体、甲状腺、肾上腺的形态、位置和功能。
3. 了解性腺、甲状旁腺、胰岛、松果体及胸腺的位置及功能。

实验材料

1. 标本　显示垂体颅中窝标本；颈部甲状腺和甲状旁腺标本、腹膜后器官示肾上腺标本。
2. 模型　喉模型、半身人体模型、头部正中矢状切面模型。
3. 挂图　Ⅷ–1 内分泌腺概观、Ⅷ–2 甲状腺及甲状旁腺、Ⅷ–3 胸腺及肾上腺、Ⅷ–4 垂体。

注意事项

1. 内分泌器官有的很小，又比较分散，故需要配合多个标本，细心寻找；同时内分泌器官又易损坏，故动作要轻巧。

2. 爱护标本、模型。

实验内容

1. 内分泌系统的概念及结构特点

由内分泌器官和内分泌组织组成，内分泌器官在结构上独立存在，内分泌组织则是散在于其他器官组织中。内分泌系统和神经系统在结构和功能上都有密切联系。

2. 垂体（图 – 系 –50）

（1）形态及位置：椭圆形，重约 0.59g，位于垂体窝内。借垂体柄向上连于下丘脑，前上方与视交叉相邻。由腺垂体和神经垂体两部分组成。

（2）功能：垂体前叶能分泌生长激素、促甲状腺激素等，而垂体后叶则可以释放一些由下丘脑视上核和室旁核产生的重要激素（如抗利尿激素和催产素等）；漏斗核还可与周围组织合成分泌多种激素释放因子或抑制因子，影响垂体前叶内分泌活动。

3. 甲状腺（图 – 系 –51）

（1）形态及位置：呈“H”形，分左、右两个侧叶和峡。左、右侧叶上平甲状软骨中点，下至第 6 气管软骨的前外侧，后方平对第 5 ~ 7 颈椎高度；甲状腺峡位于第 2 ~ 4 气管软骨环前方。

甲状腺实质表面有纤维囊包裹，称真被膜；真被膜外的颈深筋膜，称假被膜。假被膜将甲状腺固定于喉软骨上，故甲状腺可随喉的运动而上、下移动。

（2）功能：分泌甲状腺激素和降钙素，调控机体的基础代谢并影响生长发育。

4. 肾上腺

（1）形态及位置：呈黄色，右侧为三角形，左侧近似半月形。位于腹膜之后，附于肾的内上方，肾上腺与肾共同包于肾筋膜内。

（2）功能：肾上腺皮质可以分泌盐皮质激素（醛固酮）、糖皮质激素（皮质醇）及性激素（黄体酮、雌激素和雄激素），肾上腺髓质还可分泌肾上腺素和去甲肾上腺素。

5. 松果体

位于丘脑后上方，为椭圆形小体，儿童时期较发达。

思考与讨论

1. 为什么垂体肿瘤时常会出现视觉损伤？
2. 试述甲状腺、肾上腺的形态和位置。
3. 为何肾下垂时肾上腺并不随之下垂？

（常永娜）

实验二 感 觉 器

实验目的

1. 掌握眼球的外形、组成，眼球壁各部的形态结构特点，眼球折光装置的各种形态结构。
2. 掌握房水的产生及其循环。
3. 熟悉眼睑、结膜、泪器的位置、形态结构，眼球外肌的名称和作用。
4. 掌握前庭蜗器的组成及功能。
5. 掌握外耳道的位置、分部、弯曲，鼓膜的形状、位置和分部。
6. 掌握中耳的组成，鼓室的位置、六个壁及各壁的毗邻和主要结构，听小骨的名称、位置和排列，咽鼓管的位置、分部、开口以及幼儿咽鼓管的特点。
7. 掌握内耳的位置和分部，骨迷路的分部及各部的形态结构，膜迷路的分部及其与骨迷路的位置关系；了解声波传导的途径。

实验材料

1. 眼标本、眼肌标本、眼的血管标本。

2. 猪眼、牛眼（已解剖的和未解剖的）。

3. 显示前庭蜗器的标本，颞骨岩部示鼓室六壁标本、内耳迷路标本。

4. 听小骨瓶装标本。

5. 眼球模型、眼外肌模型。

6. 前庭蜗器、耳、听小骨、内耳骨迷路放大模型。

7. 挂图　Ⅶ–1 右侧眼球水平断模式图，Ⅶ–2 虹膜、睫状体、晶状体及眼底，Ⅶ–3 泪器和眶隔，Ⅶ–4 眼肌及眼球筋膜，Ⅶ–5 眶及眶内容（上面观，右侧），Ⅶ–7 位听器模式图，Ⅶ–8 鼓室内侧壁（右侧），Ⅶ–9 鼓室外侧壁及听小骨，Ⅶ–10 骨迷路及膜迷路，Ⅶ–11 骨迷路及耳蜗。

注意事项

1. 实习时要配合标本和模型，尽量在活体上观察，活体观察时要严肃、认真。

2. 注意眼球外肌的起止点和作用。

3. 解剖猪眼球时动作要轻巧，注意操作步骤认真观察眼球壁各层结构及眼球内容物。

4. 放在解剖学位置上观察中耳鼓室各壁内容物；观察内耳的位置、分部。

实验内容

（一）视器

1. 眼球

由眼球壁和眼球内容物组成。

（1）眼球壁

①外膜（纤维膜）：角膜和巩膜，角膜缘与巩膜静脉窦。

②中膜（血管膜）：虹膜、睫状体和脉络膜。

③内膜（视网膜）：视网膜盲部、视网膜视部。

眼内肌：瞳孔括约肌、瞳孔开大肌（调节瞳孔的大小）、睫状肌（调节晶状体）。

视神经盘、视神经乳头与盲点，黄斑与中央凹（感光辨色最敏锐），眼轴与视轴。

（2）眼球内容物

①房水：眼压与青光眼。

房水循环：睫状体产生房水 → 眼球后房 → 瞳孔 → 眼球前房 → 前房角（虹膜角膜角）→ 巩膜静脉窦 → 眼静脉。

②晶状体：老花眼，白内障。

③玻璃体：飞蚊症。

（3）眼的屈光系统：角膜、房水、晶状体、玻璃体。

2. 眼副器

（1）眼睑：眼睑自外向内可分为皮肤、皮下组织、肌层（眼轮匝肌）、睑板、睑结膜。

睫毛腺与睑腺炎（麦粒肿），睑板腺与睑板腺囊肿（霰粒肿）。

（2）结膜：睑结膜、球结膜、穹窿结膜（结膜上、下穹）、结膜囊。

（3）泪器：泪腺、泪道（泪小点、泪小管、泪囊、鼻泪管，开口于下鼻道）。

（4）眼球外肌（图 – 系 –52）：上、下直肌，上、下斜肌，内、外直肌，上睑提肌。

（5）眶脂体和眼球筋膜。

3. 眼的血管（图 – 系 –53）

（1）动脉：颈内动脉，眼动脉，视网膜中央动脉，视网膜鼻侧上、下小动脉，视网膜颞侧上、下动脉。

（2）静脉：眼上静脉、眼下静脉，汇入面静脉、海绵窦。

（二）前庭蜗器（图 – 系 –54）

1. 外耳

包括耳廓、外耳道、鼓膜。

鼓膜：松弛部、紧张部、鼓膜脐、光锥。

2. 中耳

（1）鼓室六壁。

① 上壁：鼓室盖。

② 下壁：颈静脉壁，上方有咽鼓管的开口。

③ 前壁：颈动脉壁。

④ 后壁：乳突壁（乳突窦）。

⑤ 外侧壁：鼓膜。

⑥ 内侧壁：迷路壁（岬、前庭窗、蜗窗、面神经管凸）。

听小骨：锤骨、砧骨、镫骨。

听小骨肌：鼓膜张肌、镫骨肌。

（2）咽鼓管：是连通中耳鼓室与咽腔鼻部的管道；幼儿较成人的短、粗而平，故易患中耳炎。

（3）乳突小房：位于颞骨乳突内的许多含气小腔，为蜂窝状的小房；乳突小房借乳突窦与鼓室相通。

3. 内耳（迷路，图 – 系 –55）

分骨迷路和膜迷路两部分。

（1）骨迷路

① 前庭

前下方：耳蜗。

后上方：骨半规管。

外侧壁：鼓室内侧壁。

内侧壁：内耳道底。

② 骨半规管：前、后、外半规管，单骨脚与壶腹骨脚（骨壶腹），总骨脚。

③ 耳蜗：蜗螺旋管（骨蜗管），蜗轴，骨螺旋板，前庭阶，鼓阶。

（2）膜迷路

① 椭圆囊和球囊：椭圆囊斑、球囊斑——位置觉感受器，感受直线变速运动。

② 膜半规管：壶腹嵴——位置觉感受器，感受旋转运动。

③ 蜗管

上壁：前庭膜。

外侧壁：分泌内淋巴。

下壁：又称基底膜、螺旋膜，螺旋器（Corti 器）——听觉感受器。

内耳有两种淋巴：骨、膜迷路间的外淋巴，膜迷路内的内淋巴。

内耳有三个螺旋形管道：前庭阶、鼓阶、蜗管。

声波的空气传导途径：

声波 → 耳廓、外耳道 → 鼓膜 → 锤骨、砧骨、镫骨 → 前庭窗、骨迷路 → 外淋巴（前庭阶、蜗孔、鼓阶）→ 内淋巴 → 螺旋器 → 蜗神经 → 听觉中枢（颞横回）

思考与讨论

1. 简述眼球壁的结构、眼内容物及其折光装置，眼外肌的名称、作用和神经支配。
2. 简述房水的产生和循环途径。
3. 试述中耳鼓室各壁的主要结构、骨迷路和膜迷路的组成。
4. 声波由外界传导至内耳听觉感受器需经过哪些结构?

（常永娜）

第五章 神经系统

实验一 神经系统总论、脊髓

实验目的

1. 熟悉神经系统的区分及神经系统的常用术语；了解神经系统的组成，神经元的分类，反射弧。

2. 掌握脊髓的位置、外形结构特点，脊髓节段的概念和数目；了解脊髓节段与椎骨的对应关系。

3. 掌握脊髓横切面上灰、白质的配布及各部的名称和位置；熟悉脊髓灰质的主要核团的位置和功能。

4. 掌握脊髓主要上行纤维束的位置、起止、功能和损伤后的功能障碍；了解脊髓小脑后束与前束。

5. 掌握脊髓主要下行纤维束的位置、起止、功能以及皮质脊髓束损伤后的功能障碍；了解前庭脊髓束、顶盖脊髓束、网状脊髓束和内侧纵束，脊髓固有束的位置及功能。

6. 了解脊髓的主要功能和脊髓损伤的主要临床表现。

实验材料

1. 打开椎管后壁的脊髓标本。

2. 离体脊髓标本。

3. 脊髓颈膨大、中胸段、腰骶膨大横断染色切片或照片。

4. 脊髓节段及脊髓横断面模型。

5. 挂图 Ⅵ-1 神经系统模式图，Ⅵ-4 脊髓的外形、被膜的横断面，Ⅵ-5 脊髓的灰质、节段和马尾。

注意事项

1. 神经系统内容相对抽象，应在充分理解理论教材知识的基础上，进行实验方能获得满意的效果。

2. 神经中枢结构小，观察时要仔细，而且组织柔嫩、脆弱，不能用镊、钳等硬物去穿、刺、拉或用力夹持，这些动作都会导致标本的损坏。

3. 脊髓节段与椎骨的对应关系是一个大概，勿机械地去推算。

实验内容

（一）神经系统总论

1. 神经系统的区分

- 神经系统
  - 中枢神经系统
    - 脑
      - 端脑
      - 间脑
      - 脑干
        - 中脑
        - 脑桥
        - 延髓
      - 小脑
    - 脊髓
  - 周围神经系统
    - 脊神经
    - 脑神经
    - 内脏神经
      - 内脏感觉神经
      - 内脏运动神经
        - 交感神经
        - 副交感神经

2. 组成神经系统的两种细胞

（1）神经元：是神经系统的结构和功能单位，由胞体和突起（轴突、树突）组成。

① 分类

按神经元突起的数目：假单极、双极、多极神经元。

按神经元的功能：感觉（传入）、运动（传出）、联络（中间）神经元。

② 突触：化学突触（突触前膜、突触后膜、突触间隙）。

（2）神经胶质细胞：是中枢神经系统的间质或支持细胞，其数量是神经细胞的 10 ~ 50 倍；分为大胶质细胞和小胶质细胞两类。

3. 神经系统的活动方式——反射

反射弧：由感受器、传入神经、中枢、传出神经和效应器构成。

4. 神经系统的常用术语

灰质和皮质、白质和髓质、神经核与神经节、纤维束与神经、网状结构。

（二）脊髓

1. 位置及外部形态（图 – 系 –56）

脊髓位于椎管内，呈前后略扁的圆柱形，上接延髓，下端形成脊髓圆锥，并以终丝终止于尾骨。全长可分为 31 个脊髓节段。

（1）6 条纵沟：前正中裂、后正中沟、前外侧沟和后外侧沟。

（2）脊髓圆锥：成人平第 1 腰椎的下缘，新生儿平第 3 腰椎。

（3）2 个膨大：颈膨大（$C_4 \sim T_1$）与腰骶膨大（$L_2 \sim S_3$）。

（4）一条终丝。

（5）一条马尾。

（6）脊髓节段与椎骨的对应关系。

$C_{1\sim4}$：同序数椎骨。

$C_{5\sim8}$、$T_{1\sim4}$：同序数椎骨的上一节椎体。

$T_{5\sim8}$：同序数椎骨的上两节椎体。

$T_{9\sim12}$：同序数椎骨的上三节椎体。

$L_{1\sim5}$：平对第 11 和 12 胸椎。

$S_{1\sim5}$、Co_1：平对第 1 腰椎。

2. 脊髓的内部结构（图 – 系 –57、58）

（1）灰质

① 前角：前角运动神经元（α、γ）组成的内侧群、外侧群。

② 侧角：即中间外侧柱，$T_1 \sim L_3$，交感神经节前神经元的胞体；骶副交感核：$S_{2\sim4}$，副交感神经节前神经元的胞体。

③ 后角：后角边缘核，胶状质，后角固有核，胸核（背核）。

（2）白质（后索、外侧索、前索）

1）上行纤维束（感觉性）

①薄束（内侧）和楔束（T_4 以上）：后索，脊神经节（Ⅰ），传递同侧躯干和四肢的意识性本体感觉和精细触觉。

②脊髓丘脑束：外侧索和前索，脊神经节（Ⅰ）、脊髓后角（Ⅱ），白质前连合交叉，传递对侧躯干和四肢的浅感觉（痛觉、温觉、粗触觉和压觉等）。

③脊髓小脑后束和脊髓小脑前束：外侧索，脊神经节（Ⅰ）、胸核和中间带（Ⅱ），传递下肢和躯干下部非意识性的本体觉。

2）下行纤维束（运动性）

① 皮质脊髓束

皮质脊髓侧束（外侧索）：锥体交叉，至对侧脊髓前角运动神经元（下运动神经元），支配躯干和四肢骨骼肌的随意运动。

皮质脊髓前束（前索）：白质前连合交叉，至双侧脊髓前角运动神经元（下运动神经元）。

② 其他下行纤维束：红核脊髓束、前庭脊髓束、顶盖脊髓束、内侧纵束、固有束等。

思考与讨论

1. 反射弧由哪几部分组成？如仅传出神经受损，反射是否出现？
2. 何谓脊髓节段？脊髓各段分别有多少个节段？
3. 何谓马尾？马尾属中枢神经还是周围神经？为什么？
4. 绘图指示脊髓横断面的主要结构名称。
5. 脊髓左侧半离断后，可出现哪些主要症状、体征？为什么？

（张 洁）

实验二 脑 干

实验目的

1. 掌握脑干组成，脑干主要的外形上结构和第Ⅲ～Ⅻ对脑神经出入脑干的部位；熟悉第三、四脑室的位置、主要形态特点。

2. 掌握 7 种脑神经核的性质和分类概况；熟悉 6 个脑神经核机能柱所属各核团的位置、纤维联系和功能。

3. 掌握薄、楔束核的位置、接受的纤维，发出纤维的交叉部位及上行纤维所组成纤维束的名称、位置；熟悉上、下橄榄核和脑桥核的位置，了解其纤维联系；掌握上丘、下丘、顶盖前区、红核、黑质的位置，了解各核的主要纤维联系和功能。

4. 掌握内侧丘系、脊髓丘脑束、外侧丘系、三叉丘系的位置、走行及终止，锥体束的位置、起止及功能；了解其他脑干下行纤维束的位置。

5. 熟悉脑干各代表切面的主要形态（各主要核团及纤维束的名称、位置）；了解脑干代表切面损伤的主要临床表现。

实验材料

1. 完整脑标本、脑干标本。

2. 脑干各典型横切标本。

3. 模型 脑干模型、脑神经核电动模型。

4. 挂图 Ⅵ-8 脑干腹面观、Ⅵ-9 脑干背面观、Ⅵ-10 脑神经核模型图（背面观）。

注意事项

1. 神经系统内容相对抽象，应在充分理解书本知识的基础上，进行实验方能获得满意的效果。

2. 神经中枢结构小，观察时要仔细，且组织柔嫩、脆弱，不能用镊、钳等硬物去穿、刺、拉或用力夹持，这些动作都会导致标本的损坏。

3. 脑干内部结构较复杂，需在掌握外形结构特点的基础上前后联系、综合分析学习。

实验内容

1. 位置及外部形态

（1）脑干腹侧面（图－系－59）

① 延髓：前正中裂、前外侧沟、延髓脑桥沟、锥体、锥体交叉、橄榄、脑神经（第Ⅸ、Ⅹ、Ⅺ、Ⅻ对）。

② 脑桥：基底沟、小脑中脚、脑神经（第Ⅴ、Ⅵ、Ⅶ、Ⅷ对）。

③ 中脑：大脑脚、脚间窝、脑神经（第Ⅲ对）。

（2）脑干背侧面（图－系－60）

① 延髓：薄束结节、楔束结节、小脑下脚。

② 脑桥：小脑上脚、前髓帆。

③ 菱形窝（第四脑室底）：正中沟、界沟、髓纹、内侧隆起、面神经丘、前庭区、听结节、舌下神经三角、迷走神经三角、蓝斑、最后区、栓。

④ 中脑：上丘、下丘，脑神经（第Ⅳ对）。

2. 内部结构

（1）脑神经核

① 动眼神经核、动眼神经副核、滑车神经核。

② 三叉神经脊束核、三叉神经脑桥核、三叉神经中脑核、三叉神经运动核、展神经核、面神经核、上泌涎核、孤束核、前庭神经核、蜗神经核。

③ 疑核、下泌涎核、迷走神经背核、副神经核、舌下神经核。

（2）非脑神经核

① 上丘、下丘、红核、黑质。

② 脑桥核。

③ 薄束核、楔束核、下橄榄核。

（3）上行纤维束

① 内侧丘系：薄束核、楔束核，内侧丘系，交叉，至对侧背侧丘脑。

② 三叉丘系：三叉神经脊束核、脑桥核，交叉，至对侧背侧丘脑。

③ 外侧丘系：蜗神经核，斜方体，至双侧下丘。

④ 脊髓丘脑束：至同侧背侧丘脑。

（4）下行纤维束

①锥体束：大脑脚底中 3/5，脑桥基底部，锥体，锥体交叉。

②其他下行纤维束：红核脊髓束、顶盖脊髓束、前庭脊髓束。

（5）脑干网状结构。

思考与讨论

1. 脑干外形各部能看到哪些结构？
2. 简述脑干脑神经核的性质和分类概况。
3. 简述脑干非脑神经核的位置、接受及发出纤维。
4. 脑干上、下行传导束主要有哪些？

（张　洁　李双蓉）

实验三 小脑、间脑

实验目的

1. 掌握小脑位置、外形及形态学分叶；熟悉小脑核的位置、小脑的纤维联系；了解小脑功能及小脑损伤的临床表现。

2. 掌握间脑的位置及分部。

3. 掌握背侧丘脑的主要核团及其位置；熟悉特异性中继核团的主要纤维联系及功能；了解非特异性中继核团和联络性核团。

4. 熟悉后丘脑核团的主要纤维联系及功能；了解上丘脑和底丘脑的位置。

5. 掌握下丘脑的位置、分区；了解下丘脑的纤维联系及功能。

实验材料

1. 脑正中矢状切面标本（示下丘脑在脑表面可见的结构）。

2. 脑的水平切面和冠状切面标本（示间脑的空间位置关系及与大脑的关系）。

3. 间脑冠状切面、小脑横切面标本（示小脑核）。

4. 模型　小脑模型、脑干模型、间脑放大模型。

5. 挂图　Ⅵ-16 小脑、Ⅵ-20 脑的正中矢状断面和脑岛、Ⅵ-21 脑的水平切面、Ⅵ-22 脑的冠状切面。

注意事项

1. 神经系统内容相对抽象，应在充分理解书本知识的基础上，进行实验方能获得满意的效果。

2. 神经中枢结构小，观察时要仔细，且组织柔嫩、脆弱，不能用镊、钳等硬物去穿、刺、拉或用力夹持，这些动作都会导致标本的损坏。

3. 脑结构较细，界限不清，在观察中先看模型，参阅图谱、挂图。

实验内容

（一）小脑

1. 位置及外部形态（图 - 系 -61）

（1）位置、形态：小脑位于颅后窝，前面借 3 对小脑脚连于脑干的背面。其上面较平坦，下面中部凹陷。左、右小脑半球，小脑蚓，原裂、水平裂，绒球和小结、小脑扁桃体。

（2）分叶：绒球小结叶（又称古小脑或前庭小脑）；小脑前叶（又称旧小脑或脊髓小脑）；小脑后叶（又称新小脑或端脑小脑）。

2. 内部结构

（1）小脑皮质和髓质。

（2）小脑核（顶核、栓状核、球状核、齿状核）。

（3）纤维联系

①小脑上脚：脊髓小脑前束，小脑齿状红核丘脑纤维。

②小脑中脚：脑桥小脑纤维。

③小脑下脚：脊髓小脑后束，前庭小脑束。

3. 功能及临床意义

（1）小脑的功能：维持平衡、调节肌张力、协调机体运动。

（2）临床意义：闭目难立和走模特步、震颤性麻痹、指鼻试验阳性。

（二）间脑

1. 位置及外部形态（图 – 系 –62）

间脑位于脑干的上方，大部分被大脑半球所覆盖，两侧间脑之间为第三脑室。

（1）背侧丘脑：丘脑前结节、丘脑枕、丘脑间黏合、下丘脑沟。

（2）下丘脑：视交叉、漏斗、垂体、乳头体和灰结节。

（3）后丘脑：内侧膝状体、外侧膝状体。

（4）上丘脑：丘脑髓纹、缰三角、缰连合、松果体。

（5）底丘脑：为中脑与间脑的过渡区。

2. 内部结构

（1）背侧丘脑（丘脑）：为一对卵圆形的灰质团块，外邻内囊，内邻第三脑室。因其内有一“Y”形的纤维板——内髓板，背侧丘脑被划分为前核群、内侧核群和外侧核群三部分，后者又分为背侧组和腹侧组（腹前核、腹外侧核、腹后核——腹后内侧核和腹后外侧核）。

背侧丘脑的外侧借外囊与屏状核相邻，屏状核的外侧还有最外囊和岛叶皮质。

特异性中继核团：

腹后内侧核——接受三叉丘系和味觉纤维。

腹后外侧核——接受内侧丘系和脊丘系的纤维。

腹前核、腹外侧核——接受新小脑、黑质、苍白球的纤维。

纤维联系：丘脑中央辐射，至大脑皮质躯体感觉区。

（2）后丘脑

① 内侧膝状体：听觉的皮质下中枢，听辐射，颞横回。

② 外侧膝状体：视觉的皮质下中枢，视辐射，视觉皮质。

（3）下丘脑

① 重要的核：视上核和室旁核（加压素和催产素）、乳头体核、视交叉上核等。

② 纤维联系：前脑内侧束、穹窿，乳头丘脑束、视上垂体束、室旁垂体束等。

③ 功能：调节内脏活动和内分泌活动等功能。

④ 临床意义：感觉异常（如被针刺时会有烧灼感）、尿崩症（抗利尿激素）、昼夜节律性等。

3. 第三脑室

位于两侧背侧丘脑和下丘脑之间的矢状位窄隙，向上经双侧室间孔通两侧脑室，向下经中脑水管通第四脑室。

思考与讨论

1. 小脑分哪几叶？说出小脑扁桃体的位置及临床意义。

2. 间脑分哪几部？背侧丘脑腹后核和内、外侧膝状体接受什么纤维？各纤维传递什么性质的感觉冲动，然后发出什么纤维，投射到哪些位置？

（周启良）

实验四 端 脑

实验目的

1. 掌握大脑半球的主要沟裂、分叶和各叶上的主要沟、回的位置。

2. 掌握大脑皮质的第一躯体运动区和第一躯体感觉区的位置、定位关系和主要功能，大脑皮质的视觉区和听觉区的位置和主要功能，运动性语言中枢、书写中枢、听觉性语言中枢、视觉性语言中枢的部位及其功能。

3. 掌握侧脑室的位置、形态、分部及其脉络丛。

4. 掌握大脑半球连合系中胼胝体的位置和形态，内囊的位置、形态、分部和通过内囊各主要纤维束的局部位置关系及其损伤的临床意义。

5. 掌握基底核的位置、组成以及纹状体的组成、各核团的位置关系、纤维联系和功能。

6. 了解边缘系统的概念。

实验材料

1. 完整脑标本、脑正中矢状切面标本。

2. 脑的水平切面和冠状切面标本。

3. 显示侧脑室的标本。

4. 模型 间脑放大模型、脑模型；示联络、连合纤维的脑模型；侧脑室模型。

5. 挂图 Ⅵ-17 大脑半球外侧面、Ⅵ-18 大脑半球内侧面、Ⅵ-19 脑底面、Ⅵ-20 脑的正中矢状断面和脑岛、Ⅵ-21 脑的水平切面、Ⅵ-22 脑的冠状切面、Ⅵ-23 脑的内部结构（示侧脑室）。

注意事项

1. 神经系统内容相对抽象，应在充分理解书本知识的基础上，进行实验方能获得满意的效果。

2. 神经中枢结构小，观察时要仔细，且组织柔嫩、脆弱，不能用镊、钳等硬物去穿、刺、拉或用力夹持，这些动作都会导致标本的损坏。

3. 脑结构较细，界限不清，在观察中结合模型，参阅图谱、挂图进行学习。

实验内容

1. 位置及外部形态

大脑位于间脑、小脑和脑干的上面，借大脑纵裂分左、右大脑半球，两者间以横行的纤维束——胼胝体相连，每侧的大脑半球分上外侧面、内侧面和底面。借大脑横裂与小脑相邻。

（1）大脑半球上的沟（图－系－63、64）：中央沟、外侧沟和顶枕沟，额上、下沟，距状沟，枕颞沟，扣带沟等。

（2）大脑半球分叶（图－系－63、64、65）：额叶、顶叶、枕叶、颞叶、岛叶（脑岛）。

（3）大脑半球上的回：中央前回（第 1 躯体运动区），额上、中、下回，中央后回（第一躯体感觉区），缘上回和角回（语言中枢），顶上小叶，胼胝体、中央旁小叶、扣带回、距状沟两侧的皮质（视觉中枢）与楔叶，嗅球、嗅束、嗅三角、直回，枕颞内、外侧回，颞上、中、下回，颞横回（听觉中枢），海马旁回、钩、海马、齿状回等。

2. 内部结构

（1）侧脑室（图－系－66）：位于左、右大脑半球的内部，为一对不规则腔隙，内含脑脊液和产生脑脊液的脉络丛。分前角、中央部、后角和下角。

（2）基底核（图－系－67）：位于大脑半球的底部，深埋于白质中。包括尾状核、豆状核（壳和苍白球）、杏仁体、屏状核。

纹状体：新纹状体（尾状核和壳）、旧纹状体（苍白球）。

（3）大脑髓质

① 连合纤维（图－系－68、70）：胼胝体、前连合、穹窿连合。

② 联络纤维（图－系－69）：上、下纵束，钩束，扣带。

③ 投射纤维（图－系－71、72）

内囊：在脑的水平切面上，内囊是位于尾状核、豆状核、背侧丘脑之间，呈尖向内侧的“V”字形的白质层。可分内囊前肢、内囊膝（皮质核束）和内囊后肢（皮质脊髓束、丘脑中央辐射、听辐射、视辐射）三部分。内囊处集聚了所有出入大脑半球的纤维束。

临床意义：内囊损伤可造成“三偏综合征”，即对侧偏身感觉丧失，对侧肢体运动丧失（偏瘫）、双眼对侧视野偏盲。

（4）大脑皮质的分区及功能定位

① 第一躯体运动区：中央前回和中央旁小叶的前部（4、6 区）。

② 第一躯体感觉区：中央后回和中央旁小叶的后部（3、1、2 区）。

③ 视区（视觉中枢）：距状沟两侧的皮质（17 区）。

④ 听区（听觉中枢）：颞横回（41、42 区）。

⑤ 语言中枢：多数人在左侧半球，分四个区域：

运动性语言中枢：额下回的后部（44、45 区）。

书写中枢：额中回的后部（8 区）。

视觉性语言中枢：角回（39 区）。

听觉性语言中枢：颞上回的后部（22 区）。

（5）边缘系统：海马旁回、钩、海马、扣带回、齿状回。

思考与讨论

1. 端脑分哪几叶？各叶的主要沟、回有哪些?
2. 简述躯体运动、躯体感觉、视觉、听觉及语言中枢的部位。
3. 试述内囊的位置、分部、主要纤维束名称及损伤后表现。

（张 洁 张 斌）

实验五 脊神经

实验目的

1. 掌握脊神经的组成、数目和纤维成分；了解脊神经的走行、分布规律。

2. 掌握颈丛的组成、位置、分布概况和各主要皮支的浅出部位及分布概况，膈神经的组成、行程和分布。

3. 掌握臂丛的组成和位置，肌皮神经、正中神经、尺神经、桡神经、腋神经、胸长神经、胸背神经的发出、行程和分布情况并了解损伤后的主要临床表现。

4. 掌握胸神经前支在胸腹壁的行程、分布概况及其皮支的节段性分布。

5. 掌握腰丛的组成及位置，股神经的行程、位置、主要分支及分布情况；了解髂腹下神经、髂腹股沟神经、闭孔神经、股外侧皮神经的位置及分布概况。

6. 掌握骶丛的组成及位置，坐骨神经、胫神经、腓总神经的行程与分布并了解其损伤后的主要临床表现；熟悉臀上、下神经的分布和阴部神经的行程和分布。

实验材料

1. 显露脊髓、脊神经组成及其出椎间孔与分支的标本。
2. 颈丛、臂丛及上肢神经的标本。
3. 显示腰丛、骶丛位置的标本。
4. 显示坐骨神经、股神经及其分支的标本。
5. 显示阴部神经和闭孔神经（骨盆矢状切）的标本。
6. 模型 颈丛分支分布的模型；显示肋间神经的模型。
7. 挂图 Ⅵ-7 脊神经的组成和分布模式图，Ⅸ-3（3）头颈部右侧面的肌肉、血管和神经，Ⅸ-31（1）腋窝的肌肉、血管和神经，Ⅸ-45（2）手掌的肌肉、血管和神经，Ⅸ-25 腹后壁的肌肉和神经，Ⅸ-52 大腿前内侧面的肌肉、血管和神经，Ⅸ-57（2）臀部及大腿后面的肌肉、血管和神经，Ⅸ-64（2）足底的肌肉、血管和神经。

注意事项

1. 课前预习脊神经的有关内容，并复习上肢肌学的有关内容。

2. 理解好脊神经的纤维成分及其分布，对以后学习脊神经的分支、分布有很大的帮助。

3. 不要忽略脊神经后支。

4. 复习脊神经有关内容和胸腹壁肌及下肢肌。

5. 肋间神经较细，制作标本时可能暴露不完全，能在肋间隙观察到 1 支即可。交通支较细，连于交感干和脊神经之间，肉眼灰、白交通支不易辨认，参考挂图。

实验内容

脊神经与脊髓相连（图 – 系 –73），有 31 对，均为混合性神经，有 4 种纤维成分，5 种神经（颈神经 $C_{1\sim8}$，胸神经 $T_{1\sim12}$，腰神经 $L_{1\sim5}$，骶神经 $S_{1\sim5}$，尾神经 Co_1）。每一对脊神经有前、后两根，又分前、后两支，其前支组成颈丛、臂丛、腰丛、骶丛，见表 5–1。

表 5–1　脊神经的组成、位置及分布范围

	组成	位置	分布范围	主要神经
颈丛	$C_{1\sim4}$ 前支	胸锁乳突肌上部深面	头颈部、膈、纵隔等处	膈神经、锁骨上神经
臂丛	$C_{5\sim8}$ 和 T_1 前支部分	穿斜角肌间隙，腋动脉的周围	上肢	正中神经、尺神经、肌皮神经、桡神经、腋神经
胸神经	$T_{1\sim12}$ 前支	肋间隙	胸腹壁、胸腹膜	肋间神经
腰丛	T_{12}、$L_{1\sim4}$ 前支	腰大肌深面	下肢的前内侧	股、闭孔神经等
骶丛	$L_{4\sim5}$、$S_{1\sim5}$、Co_1 前支	骶骨和梨状肌前面	臀部、下肢后面	坐骨神经、阴部神经等

1. 颈丛（图 – 系 –78）

颈丛可分为浅支和深支。

（1）浅支：枕小神经、耳大神经、颈横神经、锁骨上神经。

（2）深支：膈神经支配膈肌的运动，此外还传导心包和部分胸膜、腹膜的感觉冲动，右侧膈神经尚有纤维布于肝、胆囊和肝外胆道的浆膜。

2. 臂丛

主要分支有：

（1）肌皮神经：肌支支配臂前群肌，皮支分布于前臂前面外侧皮肤，名前臂外侧皮神经。

（2）正中神经：肌支支配前臂大部分屈肌和手掌外侧群肌（拇收肌除外）和第 1、2 蚓状肌，皮支分布于手掌桡侧 2/3 和桡侧 3 个半指掌面及背面中节和远节的皮肤。

（3）尺神经：肌支支配尺侧腕屈肌和指深屈肌尺侧半、手内侧群肌、全部骨间肌、拇收肌和第 3、4 蚓状肌，皮支分布于手掌内侧 1/3 皮肤、尺侧 1 个半指掌面、手背尺侧半和尺侧 2 个半指（除正中神经分布区）背面的皮肤。

（4）桡神经：肌支支配臂和前臂全部伸肌和肱桡肌，皮支分布于臂和前臂后面皮肤、手背外侧半和外侧 2 个半指近节指背面（除正中神经分布区）的皮肤。

（5）腋神经：肌支支配三角肌、皮支分布于肩关节和肩部皮肤。

（6）胸长神经：沿腋中线附近，在前锯肌表面下行的一条细长神经，分布于前锯肌。

（7）胸背神经：与同名动脉伴行，沿肩胛骨外侧缘下行，分布于背阔肌。

3. 胸神经前支（图－系－81）

混合性，分布具有明显的节段性。T_2 相当于胸骨角平面；T_4 相当于乳头平面；T_6 相当于剑突平面；T_8 相当于肋弓平面；T_{10} 相当于脐平面；T_{12} 相当于脐与耻骨联合连线中点平面。

4. 腰丛（图－系－81）

主要分支有：

（1）髂腹下神经：主要分布于腹股沟区的肌和皮肤。

（2）髂腹股沟神经：分布于腹股沟区的肌和皮肤、阴囊（大阴唇）的皮肤。

（3）生殖股神经：分生殖支和股支，分别布于提睾肌和阴囊（大阴唇）的皮肤和股三角上部的皮肤。

（4）股神经：腰丛最大的分支，肌支分布于大腿前群肌；皮支分布于大腿前面的皮肤，其长支隐神经伴大隐静脉下降至足内侧，分布于小腿内侧面及足内侧缘皮肤。

（5）闭孔神经：分布于大腿内侧肌群及大腿内侧皮肤。

5. 骶丛

主要分支有：

（1）臀上神经：穿梨状肌上孔出盆腔，分布于臀中、小肌和阔筋膜张肌。

（2）臀下神经：穿梨状肌下孔出盆腔，分布于臀大肌。

（3）阴部神经：梨状肌下孔的最内侧出盆腔，绕过骶棘韧带背面，经坐骨小孔入坐骨直肠窝，布于会阴部和外生殖器的肌和皮肤。主要分支有：会阴神经、肛神经、阴茎（阴蒂）背神经。

（4）坐骨神经：是全身最大的脊神经。穿梨状肌下孔出盆腔，至腘窝上角处分为胫神经和腓总神经。

① 胫神经：至内踝后方，分为足底内侧神经和足底外侧神经两终支行向足底。胫神经分支分布于膝关节小腿后群肌及小腿后面的皮肤、足底肌和皮肤。

② 腓总神经：沿腘窝上外侧下降，绕腓骨颈的外侧面、穿腓骨长肌至小腿前面分为腓浅神经和腓深神经。

思考与讨论

1. 脊神经前根、后根和后支、前支的纤维成分有何不同？

2. 颈丛皮支和臂丛的阻滞麻醉在何处进行较好？

3. 上肢有哪些肌群？由哪些神经支配？损伤后会出现哪些功能障碍？

4. 腓骨颈部位骨折，可能损伤哪些神经？如何判断该神经是否已受损伤？

（徐四元　龙　娟）

实验六　脑 神 经

实验目的

1. 掌握脑神经的名称、序号、连脑部位和进出颅底的部位、性质、纤维成分和分布概况。

2. 熟悉嗅神经、视神经、前庭蜗（位听）神经的功能性质与分布区。

3. 掌握动眼神经、滑车神经、展神经、舌下神经、副神经的纤维成分、行程、分布情况，并了解其损伤后的主要临床表现。

4. 掌握三叉神经的纤维成分、三叉神经节的位置、三大主支在头面部皮肤的感觉分布区。

5. 掌握面神经的纤维成分、行程、主要分支（鼓索、表情肌支）的分布概况，了解其损伤后的表现；了解翼腭神经节和下颌下神经节的位置和性质。

6. 掌握舌咽神经的纤维成分、主要分支（舌支、颈动脉窦支）分布概况；了解耳神经节的位置和性质，舌咽神经损伤后的主要表现。

7. 掌握迷走神经的纤维成分、主干行程及其各种成分的纤维分布概况，喉上神经的位置、分布，左、右喉返神经的行程与分布，迷走神经前、后干在腹腔的分支、分布概况。

实验材料

1. 保留硬脑膜及脑神经根的颅底标本。

2. 眶腔标本（显示眼肌、眼球及第Ⅱ、Ⅲ、Ⅳ、Ⅴ、Ⅵ对等脑神经）。

3. 面侧深区标本（显示三叉神经及其分支分布，包括与之相连的翼腭神经节、下颌下神经节）。

4. 面部浅层标本（显露面神经颅外段的分支与分布）。

5. 头颈侧面深层标本（显示第Ⅸ、Ⅹ、Ⅺ、Ⅻ对脑神经）。

6. 脑神经标本（示翼腭神经节、下颌下神经节和睫状神经节）。

7. 显露迷走神经全程标本（喉上和喉返神经、迷走前干、迷走后干、胃前支、胃后支）。

8. 模型　第Ⅰ～Ⅻ对脑神经的模型。

9. 挂图　Ⅵ-31 脑神经概况，Ⅵ-32 眶及眶内容物（侧面观），Ⅵ-33 三叉神经（右侧、外侧面），Ⅵ-34 三叉神经（右侧、内侧面），Ⅵ-35 舌下神经及锁骨下动脉，Ⅵ-36 舌咽、迷走、副神经的行程和分布，Ⅵ-37 迷走神经颈段。

注意事项

1. 首先复习颅底的主要孔、裂，脑神经名称及分类。

2. 大部分脑神经的标本可能暴露不完全，要多利用一些标本相互补充学习。

实验内容

脑神经与脑相连（图－系－74、75），主要分布于头颈部，也可远达胸腹腔器官，脑神经共12对。

1. 嗅神经

为感觉性神经，穿筛孔入颅连于嗅球，传递嗅觉冲动。

2. 视神经

为感觉性神经，前连眼球后部，后经视神经孔连视交叉，传递视觉冲动。

3. 动眼神经

为运动性神经，经脚间窝出脑，分布于除外直肌和上斜肌以外的眼球外肌及瞳孔括约肌、睫状肌。该神经损伤可引起相应肌瘫痪，出现眼向下斜视，上睑下垂，瞳孔对光反射消失。

4. 滑车神经

为运动性神经，自下丘下方出脑，向前穿海绵窦，经眶上裂入眶，支配上斜肌。

5. 三叉神经（图－系－76、77）

为混合性脑神经，在颞骨岩部尖端的三叉神经压迹处观察三叉神经节及三叉神经3大分支，即眼神经、上颌神经、下颌神经。

（1）眼神经：由感觉纤维组成，向前穿海绵窦，经眶上裂入眶，分布于眼裂以上面部、头皮前部和鼻背的皮肤。

（2）上颌神经：由感觉纤维组成，向前穿海绵窦经圆孔至翼腭窝，经眶下裂入眶，改名为眶下神经。分支分布于眼裂与口裂之间的面部皮肤及鼻腔、口腔黏膜、上颌牙和牙龈等。

（3）下颌神经：为混合性神经，也是3支中最粗大的一支，向下经卵圆孔达颞下窝，运动纤维支配咀嚼肌；感觉纤维主要分布于口裂以下面部、耳前及颞部皮肤、舌和口底黏膜、硬脑膜、下颌牙牙龈等。主要分支有：耳颞神经、颊神经、舌神经、下牙槽神经。

6. 展神经

为运动性神经，连于延髓脑桥沟，向前穿海绵窦，经眶上裂入眶，分布于外直肌。

7. 面神经（图－系－78）

为混合性神经，自延髓脑桥沟出脑入内耳门和内耳道穿面神经管，躯体运动纤维经茎乳孔出颅，其主要分支有：颞支、颧支、颊支、下颌支、颈支，主要支配面肌和颈阔肌；内脏运动纤维支配下颌下腺等腺体的分泌；内脏感觉纤维传导味觉等。

8. 前庭蜗神经

为感觉性神经，经内耳道、内耳门入颅，在延髓、脑桥外侧入脑。传导身体平衡觉冲动和听觉冲动。

9. 舌咽神经

为混合性神经，经颈静脉孔出颅，主要分布于咽肌、咽黏膜、腮腺、软腭、舌后1/3黏膜和味蕾等处。

10. 迷走神经（图－系－80）

为混合性神经，是脑神经中行程最长、分布最广的神经。经颈静脉孔出颅，迷走神经入胸腔后分别发出喉返神经，左喉返神经由前向后绕过主动脉弓，右喉返神经由前向后绕过右锁骨下动脉，两者返折向上，经气管食管之间的沟行向咽喉部。在胸腔内，左、右迷走神经于食管下段，分别组成迷走神经前干和后干，伴食管一起穿膈的食管裂孔进入腹腔，参与构成腹腔丛和肝丛，分布于胃前、后壁，肝及肝外胆道。迷走神经沿途分布于咽喉肌、咽喉黏膜、胸腔器官、腹腔内大部分器官、结肠左曲以上的消化器官。

11. 副神经

为躯体运动神经，由脑根和脊髓根组成。脑根出颅后并入迷走神经支配咽喉肌，脊髓根经颈静脉孔出颅，支配胸锁乳突肌、斜方肌。

12. 舌下神经（图 – 系 –79）

为运动性神经，连于延髓的前外侧沟，经舌下神经管出颅，支配全部舌内肌和大部分舌外肌。该神经损伤则出现舌肌瘫痪。

思考与讨论

1. 写出各对脑神经的名称、序号、出入脑及颅的部位、分布及损伤症状。

2. 面神经有几种不同性质的纤维？面神经在管内和管外损伤出现的症状有何不同？说出产生这些症状的原因。

3. 分布至舌的脑神经有哪些？

4. 支配眼外肌的脑神经有哪些？

（刘阳名）

实验七　内脏神经

实验目的

1. 了解内脏神经；熟悉内脏运动神经的结构特点。

2. 掌握交感神经的中枢、交感干的组成和位置；熟悉节前、后纤维的出向；掌握主要椎前神经节的位置和性质；掌握颈上、颈中、颈下神经节的位置、节前纤维来源、节后纤维分布概况；掌握颈胸神经节的组成；掌握胸部交感干神经节节前纤维来源及节后纤维的分布；掌握内脏大、小神经的起始，节后神经元胞体的位置和节后纤维的分布。

3. 掌握副交感神经的中枢；熟悉副交感神经主要器官旁节的名称、位置及节前纤维伴随的神经或形成的神经和节后纤维的分布。

4. 了解交感神经与副交感神经双重分布概念及它们之间的主要区别。

5. 了解各主要内脏神经丛的部位、纤维来源和分布。

6. 了解内脏感觉纤维胞体的位置和功能概念，牵涉痛的概念，眼、心、肺及支气管、胃肠道、膀胱和血管的神经支配概况。

实验材料

1. 交感干标本、迷走神经标本（显示其行程及主要分支）。
2. 显露迷走神经全程标本（喉上和喉返神经、迷走前干、迷走后干、胃前支、胃后支）。
3. 模型 内脏神经电动模型；交感干上段的纤维联系模型（示节前纤维和节后纤维的去向）。
4. 挂图 Ⅵ-38 自主神经系统概观、Ⅵ-39 交感神经系统模式图。

注意事项

1. 内脏神经在标本上不易观察到，应结合模型挂图补充。
2. 爱护标本、模型。

实验内容

1. 内脏运动神经（图 – 系 –82）

（1）交感神经与副交感神经的区别见表 5-2。

表 5-2 交感神经与副交感神经的区别

	交感神经	副交感神经
低级中枢（节前经元）	神脊髓胸段和腰 1 ~ 3 节段的侧内角	动眼神经副核，上、下泌涎核，迷走神经背核，骶副交感核
内脏神经节（节后神经元）	椎旁节（交感神经节），椎前节（腹腔神经节）器官内节	器官旁节（睫状、翼腭、下颌下、耳神经节）
节前纤维	短	长
节后纤维	长	短
分布	广泛	较局限
功能	相互拮抗、统一	
内脏神经丛	心丛，腹腔丛，下腹下丛（盆丛）	

（2）交感神经节前纤维的三个去向：① 终止于相应的椎旁节；② 在交感干内上、下行，终止于高、低位椎旁节；③ 穿椎旁节，终止于椎前节（内脏大、小神经）。

（3）交感神经节后纤维的三个去向：① 发自交感干神经节的节后纤维经灰交通支返回 31 对脊神经，随脊神经分布至头颈、躯干、四肢的血管、汗腺、竖毛肌；② 攀附动脉走行于该动脉表面形成相应的神经丛，并随动脉分支分布到所支配的器官；③ 独立走行，直接分布到所支配的器官。

（4）副交感神经节的去向。

① 动眼神经副核⟶ 动眼神经⟶ 睫状神经节 ⟶瞳孔括约肌和睫状肌

② 上泌涎核→面神经→翼腭神经节→泪腺、鼻腔等处的黏膜腺
　　　　　　　　　　↘下颌下神经节→下颌下腺、舌下腺及口腔黏膜腺

③ 下泌涎核→舌咽神经→耳神经节→腮腺

④ 迷走神经背核→器官旁节、器官内节→胸腹腔脏器的平滑肌、腺体、心肌

⑤ 骶副交感核→器官旁节、器官内节→盆腔脏器的平滑肌、腺体

2. 内脏感觉神经

（1）传入通路

①

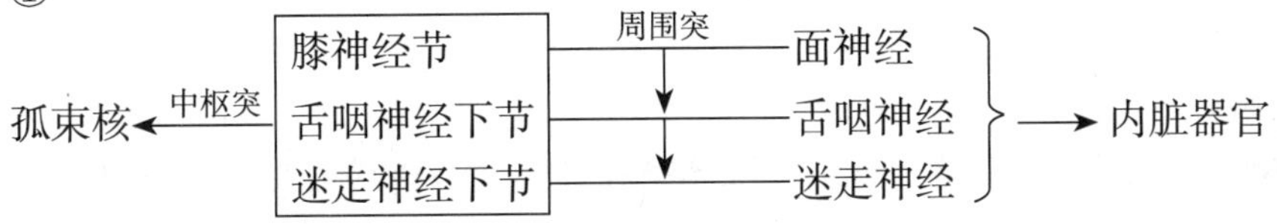

②

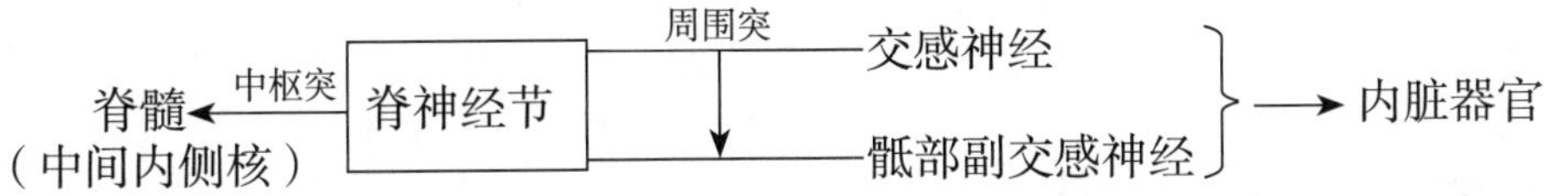

（2）特点：① 痛阈较高；② 弥散的内脏痛,定位不准确；③ 对牵拉和膨胀敏感；对烧灼、切割不敏感。

3. 牵涉性痛

当某些脏器发生病变时，在体表的一定区域产生感觉过敏或疼痛感的这种现象称为牵涉性痛。

思考与讨论

1. 试述交感神经和副交感神经的区别。
2. 交感神经节前纤维和节后纤维的去向。
3. 试述副交感神经节。

（张　洁）

实验八　神经系统传导通路

实验目的

1. 掌握传导通路的基本概念，躯干、四肢及头面部深、浅感觉传导通路的组成、各级神

经元胞体及纤维束的位置、丘系交叉所在的阶段、皮质投射区以及此通路损伤后的主要临床表现。

2. 掌握视觉传导通路的组成、各级神经元胞体所在部位、纤维部分交叉（视交叉）的情况及其不同部位损伤后的视野变化、瞳孔对光反射的路径。

3. 掌握上、下两级神经元管理的基本情况，锥体系的组成。

4. 掌握上、下两级神经元所在的位置，皮质脊髓束、皮质核束的起始、越边和终止位置及其损伤后的不同表现；了解锥体外系。

实验材料

1. 脑的水平切面标本。

2. 脑矢状切瓶装标本。

3. 模型　深感觉、浅感觉、视觉、听觉、锥体系和锥体外系传导通路模型及电动传导通路模型。

4. 挂图　Ⅵ-38 浅部感觉传导通路、Ⅵ-39 深部感觉传导通路、Ⅵ-40 锥体系(皮质脊髓束)、Ⅵ-41 锥体系（皮质核束）、Ⅵ-42 锥体外系（皮质 - 小脑系）、Ⅵ-43 锥体外系（纹状体 - 苍白球系）。

注意事项

1. 传导通路是神经系统中的重要内容，在中枢神经系标本观察不到，只有靠模型和挂图体会。

2. 传导通路模型由有机玻璃表示神经中枢不同部位断面，然后用细金属丝表示不同传导通路径，用金属小球表示神经元。大家使用时不要扯拉金属丝，小心轻放，以免损坏模型上的结构。

实验内容

1. 感觉（上行）传导通路

（1）躯干、四肢的浅感觉（痛觉、温觉、粗触觉）

皮肤感受器 $\xrightarrow{\text{周围突}}$ 脊神经节（Ⅰ）$\xrightarrow{\text{中枢突}}$ 脊髓灰质后角（Ⅱ）$\xrightarrow{\text{越边}}$ 脊髓丘脑束 $\longrightarrow$ 丘脑腹后外侧核（Ⅲ）$\xrightarrow{\text{丘脑中央辐射}}$ 内囊后肢 $\longrightarrow$ 中央后回上 2/3 和中央旁小叶后部

（2）头面部的浅感觉（痛觉、温觉、粗感觉）

皮肤感受器 $\xrightarrow{\text{周围突}}$ 三叉神经节（Ⅰ）$\xrightarrow{\text{中枢突}}$ 三叉神经感觉核（Ⅱ）$\xrightarrow{\text{越边}}$ 三叉丘系

$\longrightarrow$ 丘脑腹后内侧核（Ⅲ）$\xrightarrow{\text{丘脑中央辐射}}$ 内囊后肢 $\longrightarrow$ 中央后回下 1/3

（3）躯干、四肢的本体感觉

本体感受器 —周围突→ 脊神经节（Ⅰ）—中枢突形成薄束、楔束→ 薄束核、楔束核（Ⅱ）—越边→

内侧丘系→ 丘脑腹后外侧核（Ⅲ）—丘脑中央辐射→ 内囊后肢→ 中央后回上 2/3 及中央旁小叶后部

特点：①三级神经元传导；②Ⅱ级纤维越边，交叉到对侧；③ 两次换元，Ⅲ级纤维经过内囊后肢。

（4）视觉传导通路

光线 → 视网膜视杆、视锥细胞 → 双极细胞 → 节细胞 —轴突→ 视神经 →
视交叉 → 视束 → 外侧膝状体 → 视辐射 → 视觉皮质（17 区）

（5）视觉传导通路

光线 → 折光系统 → 视细胞 —周围突→ 双极细胞（Ⅰ）—中枢突→ 节细胞（Ⅱ）→
视神经 → 视交叉（不完全交叉）→ 双侧视束 → 外侧膝状体（Ⅲ）→
视辐射 → 内囊后肢 → 枕叶锯状沟上、下皮质

① 视神经损伤：可致患侧视野全盲。
② 视束、视辐射、视区各部的损伤：可致双眼视野同向性偏盲。
③ 交叉中部损伤：可致双眼视野颞侧偏盲。
④ 交叉外侧部损伤：可致患侧视野鼻侧偏盲。

（6）瞳孔对光反射

光线 → 折光系统 → 视细胞 —周围突→ 双极细胞 —中枢突→ 节细胞 → 视神经 →
视交叉（不完全交叉）→ 双侧视束 → 顶盖前区 → 双侧动眼神经副核
→ 双侧动眼神经 → 双侧睫状神经节 → 双侧瞳孔括约肌 → 双侧瞳孔缩小

2. 运动（下行）传导通路

运动（下行）传导通路包括锥体系和锥体外系。

（1）锥体系：支配骨骼肌的随意运动（包含皮质脊髓束和皮质核束）。

① 皮质脊髓束

中央前回上 2/3 及中央旁小叶前部锥体细胞（上）→ 皮质脊髓束 → 内囊后肢

→ 中脑大脑脚 → 脑桥基底部 → 延髓锥体 → 锥体交叉 —大部分交叉皮质脊髓侧束 / 小部分不交叉皮质脊髓前束→

脊髓前角运动细胞（下）→ 脊神经 → 躯干和四肢骨骼肌随意运动

② 皮质核束

中央前回下 1/3 的锥体细胞（上）⟶ 皮质核束 ⟶ 内囊膝部 —(Ⅶ核下部和Ⅻ核受对侧支配 / 其余脑干躯体运动核均受双侧支配)⟶

脑干躯体运动神经核（下）⟶ 脑神经 ⟶ 头面部骨骼肌

上、下运动神经元损伤后的临床表现见表 5–3。

表 5–3 上、下运动神经元损伤后的临床表现

症状和体征	上运动神经元损伤	下运动神经元损伤
肌张力	增高	降低
腱反射	亢进	消失或减弱
病理反射	出现（阳性）	不出现（阴性）
肌萎缩	不明显	明显
瘫痪	痉挛性（硬瘫）	弛缓性（软瘫）

（2）锥体外系：如额桥束、顶枕颞桥束等。

思考与讨论

1. 简述躯干和四肢深、浅感觉传导通路。
2. 简述视觉及瞳孔对光反射的传导通路。
3. 简述角膜反射、上颌牙痛、针扎手小指的传导通路。

（刘万胜 李 兵）

实验九 中枢神经附属结构

实验目的

1. 掌握脊髓的三层被膜、硬膜外隙和蛛网膜下隙的位置，并了解其临床意义（与腰麻、硬膜外麻醉的关系）。

2. 掌握硬脑膜的结构特点、其形成物的名称和位置、主要硬膜窦的名称、位置和连通。了解颅内、外静脉的连通及其临床意义；熟悉蛛网膜下隙及其主要蛛网膜下池（小脑延髓池）的位置，并了解其临床意义。

3. 熟悉脑的动脉来源；掌握颈内动脉和椎动脉的行程及其主要分支、分布，大脑动脉环的组成、位置和功能意义；了解脑的静脉，脊髓的动脉和静脉。

4. 掌握脑脊液的循环路径。

实验材料

1. 保留蛛网膜及软脑膜的完整的脑标本。
2. 硬脑膜标本。
3. 保留被膜的离体脊髓标本和椎管内原位脊髓标本。
4. 脑血管标本。
5. 脑血管模型。
6. 挂图　Ⅵ-24 脑底的动脉、Ⅵ-25 大脑半球的动脉、Ⅵ-26 脑和脊髓的血管、Ⅵ-27 脊髓动脉和被膜、Ⅵ-28 硬脑膜及硬脑膜静脉窦、Ⅵ-30 脑脊液循环模式图。

注意事项

1. 本次实验的标本容易损坏，应特别注意保护，观察血管时切忌用力牵拉。
2. 区分硬膜外隙与蛛网膜下隙，使之不致混淆。

实验内容

（一）脑和脊髓被膜

1. 脊髓被膜（图 – 系 –83）

（1）硬脊膜：硬脊膜上端附于枕骨大孔周缘，下端包裹终丝，连于尾骨的背面。

硬膜外隙：内有脊神经根、椎内静脉丛等结构，硬膜外麻醉是将药物注入此隙，以阻断神经根的传导。

（2）脊髓蛛网膜：蛛网膜下隙；终池（“腰穿”时穿刺针即进入此处抽取脑脊液）。

（3）软脊膜：齿状韧带（椎管内手术的标志）。

2. 脑被膜

（1）硬脑膜（图 – 系 –84）：大脑镰、小脑幕、小脑幕切迹（小脑幕切迹疝）。硬脑膜静脉窦：上矢状窦、下矢状窦、横窦、乙状窦、窦汇、海绵窦和直窦。

（2）脑蛛网膜：蛛网膜下隙、蛛网膜下池（小脑延髓池）、蛛网膜粒。

（3）软脑膜：脉络丛（产生脑脊液的主要结构）。

3. 脑脊液（cerebral spinal fluid，CSF）循环

侧脑室（CSF）—室间孔→第三脑室（CSF）→中脑水管→第四脑室（CSF）—正中孔、外侧孔→

蛛网膜下隙—蛛网膜粒→硬脑膜静脉窦→静脉

（二）脑和脊髓的血管

1. 脑的血管

（1）颈内动脉系：供应大脑半球前 2/3 和部分间脑的血液。

①大脑前动脉（图 – 系 –85）：大脑半球的内侧面。

②大脑中动脉：大脑半球的上外侧面大部及岛叶。

③前、后交通动脉。

④脉络丛前动脉。

（2）椎 – 基底动脉系：供应大脑半球后 1/3、部分间脑、小脑和脑干的血液。

①大脑后动脉：枕叶及颞叶的底面、内侧面。

②脊髓前、后动脉。

③小脑上动脉。

④小脑下前、后动脉等。

（3）大脑动脉环（图 – 系 –86）：由前交通动脉、大脑前动脉、颈内动脉末端、后交通动脉、大脑后动脉吻合而成。位于颅底部，环绕视交叉、灰结节、乳头体。是脑内重要的侧支吻合，在脑的血液供给中起调节作用。

（4）脑的动脉在脑实质内的分支

①皮质支：布于大脑皮质和大脑髓质浅部。

②中央支：细而长，几乎以垂直角度进入脑实质，布于大脑髓质的深层、基底部、内囊和间脑等深部结构。

当动脉硬化、血压过高时，易致破裂出血，广泛压迫内囊，可出现“三偏征”。

（5）脑的静脉：脑表面的静脉不与动脉伴行，收集大脑皮质、大脑髓质浅部的静脉血汇入临近的硬脑膜静脉窦；大脑深部结构的静脉血，最后汇合一条大脑大静脉，注入直窦。

2. 脊髓的血管

（1）脊髓的动脉：脊髓前动脉、脊髓后动脉、肋间后动脉和腰动脉的根动脉、动脉冠。

（2）脊髓的静脉血：借椎内、外静脉丛回流，在硬膜外隙内可见椎内静脉丛。

思考与讨论

1. 试述脑的动脉及大脑动脉环的组成。
2. 试述脑脊液循环的途径。
3. 试述海绵窦的交通及其穿行的结构。
4. 试述内囊区域的血供（即各中央支的来源及其分布）。

（谢应桂　江汉臣）

第二篇　局部解剖学

实验一　头　部

实验目的

1. 了解头部境界及分区；掌握头部的重要标志和重要结构的体表投影。
2. 熟悉面部层次及浅层血管、神经，面肌的分布、作用及神经支配，面部软组织的结构特点。
3. 掌握面神经和三叉神经的分支、分布。
4. 掌握面动脉的行程、分支及分布，面静脉的行程、交通及临床意义。
5. 掌握面部软组织间隙的境界及交通。
6. 掌握腮腺咬肌区的位置、结构、毗邻及临床意义。
7. 掌握颅顶软组织的层次、结构特点及临床意义。
8. 掌握颅顶血管、神经的分布规律及临床意义。
9. 掌握颅底内面蝶鞍区的形态结构、垂体的毗邻及临床意义。

实验材料

1. 整颅标本、颅的水平切（去颅盖）标本。
2. 额顶枕区层次解剖标本、颞区层次解剖标本。
3. 头面部解剖标本（示浅层结构）、头面部解剖标本（示深层结构）。
4. 模型　整颅、颅的水平切模型；面部浅层模型、面部深层模型。
5. 挂图　面部浅层结构挂图，面侧深区挂图，腮腺及穿经腮腺血管神经挂图，颅顶部血管神经挂图，海绵窦（冠状切）挂图。

注意事项

1. 在解剖标本上辨别颅顶各层结构，理解腱膜下间隙的位置及临床意义。
2. 颅骨标本、面部标本结构柔软脆弱，易损坏，观察时注意保护。
3. 利用颅骨标本理解面侧深区的境界。

实验内容

1. 头部境界与分区、体表标志、体表投影

结合挂图、标本观察头部的境界分区、体表标志、体表投影。

2. 面部浅层结构（图－局－01）

（1）皮肤与浅筋膜

①皮肤：薄而柔软，富有弹性，有较多皮脂腺、汗腺、毛囊，是皮脂腺囊肿、疖肿的好发部位。

②浅筋膜：疏松，其中颊部脂肪聚集成团块状，称颊脂体；面部皮下组织少而疏松，水肿显现最早；面部血供丰富，创口愈合快，抗感染力强，但创伤时出血较多。

（2）深筋膜：不明显。

（3）面肌：又称表情肌，主要集中于眼裂、鼻孔、口裂周围。由面神经支配，面神经损伤可引起面瘫。

（4）面部浅层血管、淋巴和神经

①血管

面动脉：于颈动脉三角内起自颈外动脉，穿经下颌下三角，在咬肌止点前缘处，出现于面部。面动脉形成迂曲，斜向前上，经口角和鼻翼外侧至内眦，改称内眦动脉。面动脉沿途分支：下唇动脉、上唇动脉、鼻外侧动脉等。

面静脉（图－局－02）：起自内眦静脉，伴行于面动脉后方，至下颌角下方与下颌后静脉前支汇合，穿深筋膜注入颈内静脉。面静脉经眼静脉与海绵窦交通。两口角与鼻根之间称“危险三角”。此处静脉无瓣膜，当发生感染时，细菌或脓栓经上述途径入颅可引起颅内感染。

②淋巴：浅层淋巴非常丰富，吻合成网，常注入下颌下淋巴结、颏下淋巴结。

③神经（图－局－03）

三叉神经：为混合性神经，分为眼神经、上颌神经、下颌神经 3 大分支。

面神经：由内耳门、面神经管经茎乳孔出颅，向前穿腮腺，先分为上、下两干，再各分为数支相互交织成丛，最后在腮腺前缘分 5 组分支：颞支、颧支、颊支、下颌缘支、颈支，支配面肌和颈阔肌。

3. 腮腺咬肌区

（1）主要结构：腮腺、咬肌和相关的血管、神经。

（2）腮腺的位置和毗邻

①位置：位于面侧区。

②毗邻：上缘邻颧弓、外耳道和颞下颌关节；下平下颌角；前邻咬肌、下颌支和翼内肌后缘；后邻胸锁乳突肌。深面邻茎突诸肌、舌咽神经、迷走神经、副神经、舌下神经、颈内动脉、颈内静脉等，这些位于腮腺深面的血管和神经共同形成“腮腺床”。

（3）穿经腮腺的血管、神经

①纵行穿经：颈外动脉，颞浅动、静脉，下颌后静脉，耳颞神经。

②横行穿经：上颌动、静脉，面横动、静脉和面神经及分支。

③由浅入深：面神经及其分支，下颌后静脉，颈外动脉及耳颞神经。

（4）腮腺导管：自腺体前缘发出，经咬肌表面至咬肌前缘，穿颊肌开口于上颌第二磨牙相对的颊黏膜。

4. 面侧深区（图 – 局 –03、04）

（1）境界：此区位于颅底下方，口腔及咽的外侧，其上方为颞窝，有顶、底和四壁。

①顶：蝶骨大翼的颞下面。

②底：平下颌骨下缘。

③前壁：上颌骨体的后面。

④后壁：腮腺深部。

⑤外侧壁：下颌支。

⑥内侧壁：翼突外侧板和咽侧壁。

（2）内容：主要有翼内肌、翼外肌、翼丛、上颌动脉和下颌神经等。

①上颌动脉：以翼外肌为标志可分为三段。第 1 段位于下颌颈深面，自起点至翼外肌下缘。主要分支有下牙槽动脉和脑膜中动脉；第 2 段位于翼外肌浅面或深面，主要分支有颊动脉等；第 3 段位于翼腭窝内，主要分支有上牙槽后动脉和眶下动脉。

②下颌神经：为三叉神经最大的分支，自卵圆孔出颅进入颞下窝，主干短，位于翼外肌深面；下颌神经的分支有运动支和感觉支。

运动支：翼内肌神经、翼外肌神经、颞深前神经、颞深后神经和咬肌神经；它们共同支配咀嚼肌。

感觉支：颊神经、耳颞神经、舌神经和下牙槽神经。

5. 面部的间隙

（1）咬肌间隙：位于咬肌深部与下颌支上部之间的间隙。许多牙源性感染，如第三磨牙冠周炎、牙槽脓肿和下颌骨骨髓炎均有可能扩散至此间隙。

（2）翼下颌间隙：位于翼内肌与下颌支之间。此间隙与咬肌间隙、颊间隙和颞下间隙等相通。翼下颌间隙的感染，常来自下颌磨牙的炎症。下牙槽神经阻滞麻醉就是把药液注入此间隙内。

（3）舌下间隙：上界为口底黏膜，下界为下颌舌骨肌及舌骨舌肌，前外侧为下颌舌骨肌起点以上的下颌骨体内侧面骨壁，后界止于舌根。两侧间隙互通，并与下颌下间隙和翼下颌间隙相通。

6. 额顶枕区层次结构及特点（图 – 局 –05）

境界：前为眶上缘，后至枕外隆突及上项线，两侧达上颞线。

（1）皮肤：厚而致密，有大量汗腺、毛囊、皮脂腺和丰富的血管。

（2）皮下组织：坚韧而致密，其纤维束垂直，将皮肤、帽状腱膜紧密相连，故临床上将皮肤、皮下组织和帽状腱膜 3 层合称为“头皮”。其内有丰富的血管和神经。

（3）帽状腱膜：坚韧而厚，借皮下层与皮肤紧密相连，前与额肌、后与枕肌相连，两侧变薄附于上颞线，两上颞线之间的腱膜与颅骨外膜的连结疏松。

（4）腱膜下疏松结缔组织：介于腱膜与颅骨外膜之间为一层薄的疏松结缔组织，此隙范围大，一旦感染可蔓延整个颅顶，且通过导血管、板障静脉与颅内相通，导致颅内感染。称颅顶“危险层”。

（5）颅骨外膜：薄而致密，在颅骨外表面仅在骨缝处紧密附着，其余部分易与颅骨分离，骨膜下血肿仅局限于一块颅骨的范围。

7. 颞区层次结构及特点

（1）皮肤：移动性大，手术切口愈合后瘢痕不明显。

（2）浅筋膜：所含脂肪组织较少。血管和神经可分为耳前和耳后两组。

（3）颞筋膜：上方附着于上颞线，向下分为深、浅两层，分别附着于颧弓内、外面。两层之间有脂肪组织，颞中动、静脉亦由此通过。

（4）颞肌：呈扇形，起自颞窝和颞筋膜深面，止于下颌骨的冠突。经颞区开颅术切除部分颞骨鳞部后，颞肌和颞筋膜有保护脑膜和脑组织的作用，故开颅减压术常采用颞区入路。

（5）骨膜：较薄，紧贴于颞骨表面，因而此区很少发生骨膜下血肿。

8. 颅底

于颅的水平切可见颅前窝、颅中窝、颅后窝。

（1）颅前窝：正中部凹陷，主要结构有鸡冠、筛板、筛孔、眶板等。

（2）颅中窝：蝶骨体上有垂体窝、交叉前沟、鞍结节、鞍背等结构；两侧主要有视神经孔、眶上裂、圆孔、卵圆孔、棘孔、破裂孔等结构。

（3）颅后窝：最深、最大、骨质厚，容纳小脑、脑干。主要结构有枕骨大孔、内耳门、舌下神经管、横窦沟、乙状窦沟、颈静脉孔、枕内隆凸等。

思考与讨论

1. 上颌动脉如何分段？各段的主要分支有哪些？
2. 帽状腱下层与骨膜下血肿有何不同？
3. 穿经腮腺的结构有哪些？

（刘阳名）

实验二 颈 部

实验目的

1. 了解颈部的结构特点；熟悉颈部的表面解剖。
2. 掌握颈部的境界、分区。
3. 掌握颈深筋膜的层次及筋膜间隙（气管前间隙、咽后间隙和椎前间隙）。
4. 掌握下颌下三角和颈动脉三角的境界、内容及毗邻。
5. 掌握气管颈段前面的层次结构，理解气管切开的层次。
6. 掌握甲状腺的位置和毗邻。
7. 掌握甲状腺上、下动脉与喉上神经、喉返神经的位置关系及临床意义。
8. 掌握颈袢的组成和支配。
9. 掌握甲状腺鞘及内容。
10. 了解甲状腺被膜、血管和神经的分布，甲状旁腺，颈交感干和交感神经节的位置。

实验材料

1. 颈部横切标本。

2. 头部正中矢状切标本。

3. 颈前部的解剖层次标本（显示舌骨上、下肌群，甲状腺，气管和颈部大血管神经）。

4. 喉及气管的标本。

5. 模型　甲状腺模型，头部正中矢状切模型。

6. 挂图　颈部分区，颈部浅层、深层结构，颈筋膜（正中矢状切），颈动脉三角内容，颈前区浅、深层结构，甲状腺的动脉及喉的神经，上、下甲状旁腺的位置。

注意事项

1. 注意辨认颈部的标志性结构。

2. 气管切开部位及相邻关系。

3. 注意在标本、模型上寻找甲状腺上动脉与喉上神经及甲状腺下动脉与喉返神经的关系。

实验内容

1. 颈部境界与分区、体表标志、体表投影

（1）结合挂图、标本观察颈部境界、分区。

（2）于标本或活体上寻找舌骨、甲状软骨、环状软骨、胸锁乳突肌、锁骨上大窝、胸骨上窝等主要的体表标志和臂丛、颈总动脉、锁骨下动脉、颈外静脉、副神经、肺尖及胸膜顶的体表投影。

2. 颈前部的层次结构

（1）皮肤：薄、移动性大，皮纹呈横向分布。

（2）浅筋膜：为含脂肪的疏松结缔组织，有颈阔肌、颈丛皮支、浅静脉、浅淋巴结等结构。

（3）颈筋膜

① 浅层：较致密，封闭颈、项部称封套筋膜。翻开颈阔肌可见此筋膜包绕舌骨下肌群、胸锁乳突肌、斜方肌。

② 气管前筋膜：包绕颈部器官，位于舌骨下群肌深面，其形成甲状腺鞘、颊咽筋膜和颈动脉鞘。

③ 椎前筋膜：包绕椎前肌、斜角肌，由斜角肌间隙开始包裹臂丛、锁骨下动脉，并向腋窝走行，形成腋鞘。

（4）颈筋膜间隙

① 气管前间隙：位于气管前筋膜与气管颈部之间，向下至前纵隔，向后通咽后间隙。

② 咽后间隙：位于颊咽筋膜与椎前筋膜之间，向上至颅底，其延伸至咽两侧的部分称咽旁间隙。

③ 椎前间隙：位于椎前筋膜与脊柱、颈深肌群之间，向两侧经腋鞘至腋窝。

3. 甲状腺

（1）形态和位置：甲状腺位于颈前部正中，呈“H”形，分两侧叶和峡部，两侧叶上端达甲状软骨中部,下方至第6气管软骨环。峡部于第2～4气管软骨环前方,部分人峡部上方有锥状叶。

甲状腺的被膜：甲状腺周围有两层被膜。

① 外层：为气管前筋膜形成的甲状腺鞘。

② 内层：为甲状腺的外膜，称真被膜，即甲状腺纤维囊。

两层被膜之间有甲状腺的血管和甲状旁腺，称囊鞘间隙。甲状腺侧叶的内面和峡部的后面，通过由甲状腺鞘形成的甲状腺悬韧带连于环状软骨、气管软骨环，因此甲状腺可随吞咽上、下移动，是区别是否为甲状腺肿大的依据之一。

（3）甲状腺动脉与喉的神经

① 甲状腺上动脉与喉上神经外支：由颈外动脉起始处发出，与喉上神经外支伴行向前下，距甲状腺上极0.5～1.0cm，喉上神经外支，离开动脉弯向内侧，布于环甲肌。因此甲状腺手术结扎甲状腺上动脉时，应紧贴甲状腺上极进行，以免损伤外支。于甲状腺上极附近找到甲状腺上动脉和喉上神经的外支，注意它们的毗邻关系。

② 甲状腺下动脉与喉返神经：发自甲状腺颈干，经颈血管鞘后方至甲状腺侧叶下极后面进入腺体。该动脉进入腺体处与喉返神经紧邻，喉返神经斜行于动脉前外侧，因此，施行甲状腺次全切除时，应远离甲状腺下极，结扎甲状腺下动脉，以免损伤喉返神经。左、右喉返神经入喉以前经甲状软骨下角后方，故甲状软骨下角是作为寻找喉返神经的标志。

③ 甲状腺最下动脉：发自头臂干或主动脉弓，沿气管前方上升至甲状腺峡部。甲状腺的静脉分别有甲状腺上、中、下静脉，前两者入颈内静脉，后者入头臂静脉。

4. 气管颈段

（1）位置和毗邻

① 位置：气管颈段位于颈前部正中，在第6颈椎平面高度，上接环状软骨，下在胸骨柄上缘（平第2胸椎下缘）以上。上部位置较表浅，下部位置较深此段。

② 毗邻

前面层次：皮肤、浅筋膜、封套筋膜、胸骨上间隙及内容和气管前间隙。气管第2～4软骨环前面有甲状腺峡部，峡部前方有舌骨下肌群。

两侧：有颈动脉鞘，内含颈总动脉、颈内静脉和迷走神经等。

后方：有食管，气管食管沟中还有喉返神经及分支。

（2）气管切开部位及层次

① 切开部位常选用：第3～4、第4～5气管软骨环之间。

② 切口层次：皮肤、皮下组织、颈深筋膜浅层、舌骨下肌群、气管前筋膜、气管前间隙。

5. 下颌下三角

（1）境界：由二腹肌前、后腹和下颌骨体下缘围成，又称二腹肌三角。浅面有皮肤、浅筋膜、颈阔肌和封套筋膜，深面有下颌舌骨肌、舌骨舌肌和咽中缩肌。

（2）内容

① 下颌下腺。

② 血管：面动脉和舌动脉。

③ 神经：舌下神经、舌神经和下颌下神经节。

④ 淋巴结：在下颌下腺周围有4～6个下颌下淋巴结。

6. 颈动脉三角（图－局－06）

（1）境界：由胸锁乳突肌上份前缘、肩胛舌骨肌上腹和二腹肌后腹围成。其浅面有皮肤、浅筋膜、颈阔肌和封套筋膜，深面有椎前筋膜，内侧是咽侧壁及其筋膜。

（2）内容：有颈内静脉及其属支、颈总动脉及其分支、舌下神经及其降支、迷走神经及其分支、副神经及部分颈深淋巴结等。

（3）二腹肌后腹：是颈动脉三角和下颌下三角的分界标志，也是颈部和颌面部手术的主要标志。其表面有耳大神经、下颌后静脉及面神经颈支；深面有颈内动、静脉，末三对脑神经及颈交感干；其上缘耳后动脉、面神经及舌咽神经等；下缘有枕动脉和舌下神经。

7. 胸锁乳突肌区

（1）境界：是指该肌在颈部所占据和覆盖的区域。

（2）内容：主要有颈袢、颈动脉鞘及其内容、颈丛和颈交感干等。颈交感干由颈上、中、下交感神经节组成，位于脊柱两侧，被椎前筋膜覆盖。颈上神经节最大位于第 2～3 颈椎横突前方。颈中神经节最小或不明显，位于第 6 颈椎横突的前方。颈下神经节位于第 7 颈椎平面，在椎动脉起始部后方，多与第 1 胸神经节融合为颈胸神经节，又称星状神经节。

8. 颈根部

颈根部是指颈部、胸部及腋区之间的接壤区域由进出胸廓上口的诸结构占据。

（1）境界：前界为胸骨柄，后界为第 1 胸椎体，两侧界为第 1 肋。其中心标志为前斜角肌，此肌前内侧主要是往来于颈、胸之间的纵行结构；前、后方及外侧主要是往来于胸、颈与上肢之间的横行结构。

（2）内容：主要有胸膜顶、锁骨下动脉、胸导管与右淋巴导管、锁骨下静脉、迷走神经、膈神经和椎动脉三角等。

思考与讨论

1. 颈动脉三角的境界及层次结构是怎样的？
2. 气管切开时的部位及层次结构有哪些？
3. 甲状腺切除术中应注意避免损伤哪些结构？为什么？
4. 简述胸膜顶的位置及毗邻。

（谢应桂）

实验三　胸　部

实验目的

1. 掌握胸部主要的体表标志、标志线及其临床意义。
2. 掌握胸前外侧壁的层次结构特点。

3. 掌握乳房位置、形态结构；熟悉其淋巴引流。

4. 掌握肋间隙结构的排列，血管、神经的走行与胸膜腔穿刺的部位。

5. 掌握胸膜的分布，胸膜腔和胸膜窦的构成，壁胸膜的体表投影，心包裸区与心包穿刺的部位。

6. 掌握支气管肺段的概念及临床意义。

7. 掌握肺根的组成和毗邻。

8. 熟悉纵隔的定义、分区及主要内容。

实验材料

1. 骨架标本。

2. 胸壁的层次（示浅层、深层）标本。

3. 乳房瓶装标本。

4. 肺标本。

5. 纵隔标本。

6. 模型 胸壁层次，左、右肺模型，透明肺模型，纵隔模型。

7. 挂图 胸前、外侧区的浅血管和皮神经，乳房淋巴回流，胸壁层次及胸膜腔穿刺部位，纵隔左、右侧面观，食管和胸主动脉，奇静脉和胸导管。

注意事项

1. 在模型、骨架和整体标本上观察胸壁及胸腔的境界关系。

2. 在解剖标本上观察胸壁层次。

3. 在解剖标本上寻找心包腔及心内穿刺部位，理解穿刺角度。

实验内容

1. 胸部境界、分区、标志线

（1）结合挂图、标本观察胸部境界、分区、标志线。

（2）在活体触摸颈静脉切迹、胸骨角、锁骨、锁骨下窝、胸骨下角、肋弓；于尸体标本上找到心尖、肺下界、胸膜下界的体表投影部位。

2. 胸壁的层次结构

（1）皮肤：胸部皮肤各部厚薄不一，前外侧薄，背部较厚。

（2）浅筋膜：内含脂肪组织、皮神经、浅血管、淋巴管和乳腺。

（3）深筋膜和胸廓外肌

① 深筋膜：分浅、深两层，深层在喙突、锁骨下肌和胸小肌之间形成锁胸筋膜。

② 胸廓外肌：前有胸大肌、胸小肌及腹外斜肌上份；侧面有前锯肌；背侧有斜方肌、背阔肌、竖脊肌。

（4）肋间隙结构

① 肋间外肌：位于肋间隙浅层，肌纤维方向从外上斜向前下方。

② 肋间内肌：位于肋间外肌深面，肌纤维方向与肋间外肌相垂直。

③ 肋间最内肌：于肋间内肌深面，肌纤维方向与肋间内肌相同，肋间的神经、血管就位于两者之间。肋间最内肌薄弱不完整，仅存在于肋间中 1/3 部，因此在肋间后部，肋间神经、血管直接与胸内筋膜相邻，故胸膜炎时可刺激神经引起肋间神经痛。

④ 肋间隙的血管神经：血管、神经伴行于肋间隙。在肋角以前，位于肋间内肌和肋间最内肌之间。排列自上而下为静脉、动脉、神经。因此，在肋角前作胸膜腔穿刺时，于下一肋的上缘进针。

（5）胸内筋膜：是一层致密的结缔组织，较薄，于胸廓内面，在筋膜深面有一层疏松结缔组织，在脊柱两侧最发达。

（6）壁胸膜：胸壁内表面，附于胸内筋膜的内面，膈肌上方，纵隔的两侧。观察胸腔后壁标本。

3. 乳房

（1）位置：女性位于胸肌筋膜前方，第 2 ~ 6 肋之间，内至胸骨旁线、外达腋中线，男性乳头平对第 4 肋间隙，女性略低，并偏外下。

（2）形态构造

① 形态：女性乳房的大小和形态变化较大。

② 构造：由皮肤、纤维组织、脂肪组织和乳腺构成。每侧乳房由 15 ~ 20 个乳腺叶组成，每个乳腺叶有一输乳管，末端开口于乳头。穿过乳腺纤维结缔组织张于皮肤与胸大肌之间的乳房悬韧带，对乳房起固定和支持作用。

（3）淋巴引流

① 外侧部、中央部：注入胸肌淋巴结。

② 上部：注入尖淋巴结和锁骨上淋巴结。

③ 内侧部：注入胸骨旁淋巴结。

④ 深部：注入胸肌间淋巴结或尖淋巴结。

⑤ 内侧部：内侧部的浅淋巴管和对侧乳房浅淋巴管交通。

⑥ 内下部：通过腹壁和膈下淋巴管与肝的淋巴管吻合。

（4）常用切口

① 乳房后脓肿，应沿乳房下皱襞做弧形切开引流。

② 乳晕深面，沿乳晕边缘做弧形切口引流。

③ 一般乳房脓肿应做放射状切口，以免切断输乳管。

4. 胸膜及胸膜腔

已于系统解剖学中学习过，在标本上观察胸膜的分部、胸膜腔和胸膜隐窝。

5. 肺

位于胸腔内，纵隔两侧，膈上方，借肺韧带固定于纵隔。

（1）肺门和肺根

① 肺门：肺门系肺纵隔面中部凹陷，又称第一肺门，有主支气管、肺血管、支气管血管、淋巴管和神经出入。

第二肺门：指各肺叶的叶支气管、肺动脉的分支、肺静脉的属支等出入肺叶的部位。

② 肺根：由肺动脉、肺静脉、淋巴管、支气管、淋巴、神经被胸膜包绕而成。

肺根各主要结构位置关系：由前向后的次序为上肺静脉、肺动脉、主支气管、下肺静脉。

自上而下左肺根依次为左肺动脉、左主支气管、左上肺静脉、左下肺静脉；右肺根内为右肺上叶支气管、右肺动脉、中间支气管、右下肺静脉。

肺根的毗邻：两肺根前方有膈神经和心包膈血管，后方有迷走神经；下方有肺韧带；左肺根上方主动脉弓跨过，后方胸主动脉；右肺根后上方有奇静脉弓，后方有奇静脉，前方有上腔静脉、部分心包和右心房。

6. 纵隔（图 – 局 –07）

左、右纵隔胸膜之间所有器官、结构和组织的总称。前邻胸骨，后邻脊柱，上界为胸廓上口，下界为膈；纵隔的分区有两种分法，即三分法和四分法，下面以四分法为例学习纵隔。四分法以胸骨角和第 4 胸椎体下缘平面为界，分为上纵隔、下纵隔。

（1）上纵隔：上纵隔的器官、结构排列在胸骨柄后方，由前向后大致分三层。

① 前层：胸腺或胸腺余件（遗迹）、头臂静脉、上腔静脉。

② 中层：主动脉弓及分支、膈神经和迷走神经。

③ 后层：气管、食管、胸导管、左喉返神经等。

（2）下纵隔：借心包前、后壁为界分为前、中、后纵隔，各纵隔内容首先观察模型，然后观察纵隔标本。各纵隔的主要内容是：

① 前纵隔：内有胸腺或胸腺剩件下部、纵隔前淋巴结、疏松结缔组织。

② 中纵隔：包括有心、心包、出入心的大血管根部，膈神经、心包膈血管的等。

③ 后纵隔：内容有食管、主动脉胸部、胸导管、奇静脉、半奇静脉、副半奇静脉、左迷走神经、右迷走神经、左交感干胸部、右交感干胸部、纵隔后淋巴结等。

7. 纵隔侧面观

（1）纵隔左侧面观（图 – 局 –08）：以左肺根为中心，肺根上方有主动脉弓及左锁骨下动脉、左颈总动脉、胸导管、食管上段，左迷走神经及喉返神经；肺根前方有心包、膈神经及血管；肺根后方有主动脉胸部及左迷走神经下段，胸交感干、内脏大神经等。

（2）纵隔右侧面观（图 – 局 –09）：以右肺根为中心，上方有奇静脉弓；前方有上腔静脉、右头臂静脉、心包、右膈神经、心包膈血管；后方有食管、右迷走神经、胸导管、奇静脉及内脏大神经等；下方有下腔静脉与食管右缘。

思考与讨论

1. 乳房的位置和淋巴引流是怎样的？
2. 做肋角前胸腔穿刺或胸前壁穿刺各应在什么部位进针，经过哪些层次？
3. 纵隔的分区有哪几种方法，各如何进行分部？
4. 上纵隔有哪些结构？如何排列？

（徐四元）

实验四　腹　部

实验目的

1. 熟悉腹部境界、腹部常用体表标志、腹部脏器的体表投影。
2. 掌握腹部的分区，腹壁、腹腔的概念。
3. 掌握腹前外侧壁层次；了解腹前外侧壁血管、神经走行分布，常用的手术切口和各手术切口经过的层次。
4. 掌握腹股沟区层次结构特点、腹股沟管及腹股沟三角与直疝的关系。
5. 掌握腹膜形成物及腹膜腔分区及腹膜间隙；区别腹膜腔和腹腔的概念。
6. 掌握胃的位置、毗邻，胃的血供及神经支配。
7. 熟悉十二指肠的位置、分部及各部结构。
8. 掌握肝的形态、位置和毗邻，肝外胆道的组成、形态；熟悉肝叶和肝段的划分。
9. 熟悉脾和胰的位置、形态及毗邻。
10. 掌握回盲部的结构特点及临床意义。
11. 掌握腹膜后隙的概念。
12. 掌握肾的位置、毗邻、形态、结构，输尿管的行程、毗邻和狭窄部位。
13. 熟悉腹膜后隙的主要血管、神经。

实验材料

1. 整尸（显示腹壁层次）标本。
2. 腹股沟区、腹股沟三角及腹股沟管特制标本或瓶装标本。
3. 腹腔脏器原位标本。
4. 腹后壁标本。
5. 胃的血管标本和瓶装标本。
6. 游离肝、胆道和回盲部标本。
7. 模型　腹股沟三角、腹股沟管模型，下半躯干示腹后壁结构模型，回盲部模型。
8. 挂图　腹部分区，腹前壁手术常用切口，腹前外侧壁浅血管、浅神经，腹前外侧壁肌层，腹股沟管，胃的血管，Glisson 系统在肝内的分布，胆囊与肝内管道，腹后壁腹膜配布，腹膜后隙的结构，肾的毗邻前、后面观。

注意事项

1. 首先于挂图和模型上熟悉腹股沟管，然后观察标本，操作时动作要轻柔。
2. 某些韧带如腹股沟镰、腔隙韧带、耻骨梳韧带，标本上不清楚，学生在挂图、模型上体会。
3. 观察腹腔原位标本时，动作要轻柔，以免撕裂系膜、网膜和韧带。
4. 观察器官血管时，看到即可，不要强行拉扯，以免血管断裂、失去正常的解剖位置。

5. 先示教腹膜后隙、肾、输尿管的位置和毗邻，再寻找肾囊封闭时药液注入的部位，输尿管各狭窄部位。

实验内容

（一）腹前外侧壁

1. 腹壁境界、分区，腹腔境界及腹腔内脏器的体表投影

（1）结合挂图、标本观察腹壁境界、分区，腹腔境界及腹腔内脏器的体表投影。

（2）于标本上找到下列体表标志：剑突、肋弓、胸骨下角、脐、半月线、耻骨联合、腹白线、髂嵴、髂前上棘等及腹腔各器官的体表投影。

（3）打开腹膜腔进行标本观察，可见腹部与腹腔的范围不同，腹腔大于腹部，腹腔上界在膈下，下界达骨盆上口。

2. 腹前外侧壁层次

（1）皮肤：薄而有弹性，除腹白线与皮肤连接外，其余各部易与皮下组织分离，故移动性大，为手术取皮瓣的部位。

（2）浅筋膜：厚薄因人而异，脐以下分浅、深两层：

① 浅层：富有脂肪，称 Camper 筋膜。在浅筋膜内可见腹壁浅静脉相互吻合成网。皮神经呈节段性分布。

② 深层：呈膜状，称 Scarpa 筋膜，向下在腹股沟韧带下方约一横指与股部阔筋膜愈合，在耻骨结节与耻骨联合之间的部分，向下与阴囊肉膜、浅会阴筋膜、浅阴茎筋膜相延续，致使腹壁浅筋膜深面与会阴浅隙相通；在正中线附着于腹白线。

（3）肌层（图－局－10）

① 腹直肌：位于白线两侧，被腹直肌鞘包绕，外侧缘稍向外凸称半月线。腹直肌有 3～4 条腱划与腹直肌鞘前层紧密愈着，与腹直肌鞘后层结合疏松，易分离。腹直肌鞘分前后两层：前层为腹外斜肌腱膜和腹内斜肌腱膜前层组成；后层由腹内斜肌腱膜后层和腹横肌腱膜构成，在脐以下 4～5cm 处，腹直肌鞘后层缺如形成一凸向上的弧形游离缘，称半环线（弓状线）。此线以下，腹直肌后面紧贴腹横筋膜。

② 腹直肌两侧扁肌

腹外斜肌：肌纤维自外上斜向内下。

腹内斜肌：肌纤维从外下斜向内上。

腹横肌：肌纤维呈横行向内。

三层扁肌肌纤维排列有利于增强腹壁，保护内脏，防止腹壁疝发生，手术时应按肌纤维方向分离。

（4）腹横筋膜：贴于腹横肌及其腱膜的深面。上方与膈下筋膜相连，下方与髂筋膜和盆筋相续，上部薄下部近腹股沟韧带处较致密。

（5）腹膜外组织：位于腹横筋膜与壁腹膜之间的疏松结缔组织。在下腹部，尤其是在腹股沟区，含有较多的脂肪组织，其内有输精管和腹壁下血管等。临床上行泌尿外科、妇产科手术时，可在腹膜外进行。

（6）壁腹膜：是腹前外侧壁最内层，向上移行为膈下腹膜，向下移行盆壁腹膜。在脐以下，腹前外侧壁腹膜形成 5 条皱襞，于正中者脐至膀胱，脐正中襞，其中有脐正中韧带，是胚胎

时期脐尿管遗留的痕迹；于脐正中襞外侧者为脐内侧襞，内有脐动脉索；最外侧为脐外侧襞。脐外侧襞内、外侧，腹股沟韧带上方分别为腹股沟内侧、外侧窝，腹股沟内侧、外侧窝，是腹前壁的薄弱部位，腹腔内容物，可由此突出形成腹股沟疝。此外，脐正中襞与脐内侧襞之间为膀胱上窝。

3. 腹前外侧壁的血管和神经（图 – 局 –11）

（1）血管

① 动脉：深层的动脉有 3 组。

肋间后动脉和肋下动脉：第 7 ~ 11 肋间后动脉、肋下动脉行于腹内斜肌和腹横肌之间，向前下方斜行入腹直肌鞘。

腹壁下动脉：腹壁下动脉发自髂外动脉，行于壁腹膜与腹横筋膜之间，经腹股沟深环内侧斜向上内进入腹直肌后方。投影时相当于腹股沟韧带中内 1/3 交点与脐的连线。

旋髂深动脉：约与腹壁下动脉同一水平发自髂外动脉，临床上常取旋髂深动脉作为营养动脉的带血管蒂髂骨移植。

② 静脉：分浅、深两组。浅组在浅筋膜内，相互吻合成网，在脐上经胸腹壁浅静脉入腋静脉，脐以下经腹壁浅静脉汇入大隐静脉；深静脉与同名动脉伴行。

（2）神经：腹壁主要有第 7 ~ 11 对肋间神经和肋下神经、髂腹下神经、髂腹股沟神经和生殖股神经。

① 第 7 ~ 11 对肋间神经和肋下神经：与肋间后动脉和肋下动脉伴行，分布于腹壁。

② 髂腹下神经、髂腹股沟神经：斜向前下经腹横肌和腹内斜肌之间至腹股沟区皮肤和肌肉。

③ 生殖股神经的生殖支：与髂腹股沟神经一样，行经腹股沟管，故做疝修补术时，应尽量避免损伤髂腹股沟神经和生殖股神经的生殖支。

4. 局部结构（图 – 局 –12）

（1）腹股沟管

① 位置：在腹股沟韧带内侧半上方约 1.5 cm 处，由肌与筋膜共同形成的潜在性裂隙，长 4 ~ 5cm，与腹股沟韧带平行。

② 内容：管内有精索（男性）或子宫圆韧带（女性）经过，此外，男、女性均有髂腹股沟神经和生殖股神经的生殖支通过。

③ 腹股沟有四壁、两口

前壁：为腹外斜肌腱膜与腹内斜肌起始部。

后壁：为腹横筋膜，内 1/3 亦有联合腱。

上壁：为腹内斜肌和腹横肌形成的弓状下缘。

下壁：为腹股沟韧带。

内口：为腹股沟深环，位于在腹股沟韧带中点上方约 1.5 cm 处，由腹横筋膜形成。

外口：为皮下环，由腹外斜肌腱膜形成。

腹股沟管为腹前壁薄弱区，腹腔内容物经腹股沟管深环突出，突经腹股沟管出浅环入阴囊，称斜疝。

（2）腹股沟三角：此三角又称 Hesselbach 三角，由腹直肌外侧缘，腹股沟韧带和腹壁下动脉所围成的三角区。是腹前壁薄弱区，腹腔内容物若由腹壁下动脉内侧即腹股沟三角突出，经浅环直达皮下，名腹股沟直疝；腹壁下动脉是腹股沟疝手术中鉴别直疝和斜疝的标志。

（二）结肠上区

位于膈与横结肠系膜之间，主要结构有肝、胆、脾、胃和十二指肠等。

1. 胃

（1）胃的位置与毗邻

① 胃的位置：中度充盈时大部分位于左季肋部，小部分位于腹上区。贲门于第 11 胸椎体左侧，较固定；幽门在第 1 腰椎右侧；活体胃的位置常因体位、呼吸、胃的充盈程度及肠管的状态而改变。

② 胃的毗邻

胃前壁：右侧有左半肝，左侧上部邻膈，下部直接与腹前壁相贴。

胃底：邻膈。

胃后壁：隔网膜囊与左肾、左肾上腺、脾、胰、横结肠及系膜相邻，这些器官共同构成“胃床”。

（2）胃的韧带：均为双层腹膜皱襞。

① 肝胃韧带：连于肝与胃小弯之间。

② 胃脾韧带：连于胃底与脾门之间。

③ 胃结肠韧带：连于胃大弯与横结肠之间，胃切除时应注意勿损伤中结肠动脉。

④ 胃膈韧带：连于胃底与膈之间。

（3）胃的血管、淋巴引流和神经分布

① 胃的动脉：有胃左、右动脉，胃网膜左、右动脉，胃短动脉和胃后动脉，这些动脉共同营养胃。

② 胃的静脉：与同名动脉伴行，直接或间接汇入肝门静脉。

③ 胃的淋巴引流：胃的淋巴结位于胃的周围分别收集不同部位的淋巴液。

胃左、右淋巴结：于胃小弯附近。

胃网膜左、右淋巴结：位于胃网膜左、右动脉周围。

幽门上、下淋巴结：位于幽门上下。

它们的输出管注入腹腔淋巴结，再汇入肠干。

④ 胃的神经：支配胃的神经有交感神经节和迷走神经，还有内脏传入神经。

2. 十二指肠

分上部、降部、水平部和升部。

（1）上部：近侧段黏膜平滑无皱襞，钡餐 X 线片下呈三角形阴影，称十二指肠球，是十二指肠溃疡好发部。

（2）降部：后内侧壁内有胆总管与胰管汇合在一起形成的肝胰壶腹，在肠黏膜皱襞，名十二指肠纵襞，其下端有十二指肠大乳头，是胆总管和胰管的共同开口处。

（3）水平部：此部介于肠系膜上动脉与腹主动脉的夹角处，故肠系膜上动脉起点过低时，可能会发生十二指肠上动脉压迫综合征（Wilkie 综合征）。

（4）升部：于第 2 腰椎左侧转向左前下方延续为空肠，十二指肠空肠曲，其被一束肌组织和结缔组织形成的十二指肠悬肌连于右膈脚，悬吊于腹后壁，十二指肠悬肌（Treitz 韧带〕是手术时寻找空肠起始部的标志。

3. 肝

（1）肝的位置和毗邻

① 位置：在打开腹前壁的标本上观察。肝大部分位于右季肋区、腹上区，小部分位于左季肋区。

② 毗邻

右半肝：膈面与右肋膈隐窝、右肺底相邻，脏面除胆囊和下腔静脉外，还与右肾、肾上腺、十二指肠上部、结肠右曲相邻。

左半肝：膈面与心下面相邻；脏面与胃前壁相邻，后邻食管。

（2）肝的投影：可用 3 点做标志：

第 1 点：右锁骨中线与第 5 肋相交。

第 2 点：右腋中线与第 10 肋相交点下 1.5cm 处。

第 3 点：左第 6 肋软骨，距正中线约 5cm 处。

将上述 3 点分别连接可成为肝的上界、右缘和下缘。剑突下可触及 2 ~ 3cm。

（3）肝的脏面形态

① 第一肝门与肝蒂：肝面有“H”形的沟，其中间横沟，称第一肝门，内有肝固有动脉左、右支，肝门静脉左、右支，肝左、右管，神经、淋巴管出入，这些出入肝门的结构被结缔组织包绕成肝蒂。

② 第二肝门：在腔静脉沟上部有肝内左、中、右静脉注入下腔静脉，此处称第二肝门。

（4）肝血管（图 – 局 –13、14）：血供来自肝固有动脉和肝门静脉。

（5）膈下间隙：膈下间隙位于膈与横结肠及其系膜之间，此隙又以肝为界，分为肝上、肝下间隙。

① 肝上间隙：右肝上间隙，左肝上前、上后间隙；腹膜外间隙

② 肝下间隙：右肝下间隙（肝肾隐窝），左肝下前间隙，左肝下后间隙，左肝下后间隙即网膜囊，可将左手示指从网膜孔伸入体会。

4. 肝外胆道

（1）胆囊

① 形态：呈长梨形，囊状器官，主要贮存和浓缩胆汁。

② 分部：胆囊底、体、颈、管。底投影为右肋弓与右锁骨中线交点处，胆囊管长 2.5 ~ 4cm，与肝总管汇合成胆总管，胆囊管内有 Heister 瓣，可控制胆汁排出。

（2）肝管、肝总管和胆总管

① 肝管：肝左、右管在肝门处汇合成肝总管。

② 肝总管：上端由肝左、右管合成，下端与胆囊管汇合成胆总管。

③ 胆总管：全程可分成 4 段。

十二指肠上段：为其起始部至十二指肠上部上缘之间，临床上胆总管切开探查引流术即在此段进行。

十二指肠后段：行于十二指肠上部的后面。

胰腺段：一般于胰头后面经过，胰头癌时此段常受累而出现梗阻性黄疸。

十二指肠壁段：胆总管斜穿十二指肠降部中份后内侧壁，与胰管会合后略膨大，形成肝胰壶腹，开口于十二指肠大乳头，周围有环行肌，称肝胰壶腹括约肌，可调节胆汁和胰液的排放。

（3）胆囊三角（Calot 三角）：由胆囊管、肝总管和肝下面共同围成胆囊三角。胆囊动脉由肝固有动脉的右支发出，经胆囊三角分布于胆囊，此动脉起于肝左支、胃十二指肠动脉，手术时应注意变异的胆囊动脉。

5. 胰

（1）胰的位置、形态和毗邻：位于腹上区和左季肋区，横过第 1～2 腰椎前方，属腹膜外位器官，分为头、颈、体、尾四部。

① 胰头：位于第 2 腰椎右前方，被十二指肠环抱，胰头后有胆总管和门静脉经过。

② 胰颈：是胰头与胰体之间较狭窄的部分，长 2～2.5cm，其后面有肠系膜上静脉通过，并与脾静脉在胰颈后方汇合成肝门静脉。

③ 胰体：平第 1 腰椎平面，前隔网膜囊与胃后壁相邻，后有腹主动脉、左肾、左肾上腺和胰血管。

④ 胰尾：邻脾门。脾手术时易伤及胰尾。

（2）胰管：于瓶装标本上观察，见胰管从胰尾一头，横贯胰全长，穿出胰头后与胆总管汇合成肝胰壶腹，开口于十二指肠大乳头。

（3）胰的血管

① 动脉：胰头由胰十二指肠上、下动脉，胰体背面由脾动脉发出数条胰支供血。

② 静脉：静脉与动脉同名，最后汇入肝门静脉。

6. 脾

（1）位置：位于左季肋区，长轴与第 10 肋一致，正常人下缘不超出肋弓，随呼吸可上、下移动 2～3cm。

（2）毗邻

膈面：邻膈、膈结肠韧带。

脏面：前上份与胃底相邻。

后下部：与左肾、肾上腺相邻。

脾门：邻近胰尾。

（3）韧带：胃脾韧带、脾肾韧带、脾膈韧带、脾结肠韧带、脾膈韧带，这些韧带对脾起固定和支持作用。脾切除手术时应注意。

（4）脾的血管：脾动脉由腹腔干发出；脾静脉与脾动脉伴行，在胰颈后方与肠系膜上静脉吻合成肝门静脉。

（三）结肠下区

介于横结肠及其系膜与小骨盆上口之间。

1. 空、回肠

空肠位于右上腹部，占空回肠近侧 2/5，回肠位于右下腹部，占空回肠远侧 3/5。手术中为了确认空肠起始部，可先找十二指肠悬韧带（Treitz 韧带）。

2. 肠系膜

肠系膜悬于腹后壁，系膜根起自第 2 腰椎左侧，止于右骶髂关节前方，长 15cm；系膜缘连空、回肠，其长度与空、回肠一致，故肠系膜呈扇形分布。系膜附于肠壁处呈三角形，此处的肠壁无浆膜，称系膜三角。手术时吻合小肠应注意此区的缝合，以免发生肠瘘。

3. 盲肠、阑尾（图－局－15）

（1）盲肠：位于右髂窝内，位置多变。长 6～7cm，上方延续于升结肠，在盲肠左侧，回肠末端入盲肠处有回盲瓣，防止食物倒流。后内侧壁有阑尾附着。

（2）阑尾

① 位置：位于右髂窝内，长 5～7cm，阑尾根部于盲肠后内方恰为 3 条结肠带汇合点，手术时沿此带追寻阑尾。阑尾常见位置：

回肠前位：约占 28%，于回肠末端前方。

盆位：约占 26%，阑尾尖指向盆腔或触及闭孔内肌。

盲肠后位：约占 24%，盲肠后方髂肌前方。

回肠后位：约占 8%，回肠后方，尖向左上方。

盲肠下位：约占 6%，在盲肠后下，尖指向右下方。

其他：少数尚有高位阑尾（在右肝下方）、盲肠壁浆膜下阑尾以及左下腹位阑尾等。

② 阑尾根部体表投影：在右髂前上棘与脐连线中、外 1/3 交界处，称麦氏点（McBurney 点），位置恒定，为阑尾压痛点。

③ 阑尾的血管：动脉有 1～2 条，起自回结肠动脉沿阑尾系膜游离缘行向尖端；静脉与动脉伴行流入肠系膜上静脉。

4. 结肠

（1）分部：升结肠、横结肠、降结肠和乙状结肠。

（2）血管

① 动脉：来自回结肠动脉、右结肠动脉、中结肠动脉、左结肠动脉、乙状结肠动脉。

肠系膜上、下动脉的各结肠支相互吻合形成边缘动脉弓，从弓缘发出长、短支垂直入肠壁，结肠手术时要正确处理肠脂垂，以免切断终末动脉。

② 静脉：与同名动脉伴行，最后经肠系膜上、下静脉间接或直接接入肝门静脉。

5. 结肠下区间隙

（1）右肠系膜窦：介于系膜根，升结肠与横结肠及其系膜右 2/3 部之间，呈三角形，窦内感染时积脓不易扩散。

（2）左肠系膜窦：位于系膜根、横结肠及其系膜左 1/3 部、降结肠及其系膜之间，略呈向下开口的斜方形，窦内感染时易蔓延入盆腔。

（3）右结肠旁沟：升结肠与腹外侧壁之间，此沟上通肝肾隐窝，下通右髂窝和盆腔，故膈下脓肿可经此沟流入右髂窝和盆腔，阑尾化脓时可向上蔓延至肝下。

（4）左结肠旁沟：降结肠与腹外侧壁之间，由于左膈结肠韧带发育良好，故右结肠旁沟内积脓时只能向下流入盆腔。

（四）腹膜后隙

1. 肾（图－局－16）

（1）肾的位置：肾位于脊柱两侧，贴附于腹后壁。左肾上端平第 11 胸椎下缘，下端平第 2 腰椎下缘，第 12 肋斜越左肾后面中部；右肾上端平第 12 胸椎上缘，下端平第 3 腰椎上缘，第 12 肋斜越右肾后面上部。

（2）肾的毗邻

① 后面：两肾后面相同，第 12 肋以上部分与膈和胸膜腔相邻。当肾手术需切除第 12 肋时应注意保护胸膜，以免引起气胸；第 12 肋以下部分，除有肋下血管和神经外，自内侧向外侧为腰大肌及其前方的生殖股神经、腰方肌及其前方的髂腹下神经和髂腹股沟神经、腹横肌。

② 前方：左肾上部邻胃后壁，中部有胰横过，下部为空肠袢和结肠左曲，左肾切除应注意勿伤胰；右肾上部前方为肝右叶，下部为结肠右曲，内侧部为十二指肠。右肾手术时注意

十二指肠降部。

③ 上方：两肾上方邻肾上腺。

④ 内侧：左肾内侧为腹主动脉；右肾内侧为下腔静脉。

（3）肾门、肾窦和肾蒂

① 肾门：指肾内侧缘中部凹陷，是肾动脉、肾静脉、肾盂、神经、淋巴管出入的部位。

② 肾窦：是由肾实质所围成的腔隙，内有肾动脉、肾静脉、肾盂、肾大盏、肾小盏、神经、淋巴管和脂肪等。

③ 肾蒂：指出入肾门的肾动脉、肾静脉、肾盂、神经、淋巴管等结构。在标本找出肾静脉、肾动脉、肾盂的排列关系。

（4）肾动脉和肾段

① 肾动脉：肾动脉于第 1 ~ 2 腰椎间盘高度由腹主动脉发出横行向外经肾门入肾，左肾动脉短、右肾动脉长，入肾门前分前、后干。前干分出上段动脉、上前段动脉、下前段动脉、下段动脉；后干延续为后段动脉。

② 肾段：每一段动脉分布的肾实质区域为一个肾段。

肾段共有五个：上段、上前段、下前段、下段、后段。

2. 输尿管腹部

（1）行程：起于肾盂，沿腰大肌前面下行跨髂血管入盆腔，终于膀胱，全长分为腹部、盆部和壁内部三部。

（2）三个狭窄：① 位于肾盂与输尿管连接处；② 小骨盆入口处或跨髂血管处；③ 穿膀胱壁处。

（3）血管

① 动脉：血供多源性。

② 静脉：与动脉伴行，最终回流入下腔静脉。

3. 腹部的大血管（图 – 局 – 16）

（1）腹主动脉

① 行程：在第 12 胸椎下缘前方经膈主动脉裂孔与胸主动脉相续，向下于腹膜后隙，沿脊柱左前方下行至第 4 腰椎下缘分左、右髂总动脉。

② 毗邻：腹主动脉的前方有胰、十二指肠水平部、肠系膜根；后方为第 1 ~ 4 腰椎和椎间盘；右侧有下腔静脉；左侧为左交感干腰部。

（2）下腔静脉

① 多由左、右髂总静脉在第 5 腰椎高度合成，沿脊柱右前方上行，经肝的腔静脉沟穿膈的腔静脉孔入胸腔注入右心房。

② 前方有肝、胰头、十二指肠水平部、肠系膜根等；后方有右膈脚、第 1 ~ 4 腰椎、右交感干和腹主动脉的壁支；右侧邻腰大肌、右肾、右肾上腺；左侧为腹主动脉。

4. 腰交感干（图 – 局 – 17）

位于脊柱与两侧腰大肌之间，由第 3 ~ 4 个腰神经节及节间支构成，上方连胸交感干，下方延续为骶交感干，左、右腰交感干之间有横向的交通支。

行腰神经节切除术时，不仅要切除交感干神经节，还需同时切除交通支，以达到理想的治疗效果。

思考与讨论

1. 腹外斜肌腱膜形成的结构有哪些？
2. 简述腹股沟管的位置、组成及通过的结构。
3. 供应胃的动脉及与胃有关的腹膜形成物有哪些？
4. 膈下间隙有哪些？有何临床意义？
5. 简述腹膜后隙的位置与交通。

（刘万胜　万莉莉）

实验五　盆部与会阴部

实验目的

1. 掌握盆部、会阴部的境界、分区；了解常用的体表标志。
2. 掌握盆壁和盆底肌的组成、盆膈的概念。
3. 了解盆筋膜及筋膜间隙。
4. 掌握直肠、膀胱的位置、毗邻、血供、淋巴回流与神经支配。
5. 掌握输尿管盆部的行程、与子宫动脉的关系及临床意义。
6. 掌握前列腺、输精管盆部、精囊、射精管的位置和毗邻。
7. 掌握子宫、卵巢的位置、毗邻及固定装置。
8. 熟悉坐骨肛门窝的境界、内容及临床意义。
9. 掌握尿生殖膈、会阴浅隙、会阴深隙的构成。
10. 熟悉会阴中心腱。

实验材料

1. 盆腔解剖标本。
2. 盆腔男、女性矢状切、冠状切标本。
3. 盆腔脏器标本。
4. 骨盆标本。
5. 模型　腹后壁人体模型，盆腔矢状切面模型，腹膜模型。
6. 挂图　盆底肌，盆部筋膜（正中矢状面），盆部血管、神经、淋巴，女性生殖器淋巴引流，会阴浅、深隙结构。

注意事项

1. 辨认盆筋膜间隙位置关系结合模型和挂图体会。
2. 辨认会阴浅、深隙结合模型和挂图观察。
3. 男、女性会阴浅、深隙内容的区别。

实验内容

（一）盆部

盆壁由盆壁、盆腔及盆腔器官组成。盆腔由骨盆、盆壁肌、盆底肌及筋膜围成；盆腔器官由泌尿系、生殖器、消化器官组成。

1. 盆壁肌（图 – 局 –18）

盆壁内面有闭孔内肌和梨状肌。

2. 盆底肌

（1）肛提肌：肛提肌为一对四边形的薄扁肌，起自肛提肌腱弓，纤维行向内下，止于会阴中心腱、直肠壁，尾骨和肛尾韧带，左、右联合成漏斗状。

（2）尾骨肌：位于肛提肌的后方。尾骨肌和肛提肌与被覆上、下面的盆膈上、下筋膜构成盆膈。

3. 盆筋膜和筋膜间隙

盆筋膜为腹内筋膜的延续，分为：

（1）盆壁筋膜：骶前筋膜、梨状肌筋膜、闭孔筋膜、肛提肌腱弓、耻骨前列腺韧带、耻骨膀胱韧带（女）。耻骨前列腺韧带和耻骨膀胱韧带是维持膀胱、前列腺和尿道位置的重要结构。

（2）盆膈上、下筋膜

① 盆膈上筋膜：覆盖于肛提肌、尾骨肌上面的部分，其前方和两侧附着于肛提肌腱弓。

② 盆膈下筋膜：贴于肛提肌、尾骨肌下面，其前端附着于肛提肌腱弓，后端与肛门外括约肌的筋膜融合，构成坐骨肛门窝的内侧壁。

（3）盆脏筋膜：前列腺鞘、膀胱筋膜、直肠膀胱膈、直肠阴道隔、膀胱阴道隔。

（4）筋膜间隙

① 耻骨后隙，也称膀胱前隙，位于耻骨联合与膀胱之间，耻骨骨折易引起血肿，膀胱前壁损伤引起尿潴留。

② 直肠系膜：直肠的周围有大量疏松结缔组织、脂肪、血管神经、淋巴管和淋巴结，这些包裹直肠的组织和结构成为直肠系膜。直肠系膜外有一层无血管、呈网眼状的组织包裹，称为直肠系膜筋膜；发自下腹下丛的内脏神经和细小的直肠中血管横行穿过直肠系膜筋膜、直肠系膜到达直肠，称为直肠侧韧带。

4. 盆腔脏器

包括直肠、膀胱、前列腺、子宫及附件等。

（1）直肠

① 位置和形态：位于盆腔后部，骶骨前方，上至第 3 骶骨，接乙状结肠，下续肛管。直肠从上至下由腹膜间位逐渐移行为腹膜外位。

② 毗邻

后方：借疏松结缔组织与骶、尾骨和梨状肌相邻。

男性直肠前面：隔直肠膀胱陷凹与膀胱底上部、精囊和输精管壶腹毗邻。

女性直肠前面：隔直肠子宫陷凹邻子宫和阴道后穹，临床上产妇临产时，可经直肠指检了解子宫口开大情况。

③ 血管

直肠上动脉：来自肠系膜下动脉。

直肠下动脉：来自髂内动脉。

骶正中动脉：来自腹主动脉。

直肠静脉：与同名动脉伴行，均来自直肠肛管静脉丛，此丛可分为黏膜下及肛管皮下的直肠肛管内丛和腹膜反折线以下、肌层表面的直肠肛管外丛。直肠肛管内丛以齿状线为界，直肠肛管上丛和直肠肛管下丛。直肠肛管内丛静脉曲张形成痔，齿状线以上为内痔，齿状线以下为外痔。

④ 淋巴回流：直肠的淋巴引流主要向上。黏膜层的淋巴滤泡引流至紧贴直肠外表面的直肠上淋巴结和直肠旁的直肠旁淋巴结，然后沿直肠上血管到达肠系膜下动脉起始处主动脉前淋巴结；直肠下份的淋巴管直肠下动脉和肛动脉到髂内淋巴结。直肠癌侵入肠壁愈深，环绕肛管周径愈广，淋巴转移发生率愈高，以向上转移为主。

⑤ 直肠神经：齿状线以上为内脏神经。交感神经起自肠系膜上腹下丛、盆丛；副交感神经来自盆内脏神经。

（2）膀胱

① 位置：膀胱位于盆腔前部，耻骨联合后方。

② 毗邻

前方：与耻骨联合和耻骨支接触，其间为耻骨后隙，间隙内充填疏松结缔组织、脂肪和静脉丛。

后方：男性膀胱后方有直肠、精囊腺、输精管壶腹；女性膀胱后方有子宫、阴道上部。

下外侧面：邻肛提肌、闭孔内肌及筋膜，其间充满结缔组织，称膀胱旁组织，有至膀胱的动脉、神经和输尿管盆部穿行。

上面：男性膀胱上面与小肠袢相邻，女性膀胱上面则与子宫相邻。膀胱颈下方：男性有前列腺，女性为尿生殖膈。

小儿较成人高，排空时仍超出耻骨联合之上，成人位于骨盆内。临床上当膀胱充盈时，在耻骨联合上缘上方进行膀胱穿刺，不会伤及腹膜。

③ 形态：膀胱空虚时呈锥体状，可分膀胱尖、体、底、颈四部。

④ 血管：膀胱上、下动脉，膀胱上、下静脉。

（3）前列腺

① 形态：前列腺形如栗，质坚实。分底、体、尖三部，有前面、后面和两外侧面，其中后面平坦，正中有一前列腺沟。

② 毗邻：前列腺位于膀胱颈与尿生殖膈之间，前面有耻骨前列腺韧带使前列腺鞘与耻骨后面相连，后面借直肠膀胱膈与直肠壶腹相隔。直肠指检时。向前可扪及前列腺的大小、形态、硬度和前列腺沟。

③ 分区：前列腺按切片染色结果可分三个区，即移行区（良性前列腺增生好发区）、中央

区和外周区（前列腺癌好发区），还有一非腺性组织的纤维肌性基质。

④ 血供：前列腺的血供主要来自膀胱下动脉、输精管动脉、直肠下动脉、髂内动脉前干和脐动脉等。前列腺血供十分丰富，在行前列腺摘除手术时，彻底止血尤为重要。

（4）子宫

① 位置：子宫位于盆腔中部，膀胱与直肠之间，其位置随直肠和膀胱的充盈状态而变化。正常子宫位置呈前倾前屈位。

② 毗邻：子宫前面隔膀胱子宫陷凹与膀胱上面为邻，子宫颈阴道上部的前面借膀胱阴道隔与膀胱底相邻；子宫后面为直肠子宫陷凹，子宫颈和阴道穹后部隔此陷凹与直肠相邻；子宫两侧有输卵管、子宫阔韧带和卵巢固有韧带；子宫颈外侧，在阴道穹侧部上方有子宫主韧带。子宫阔韧带基底部有子宫血管。

③ 韧带

子宫阔韧带：为子宫两侧的双层腹膜皱襞。防止子宫侧屈。

子宫主韧带：于子宫颈两侧至骨盆侧壁，防止子宫下垂。

子宫圆韧带：起于子宫角和输卵管子宫口前下方，经阔韧带内向前外弯行，再经腹股沟深环，穿腹股沟管全长止于阴阜和大阴唇皮下。维持子宫前倾。

骶子宫韧带：起自宫颈上部的后面，向后绕过直肠两侧至骶骨前面。牵引子宫颈向后上。

④ 子宫动脉：起于髂内动脉，沿盆腔侧壁向前内下方入子宫阔韧带基底部，在子宫颈外侧约 2cm 处越过输尿管的前上方至子宫颈侧缘迂曲上行，沿途分支进入子宫壁，主干行至子宫角处分输卵管支、卵巢支，向下分阴道支。在行子宫切除术中，结扎子宫动脉时，应注意其与输尿管的解剖位置，以免损伤输尿管。

⑤ 子宫静脉：起于子宫阴道静脉丛，汇入髂内静脉。

⑥ 子宫神经：来自盆丛发出的子宫阴道丛。

⑦ 子宫淋巴：子宫底、体上部，大部分淋巴随卵巢血管上行注入腰淋巴结；子宫角附近的淋巴管沿子宫圆韧带注入腹股沟浅淋巴结；子宫体下部和子宫颈的淋巴管注入髂内、外淋巴结和髂总淋巴结等；故盆腔淋巴管之间广泛吻合，患子宫癌者可广泛转移。

（5）卵巢

① 位置：位于骨盆侧壁的卵巢窝内。卵巢上端近输卵管腹腔口，借卵巢悬韧带固定于盆腔侧壁；下端借卵巢固有韧带固定于子宫角；前缘借卵巢系膜连于子宫阔韧带，称卵巢系膜，系膜中份有卵巢门；后缘游离。

② 血管

卵巢动脉：由腹主动脉发出。

卵巢静脉：出卵巢后先形成静脉丛在逐渐汇合成两条卵巢静脉，左侧汇入左肾静脉，右侧注入下腔静脉。

（6）输卵管

① 位置和分部：位于子宫阔韧带上缘内，长 8 ~ 12cm，由内向外分四部：输卵管子宫部、输卵管峡、输卵管壶腹和输卵管漏斗。输卵管峡部腔窄，壁厚，发炎时易堵塞，为输卵管结扎常用部位。

② 输卵管血管：输卵管由子宫动脉的输卵管支和卵巢动脉分支供血，吻合广泛；静脉一部分汇入卵巢静脉，另一部分汇入子宫静脉。

（二）会阴部

1. 会阴部

观察会阴部标本，理解会阴的定义和分区。

（1）定义：是指盆膈以下封闭骨盆下口的全部软组织。

（2）分区：通过两侧坐骨结节之间的连线，分为前方的尿生殖区和后方的肛区。

2. 肛区（图 – 系 –32）

（1）肛管：长约 4cm，上续直肠，向后下绕尾骨尖终于肛门。

① 肛门内括约肌：直肠壁环行肌增厚，无括约作用，协助排便。

② 肛门外括约肌：环绕肛管，按纤维位置分皮下部、浅部和深部。

（2）坐骨直肠窝（图 – 局 –19）

① 境界：位于肛管两侧，为尖朝上、底朝下的锥形间隙。

前壁：会阴浅横肌，尿生殖膈后缘。

后壁：骶结节韧带，臀大肌下缘。

内侧壁：肛提肌、盆膈下筋膜和肛门外括约肌。

外侧壁：坐骨结节内侧面、闭孔内肌及筋膜。

窝尖：由盆膈下筋膜和闭孔筋膜汇合形成。

窝底：肛门两侧的皮肤和浅筋膜。

② 阴部管：坐骨结节内方约 3cm 处，有筋膜鞘称阴部管，内有阴部内血管、阴部神经。临床上阴部神经麻醉时，进针应在坐骨结节与肛门连线中点，经皮刺向坐骨棘下方。此窝内脂肪多，血供差，易感染造成脓肿或肛瘘。

3. 尿生殖区

也称尿生殖三角，男性有尿道通过，女性有尿道、阴道通过。

（1）皮肤浅筋膜

① 皮肤：薄，有阴毛，富含汗腺、皮脂腺。

② 浅筋膜：脂肪很少，呈膜状，称会阴浅筋膜或 Colles 筋膜。此筋膜前接阴囊肉膜、阴茎浅筋膜、腹前壁浅筋膜深层；两侧附着于耻骨弓、坐骨结节；后在会阴浅横肌后缘与生殖膈上、下筋膜愈合。

（2）深筋膜：分浅、深两层，称尿生殖膈下、上筋膜。尿生殖膈上、下筋膜及两层间封闭的会阴深横肌和尿道括约肌（尿道阴道括约肌），构成尿生殖膈，参与封闭骨盆下口。

（3）筋膜间隙与男性尿道损伤

① 会阴浅隙：位于会阴浅筋膜与尿生殖膈下筋膜之间，此隙向前开放，除内有会阴浅横肌、球海绵体肌、坐骨海绵体肌 、阴部神经分支、阴部动脉分支及伴行静脉外，男性有阴茎脚、尿道球及其内的尿道；女性尚有尿道、阴道下部、阴蒂脚、前庭球和前庭大腺。

② 会阴深隙：位于尿生殖膈上、下筋膜间，其内除会阴深横肌、阴部神经分支、阴部动脉分支及伴行的静脉外，男性尚有尿道膜部、尿道球腺；女性还有尿道及阴道下部。

③ 男性尿道损伤：当尿道球断裂时，会阴浅隙尿外渗，尿液先进入会阴浅隙，继而阴囊、阴茎包皮下肿胀，向上至腹壁浅、深筋膜之间形成尿潴留，但不能入盆腔内；当尿道膜部断裂时，尿液渗入会阴深隙，此隙为封闭不易扩散。

（4）会阴中心腱：又称会阴体。男性位于肛门与阴囊根之间，女性位于肛门与阴道前庭后端之间，在矢状位上，呈楔形，尖朝上，底朝下，深 3 ~ 4cm。此腱由许多肌附着，具有加固盆底、承托盆内脏器的作用。

思考与讨论

1. 简述盆筋膜的来源和分布。
2. 简述子宫的位置及毗邻。维持子宫正常位置的韧带有哪些？
3. 简述坐骨肛门窝的边界及其内容。
4. 尿道球部破裂及尿道膜部破裂、尿液渗透有何不同？

（伏 辉）

实验六 脊 柱 区

实验目的

1. 了解脊柱区境界、分区；熟悉其常用的体表标志。
2. 熟悉脊柱区层次结构特点。
3. 熟悉脊柱区筋膜、肌、血管、神经的配布。
4. 熟悉骨纤维孔、骨纤维管的构成、通过结构及临床意义。
5. 掌握椎管的构成；熟悉腰神经通道的构成及临床意义。
6. 掌握椎管内容物。

实验材料

1. 骨架、椎骨标本。
2. 背部浅、深层标本。
3. 椎管打开（示脊髓和被膜）标本。
4. 腰部水平切标本。
5. 模型 脊柱模型。
6. 挂图 背肌及皮神经，胸腰筋膜（水平面），颈椎间孔及脊神经分支，脊髓及其被摸，脊髓被膜和脊膜腔。

注意事项

1. 在解剖标本上示教脊柱区重要三角的组成及层次、经过的结构。
2. 注意椎管内的内容物及硬膜外腔、腰穿部位与层次。

实验内容

1. 脊柱区境界分区及体表标志

结合挂图、标本观察脊柱区境界分区及体表标志。

2. 脊柱区层次结构

（1）皮肤：厚而移动小，有丰富毛囊、皮脂腺。

（2）浅筋膜：致密而厚，含较多脂肪，有许多纤维束与深筋膜相连，该区浅筋膜坚韧，腰区含脂肪多。

（3）深筋膜：项区和胸背区的深筋膜较薄弱；骶尾区的深筋膜与骶骨背面的骨膜相愈着；第 12 肋与髂嵴之间的深筋膜增厚，并分前、中、后三层，称为胸腰筋膜。

（4）肌层

① 浅层肌：斜方肌、背阔肌和腹外斜肌后部。

② 中层肌：肩胛提肌，上、下后锯肌。

③ 深层：夹肌、竖脊肌、横突棘肌等。

注意：脊柱区的肌形成的重要三角有枕下三角、听诊三角（也称肩胛旁三角，其内上界为斜方肌外下缘，外侧界为肩胛骨脊柱缘，下界为背阔肌上缘，听诊三角是背部听诊呼吸音最清晰的部位）、腰上三角和腰下三角。

（5）深部血管神经

① 血管

项区：主要由枕动、静脉，颈浅动、静脉，肩胛背动、静脉和椎动脉、椎静脉等供血与回流。

胸背区：由肋间动、静脉，胸背动、静脉，肩胛动、静脉供血与回流。

腰区：由腰动、静脉，肋下动、静脉供血与回流。

骶尾区：由臀上动、静脉，臀下动、静脉供血与回流。

② 神经：脊柱区的神经主要来自 31 对脊神经后支、副神经、胸背神经等。

（6）椎管：由椎骨的椎孔和骶管连结而成的骨纤维性管道，上接枕骨大孔，下达骶管裂孔。其前壁由椎体、椎间盘后面和后纵韧带构成；后壁由椎弓板、黄韧带和关节突关节构成；两侧壁由椎弓根和椎间孔构成。

（7）内容物

① 脊髓：脊髓上平枕骨大孔连延髓，下端平第 1 腰椎体下缘，小儿脊髓平第 3 腰椎，终丝止于尾骨体后面。

② 被膜：被膜由外至内为硬脊膜、蛛网膜、软脊膜。各膜间有一些间隙，如硬膜外隙、硬膜下隙和蛛网膜下隙等。

③ 脊神经根

行程和分段：可分为蛛网膜下隙段和硬膜外段。

与椎间孔和椎间盘的关系：脊神经根的硬膜外段较短，借硬脊膜鞘连于椎间孔周围，此段在椎间孔处容易受压。下腰部的脊神经根先在椎管的侧隐窝内斜向下方行走一段距离后，才紧贴椎间孔的上半出孔。

椎间盘向后外侧突出、黄韧带肥厚、椎体边缘及关节突骨质增生是造成椎间管和神经根管狭窄，压迫脊神经根的最常见原因，临床手术减压主要针对这些因素。

④ 脊髓的血管和脊神经脊膜支

动脉：来自椎动脉的脊髓前、后动脉和节段性动脉的根动脉。

静脉：脊髓表面有 6 条纵行静脉，彼此之间有许多交通支吻合，最后穿硬脊膜与椎内静脉丛吻合。

脊神经脊膜支：又称窦椎神经。窦椎神经自脊神经干发出后，与来自椎旁交感干的交感神经纤维一起，经椎间孔返回椎管内，分布于硬脊膜、脊神经根外膜和后纵韧带等处。

⑤ 椎静脉丛：分椎内静脉丛和椎外静脉丛，两者有广泛的交通。由于椎静脉丛不仅沟通上、下腔静脉系，而且与颅内有直接交通，故某些盆腔、腹腔和胸腔的感染、肿瘤或寄生虫卵等，可不经肺循环而直接通过椎静脉丛侵入颅内。

思考与讨论

1. 听诊三角由哪些结构围成？有何临床意义？
2. 何谓钩椎关节？有何临床意义？
3. 何谓硬膜外隙？硬膜外麻醉的层次是怎样的？
4. 脊神经根与椎间孔和椎间盘的关系如何？有何临床意义？

（张　洁）

实验七 上 肢

实验目的

1. 掌握上肢的重要骨性标志、重要血管的体表投影。
2. 掌握腋窝壁的组成和腋窝内容物的结构特点。
3. 掌握头静脉、贵要静脉的起始、行程汇入部位及临床应用。
4. 掌握肘窝的组成及其内容物的毗邻关系。
5. 掌握腕管的构成、通过的结构及临床意义。
6. 掌握手掌的层次结构。
7. 掌握手掌筋膜间隙及腱滑液鞘的结构。
8. 熟悉指髓的形态结构及临床意义。

实验材料

1. 上肢浅、深层标本。
2. 腋窝标本。
3. 手掌的浅、深层的解剖标本，手掌横断标本及掌浅弓、掌深弓及手指结构标本。

4. 模型　手掌层次模型。

5. 挂图　腋窝前壁的层次及内容，腋窝内容及臂丛组成，腋窝、乳房淋巴结，肩胛区的血管和神经，肘前区及前臂前区的浅层结构，腕前区深层结构，手部骨筋膜鞘及其内容，手部腱鞘及筋膜间隙，手指屈肌腱及腱鞘。

注意事项

1. 腋窝淋巴结多已去除。

2. 手掌结构于横断面上不太易区别，界限也不太清楚，参照挂图学习。

实验内容

1. 上肢境界分区、体表标志、体表投影

结合挂图、标本观察上肢分区、体表标志、体表投影。

2. 腋窝

腋窝的壁：锥体形腔隙，可分为 1 顶、1 底和 4 壁。

①顶：于骨架上观察，由锁骨中 1/3 段，第 1 肋外缘和肩胛骨上缘围成。

②前壁：为胸大肌、胸小肌、锁骨下肌和锁胸筋膜。

③后壁（图 – 局 –20）：为肩胛下肌、大圆肌、背阔肌和肩胛骨（三边孔、四边孔）。

④内侧壁：由前锯肌和上 4 位肋骨及肋间隙组成。

⑤外侧壁：为结节间沟、喙肱肌和肱二头肌。

⑥底：由皮肤、浅筋膜和腋筋膜构成。

（2）腋窝的内容：主要有臂丛、腋动脉、腋静脉、淋巴结群和疏松结缔组织等。

① 腋动脉：以胸小肌为标志分为 3 段：

第一段：位于胸小肌内侧，位置最深。前方有胸大肌和锁胸筋膜等覆盖；内侧有腋静脉等伴行；外侧与臂丛相邻。该段分支有胸上动脉。

第二段：位于胸小肌后方，臂丛包绕在腋动脉周围。该段主要分支有胸肩峰动脉和胸外侧动脉。

第三段：位于胸小肌下缘以下，位置较浅，由臂丛分支包绕。该段的腋动脉分支为旋肱前、后动脉及肩胛下动脉。

② 腋静脉：腋静脉与腋动脉伴行，位于动脉的前内侧，由于腋动、静脉被共同包绕在腋鞘内，此处血管外伤时，易发生腋动静脉瘘。

③ 臂丛：在腋窝臂丛围绕腋动脉形成内侧束、外侧束和后束 3 束。内侧束主要发出正中神经内侧头及尺神经；外侧束主要发出肌皮神经和正中神经外侧头；后束居腋动脉后方，主要发出桡神经、腋神经等分支。

④ 腋淋巴结：分 5 群：

外侧淋巴结：沿腋静脉远侧端排列。

胸肌淋巴结：沿胸外侧血管排列。

肩胛下淋巴结：沿肩胛下动脉及胸背神经排列。

中央淋巴结：位于腋窝底部中央。

尖淋巴结：沿腋静脉近侧端排列，其输出管汇合成锁骨下干。右侧注入右淋巴导管，左侧注入胸导管。

3. 臂部（图 – 局 –21）

（1）肱骨肌管：又称桡神经管。由肱三头肌与肱骨桡神经沟围成，管内有桡神经和肱深血管通过。

（2）桡神经血管束：由桡神经和肱深血管组成，行于肱骨肌管内。

4. 肘前区

（1）浅层结构

① 皮肤：薄而柔软。

② 浅筋膜：疏松，内有浅静脉和皮神经。在肱二头肌外侧有头静脉、前臂外侧有皮神经；内侧有贵要静脉、前臂内侧皮下神经。头静脉与贵要静脉之间有“Y”形肘正中静脉吻合。下方与前臂正中静脉吻合。

（2）深层结构：深筋膜上接臂筋膜，下连前臂筋膜，并有肱二头肌肌腱膜参与，此腱膜与肱二头肌肌腱交界处是触及肱动脉搏动和测血压听诊区。

（3）肘窝（图 – 局 –22）

① 境界：上界为肱骨内、外上髁连线；下外侧界为肱桡肌；下内侧界为旋前圆肌。

② 内容：中心结构为肱二头肌肌腱。肱二头肌肌腱内侧，主要有肱血管、正中神经；肱二头肌肌腱外侧，有桡神经及其分支。

5. 腕前区

介于前臂和手之间。

（1）浅层结构：皮肤薄而松弛，形成三条皮肤横纹。

（2）深层结构

① 腕掌侧韧带：前臂深筋膜向下延续，在腕前区增厚形成。

② 屈肌支持带：位于腕掌侧韧带深面，又名腕横韧带。是厚而坚韧的结缔组织带，内侧端附于豌豆骨和钩骨钩，桡侧端附于手舟骨和大多角骨。

③ 腕尺侧管：位于腕掌侧韧带与屈肌支持带间。有尺神经、尺动、静脉通过。

④ 腕管（图 – 局 –23）

构成：由屈肌支持带和腕骨沟共同构成。

内容：指浅屈肌腱及其腱鞘（4 条），指深屈肌腱及其腱鞘（4 条），拇长屈肌腱及其腱鞘（1 条），正中神经（扁平，紧贴屈肌支持带桡侧端的深面）。

⑤ 腕桡侧管：屈肌支持带桡侧端两层之间，有桡侧腕屈肌腱及腱鞘通过。

6. 手掌的层次结构

（1）皮肤：手掌侧面皮肤厚而致密，有丰富的汗腺，但无毛囊、皮脂腺。

（2）浅筋膜：浅筋膜内有较厚的脂肪垫，并有很多垂直的纤维隔将皮肤与掌腱膜相连，防止皮肤过于滑动以便握拳。

（3）深筋膜：手掌深筋膜浅层分为 3 部分。两侧部较薄弱，分别覆盖鱼际和小鱼际肌；中间部浅层增厚形成掌腱膜，深层包括位于骨间肌前面的骨间掌侧腱膜和覆盖在拇收肌表面的拇收肌筋膜。掌腱膜呈三角形，厚而坚韧，为纵横纤维交织成厚而坚韧且富有光泽的腱性结构。其近端与掌长肌腱相连，远端纵行纤维分为 4 束，分别止于第 2 ~ 5 指近节指骨底两侧。横行纤维位于纵行纤维的深面，二者交织成指蹼间隙。

（4）筋膜间隙：位于掌中间鞘深部，内有疏松结缔组织，被掌中隔分为外侧的鱼际间隙，内侧掌中间隙。

（5）手掌腱滑膜鞘：在解剖去除浅筋膜显示腱滑液鞘的标本上可见指浅、深屈肌腱鞘被单纯腱鞘包绕称尺侧囊，与小指腱鞘相续；在桡侧腱鞘称拇长屈肌腱鞘、远侧与拇指腱鞘相连。

7. 手指

在标本上观察指掌侧固有动脉、神经、腱纤维鞘及腱纽结构。

（1）指髓间隙：又称指髓。是指位于各指远节指骨远侧 4/5 段掌骨骨膜与指腹皮肤之间的间隙。此间隙密闭，诸多纤维隔连于将指髓内的脂肪和疏松结缔组织分成许多小叶。由于指髓内有丰富的指骨滋养血管和神经末梢，当指端感染、肿胀时，局部压力升高，压迫神经末梢引起剧烈疼痛；也可压迫滋养动脉，导致远节指骨远侧部坏死。此时，应及时行指端侧方切开引流术，需切断纤维隔，方能引流通畅。

（2）指腱鞘：包绕指浅、深屈肌的鞘管，由腱纤维鞘和腱滑膜鞘两部分构成。

思考与讨论

1. 腋腔后壁如何构成？有哪些神经、血管经何处通向肩胛骨背面？
2. 肱骨肌管由何结构构成？通过的血管、神经有哪些？
3. 肘窝内有哪些结构？
4. 掌中间隙的位置、境界及交通如何？

（张　慧）

实验八　下　肢

实验目的

1. 掌握下肢的境界、分区及重要的骨性标志。
2. 掌握大隐静脉的位置、走行以及属支。
3. 熟悉腹股沟浅淋巴结的分群、位置与引流范围。
4. 掌握梨状肌上、下孔通过的血管神经及排列。
5. 掌握坐骨神经的行程、分支及体表投影；了解臀部十字吻合。
6. 熟悉肌腔隙、血管腔隙组成和通过的结构。
7. 掌握股三角、收肌管、股鞘、股管的位置、组成及内容物的排列。
8. 掌握股环的概念及境界。
9. 掌握腘窝的境界、内容及排列；了解膝关节动脉网。
10. 掌握踝管的组成及内容。

实验材料

1. 臀部解剖标本。
2. 股前部的标本（显示股三角及内容物、股管的结构）。
3. 下肢浅层结构标本。
4. 下肢深层结构标本。
5. 踝管标本、足标本。
6. 挂图 臀部血管神经，腹股沟浅淋巴结，下肢皮神经，肌腔隙与血管腔隙，臀部与股后区的血管神经，腘窝及其内容，膝关节动脉网，小腿的血管神经，踝后区内侧面与足底。

注意事项

1. 腹股沟淋巴结多已去除。
2. 注意观察肌腔隙、血管腔隙与股三角内容的关系。

实验内容

1. 下肢境界、分区、体表标志、体表投影

结合挂图、标本观察下肢境界、分区、体表标志和体表投影。

2. 臀部

（1）臀肌分三层。

浅层：臀大肌、阔筋膜张肌。

中层：臀中肌、梨状肌、闭孔内肌腱、股方肌。

深层：臀小肌、闭孔外肌。

（2）梨状肌上、下孔及穿行结构（图 – 局 –24）

① 梨状肌上孔：自外向内依次为：臀上神经、臀上动脉和臀上静脉。

② 梨状肌下孔：自外向内依次为：坐骨神经、股后皮神经、臀下神经、臀下血管、阴部内血管和阴部神经。

（3）坐骨小孔及其穿行结构（图 – 局 –19）

坐骨小孔由骶棘韧带、坐骨小切迹和骶结节韧带围成，其间通过的结构由外侧向内侧依次为阴部内动、静脉和阴部神经。这些结构经坐骨小孔进入坐骨肛门窝，分布于会阴部的结构。

3. 股前内侧区的浅层结构

股前内侧区皮肤薄而柔软。翻开皮肤可见含量不同的浅筋膜脂肪，浅筋膜近腹股沟处分脂肪层和膜性层；在股部深筋膜广阔、坚韧致密，称阔筋膜，在股外侧面可见阔筋膜特别增厚成髂胫束；在耻骨结节下方可见阔筋膜转折形成卵圆形薄弱区称卵圆窝，大隐静脉经此入股静脉。

（1）大隐静脉（图 – 局 –12）：大隐静脉起于足背静脉弓内侧，经内踝前方，沿小腿内侧上行至大腿内侧，穿隐静脉裂孔注入股静脉，它是全身最长的浅静脉。大隐静脉根部可见 5 个主要属支汇入：① 腹壁浅静脉；② 旋髂浅静脉；③ 阴部外浅静脉；④ 股内侧浅静脉；⑤ 股外侧浅静脉。

当大隐静脉曲张而行高位结扎手术时要同时结扎上述 5 个属支，以免防止静脉曲张复发。

（2）腹股沟浅淋巴结：分两群：

① 上群：又称斜群沿腹股沟韧带下方排列，收集脐以下腹前外侧壁下部、臀区，外生殖器、会阴等。

② 下群：又称远侧群或纵群：沿大隐静脉末端排列。

4. 肌腔隙与血管腔隙

腹股沟韧带与髋骨之间，被髂耻弓（连于腹股沟韧带与髂耻隆起之间的韧带）分为外侧的肌腔隙和内侧的血管腔隙。是腹腔、盆腔与股前区的重要通道。

（1）肌腔隙

① 境界：前为腹股沟韧带；后外为髂骨；内为髂耻弓。

② 穿经结构：髂腰肌、股神经和股外侧皮神经。

（2）血管腔隙

① 境界：前界为腹股沟韧带；后界为耻骨梳韧带；外侧界为髂耻弓；内侧界为腔隙韧带。

② 穿经结构：股血管、股管、淋巴管和淋巴结。

5. 股三角的境界及内容物（图 – 局 –25）

位于股前区的上部，呈一底朝上，尖向下的三角形凹陷，下通收肌管。

（1）境界

上界：腹股沟韧带。

外侧界：缝匠肌内侧缘。

内侧界：长收肌内侧缘。

前壁：阔筋膜。

后壁：凹陷，由肌及其筋膜构成。

（2）内容物：从外至内依次为股神经、股鞘（股动脉、股静脉、股管及股深淋巴结群）。

股鞘：为腹横筋膜及髂筋膜经血管腔隙向下延伸并包绕股动脉、静脉，周围的筋膜鞘呈漏斗形，长 3 ~ 4cm，股鞘内有两个纵向纤维隔将分为外侧的股动脉、中间的股静脉、内侧的股管。

6. 股管及股环

（1）股管：股鞘内侧有一个长 1.5cm 的潜在性盲囊管，称股管，其上口为股环，与腹腔相通，被覆股环隔，上有腹膜。内有 1 ~ 2 个腹股沟深淋巴结。

（2）股环：呈卵圆形，前界为腹股沟韧带；后界为耻骨肌和筋膜；外侧界为股静脉；内侧界为陷窝韧带，当腹压增高，腹膜腔内容物经股环、股管突出于静脉裂孔称股疝。

7. 收肌管

（1）构成：前壁为收肌腱板和缝匠肌；外侧壁为股内侧肌；后壁为长收肌和大收肌。

（2）内容：隐神经（前）、股动脉和股静脉（后）。

8. 腘窝

（1）境界

① 外上界：股二头肌。

② 内上界：半腱肌和半膜肌。

③ 下外界：腓肠肌外侧头。

④ 下内界：腓肠肌内侧头。

⑤ 顶：腘筋膜。

（2）内容：由浅至深是胫神经、腘静脉和腘动脉。外上界有腓总神经；血管周围还有腘深淋巴结。

9. 踝管及其内容（图 – 局 –26）

（1）位置：踝管位于内踝后下方，为屈肌支持带与跟骨内侧面、内踝之间围成的管道。

（2）内容：踝管分为 4 个通道，其间通过的结构由前向后依次为：胫骨后肌肌腱及其腱鞘；趾长屈肌肌腱及其腱鞘；胫后动脉、静脉及胫神经踇长屈肌肌腱及其腱鞘。

踝管：是小腿后区与足底间的重要通道，小腿或足底感染时，可经踝管相互蔓延。因某种原因使踝管变狭窄时，有可能压迫踝管内容物，形成“踝管综合征”。

10. 足底（图 – 局 –26）

先从足外形观察足弓，后翻开皮，显出足底筋膜，在足跟可见特别厚的脂肪垫，去除浅筋膜可见跖腱膜，前分成 5 条腱膜带各附着于趾，后附着于跟结节，跖腱膜向深层发出两个筋膜隔，分别附着于第 1、第 5 跖骨，在足底形成 3 个骨筋膜间隙，将足底肌分内侧群、中间群和外侧群，去除足底腱膜可见：

（1）足底内侧神经、动脉、静脉、肌群。由内后至向前找寻。

（2）中间跖腱膜，趾短屈肌、蚓状肌。

（3）足底外侧神经、动脉、静脉、肌群。

思考与讨论

1. 穿经梨状肌下孔的结构有哪些？如何排列？
2. 股三角由哪些结构构成，有哪些内容？
3. 股管有何结构特点？股疝为什么容易嵌顿？
4. 腘窝由哪些结构构成？有哪些内容？
5. 踝管由哪些结构构成？有哪些内容？

（孙建永）

第三篇　断层解剖学

实验一　头部横断层解剖

实验目的

1. 熟悉头部断层解剖学的常用基线。

2. 掌握头部横断层上主要结构和形态特点的演变情况。

3. 掌握基底核、内囊及外囊在横断层的位置、形态。

4. 熟悉脑室和脑池在横断层上的表现。

5. 了解颌面部（眶、颞骨、鼻、鼻旁窦、咽、颅底、唾液腺、筋膜及筋膜间隙）的连续横断层解剖及其 CT、MRI 图像。

实验材料

1. 标本

（1）整脑和端脑的正中矢状切。

（2）在体的大脑镰和小脑幕。

（3）颅脑的连续横断层标本，层厚 10mm。

2. 模型

（1）基底神经核。

（2）脑室铸型。

3. 挂图　脑的正中矢状切及岛叶图、大脑半球上外侧面图、大脑半球内侧面图、脑底面图、脑的水平切图、脑的冠状切图、脑的内部结构图、小脑图、脑干腹侧及背侧面图、脑脊液循环模式图、硬脑膜及硬脑膜窦图。

4. CT 和 MRI 图像

（1）颅脑的连续横断层 CT 图像，层厚 5 ~ 10mm。

（2）颅脑的连续横断层 MRI T_1、T_2 加权像，层厚 5 ~ 10mm。

注意事项

首先，观察脑及其被膜的整体标本、模型和挂图，使脑沟、脑回、基底核、连合纤维、脑室和脑池等在脑海里形成立体概念。然后，模拟横断层标本的制作方法，在颅脑横断层标本上辨认脑沟和脑回等重要结构，对一些不清楚的结构可采取连续追踪的观察方法，或将横断层标本叠加起来使其恢复原来的整体状态，对有空腔的管道可用较软的细铁丝穿通来进行辨认。切忌“从断层到断层”，仅对一个个层面上结构的形态、位置及毗邻关系进行死记硬背，而要养成“从整体到断层，由断层再返回整体”的断层影像思维模式，重点是器官结构的形态及其位置、毗邻关系的连续性变化规律，以适应不同个体和不同锯切方法的需要。再者，基本掌握颅脑横断层标本后，在CT、MRI图像上与断层标本进行对照观察，了解内囊等器官结构在影像上的位置、形态及表现，从尸体过渡到活体，实现学习断层解剖的目的，为临床影像的定位诊断奠定坚实基础。

实验内容

（一）头部断层解剖学常用基线

画出下列头部常用基线：Reid 基线（Reid's base line, RBL），上眶耳线（supraorbitomeatal line , SML），眶耳线（orbitomeatal line, OBL），联合间线（intercommissural line）。

（二）触摸骨性标志

在活体上摸认下列标志结构：眉弓、额结节、顶结节、颧弓、翼点、乳突、枕外隆凸、上顶线等。

（三）头部连续横断层标本及 CT、MRI 图像观察

1. 经中央旁小叶上份的横断层面及 MRI 图像

主要结构：上矢状窦、大脑镰、中央旁小叶、顶上小叶、中央后回、中央沟、中央前回。

2. 经中央旁小叶中份的横断层面及 MRI 图像

主要结构：上矢状窦、大脑镰、辐射冠、中央旁小叶、顶上小叶、中央后回、中央沟、中央前回。

3. 经中央旁小叶下份的横断层面及 MRI 图像

主要结构：上矢状窦、大脑镰、辐射冠、中央旁小叶、顶上小叶、顶下小叶、中央后回、中央沟、中央前回、额中回、额上回。

4. 经半卵圆中心的横断层面及 MRI 图像（图 – 断 –01）

主要结构：上矢状窦、半卵圆中心、扣带回、楔前叶、顶上小叶、角回、中央后回、中央前回、额下回、额中回、额上回。

5. 经枕顶沟上份的横断层面及 MRI 图像（图 – 断 –02）

主要结构：扣带回、胼胝体、透明隔、侧脑室中央部、楔前叶、楔叶、角回、缘上回、中央后回、中央沟、中央前回。

6. 经枕顶沟下份的横断层面及 MRI 图像（图 – 断 –03）

主要结构：扣带沟、扣带回、外侧窝池、胼胝体膝、尾状核头、中央前回、内囊、中央后回、背侧丘脑、胼胝体压部、楔叶、直窦、大脑大静脉、豆状核。

7. 经室间孔的横断层面及 MRI 图像

主要结构：扣带回、胼胝体膝、透明隔、穹窿柱、屏状核、苍白球、背侧丘脑、第三脑室、尾状核尾、颞叶、视辐射、楔叶、直窦、小脑、内囊膝、外侧沟。

8. 经下丘的横断层面及 MRI 图像（图 – 断 –04）

主要结构：大脑中动脉、大脑外侧窝池、颞上回、大脑脚底、前连合、四叠体池、小脑半球、

下丘、海马、小脑蚓、直窦。

9. 经视交叉的横断层面及 MRI 图像

主要结构：直回、大脑中动脉、视交叉、额窦、侧脑室下角、鞍上池、海马、颞叶、小脑半球、小脑蚓、直窦。

10. 经小脑中脚的横断层面及 MRI 图像（图 – 断 –05）

主要结构：筛窦、视神经、鞍背、脑桥基底部、小脑中脚、横窦、小脑半球、小脑蚓、第四脑室、基底动脉。

11. 经内耳道的横断层面及 MRI 图像

主要结构：筛窦、颞叶、蝶窦、脑桥、前庭蜗神经、小脑蚓、脑桥小脑角池、垂体。

12. 经外耳道的横断层面及 MRI 图像（图 – 断 –06）

主要结构：鼻中隔软骨、下鼻甲、上颌窦、犁骨、外耳道、延髓、小脑半球、乳突窦、小脑蚓、第四脑室。

13. 经寰枕关节的横断层面及 MRI 图像

主要结构：下鼻甲、咬肌、颞肌、翼外肌、鼻咽、延髓、小脑半球、枕骨基底部。

14. 经寰枢正中关节的横断层面及 MRI 图像

主要结构：颞肌、翼内肌、咽、头长肌、颈内动脉、颈内静脉、脊髓、小脑半球。

15. 经枢椎椎体上份的横断层面及 MRI 图像

主要结构：上颌牙牙根、舌肌、咬肌、翼内肌、咽、头长肌、颈内动脉、颈内静脉、脊髓、腮腺。

16. 经枢椎椎体下份的横断层面及 MRI 图像

主要结构：下颌牙牙根、口咽、头长肌、颈内动脉、颈内静脉、脊髓、胸锁乳突肌。

17. 经第 3 颈椎椎体的横断层面及 MRI 图像

主要结构：下颌牙牙根、舌下腺、下颌下腺、咽腔、颈外动脉、颈内动脉、颈内静脉、二腹肌后腹、胸锁乳突肌、脊髓。

18. 经第 3、4 颈椎椎间旁的横断层面及 MRI 图像

主要结构：下颌骨、下颌下腺、颏舌肌、舌下腺、会厌谷、颈内静脉、颈内动脉、颈外静脉、椎动脉、胸锁乳突肌、脊髓。

思考与讨论

1. 简述颅脑横断层的常用基线及临床应用。
2. 简述半卵圆中心的位置、形成及影像上的表现。
3. 简述小脑幕的横断层面的解剖特点。

（徐四元）

实验二 头部矢状和冠状断层解剖

实验目的

1. 熟悉颅内主要结构在头部各冠状断面上的位置和形态。
2. 熟悉颅内主要结构在头部各矢状断面上的位置和形态。
3. 熟悉颅内主要结构的 MRI 图像。

实验材料

1. 标本
（1）整脑和脑的正中矢状切。
（2）在体的大脑镰和小脑幕。
（3）颅脑的连续矢状断层标本，层厚 10mm。
（4）颅脑的连续冠状断层标本，层厚 10mm。
2. 模型
（1）基底神经核。
（2）脑室铸型。
3. 挂图 脑的正中矢状切及岛叶、大脑半球上外侧面、大脑半球内侧面、脑底面、脑的水平切、脑的冠状切、脑的内部结构、小脑；脑干腹侧面、脑干背侧面、脑脊液循环模式、硬脑膜及硬脑膜窦。
4. CT 和 MRI 图像
（1）颅脑的矢状 MRI 图像，层厚 5 ~ 10mm。
（2）颅脑的冠状 MRI 图像，层厚 5 ~ 10mm。

注意事项

首先，观察脑及其被膜的整体标本、模型和挂图，使脑沟、脑回、基底核、连合纤维、脑室和脑池等在脑海中形成立体概念。然后，模拟矢、冠状断层标本的制作方法，在颅脑矢状断层标本和冠状断层标本上分别辨认脑沟、脑回等主要结构，对一些不清楚的结构可采取连续追踪的观察方法，或将矢、冠状断层标本叠加起来使其恢复原来的整体状态，对有空腔的管道可用较软的细铁丝穿通来进行辨认。切忌“从断层到断层”，仅对一个个层面上的结构进行死记硬背；而要养成“从整体到断层，由断层再返回整体”的断层影像思维模式，重点是器官结构的形态及其位置、毗邻关系的连续性变化规律，以适应不同个体和不同锯切方法的需要。再者，基本掌握颅脑的矢、冠状断层标本后，在 MRI 图像上与断层标本进行对照观察，了解基底核区及内囊等重要结构在影像上的位置、形态及表现，从尸体过渡到活体，实现学习断层解剖的目的，为临床影像的定位诊断奠定坚实基础。

实验内容

（一）触摸骨性标志

在活体上摸认下列标志结构：眉弓，额结节，顶结节，颧弓，乳突，枕外隆凸，上顶线。

（二）头部连续冠状断层标本及 CT、MRI 图像观察

1. 经鸡冠的冠状层面及 MRI 图像

主要结构：额上回、额中回、上矢状窦、泪腺、筛窦、鸡冠、鼻中隔、上颌窦。

2. 经上颌窦中份的冠状层面及 MRI 图像（图 – 断 –37）

主要结构：上矢状窦、额上回、额中回、额下回、辐射冠、扣带回、视神经、上颌窦、中鼻甲、下鼻甲、舌。

3. 经上颌窦后份的冠状层面及 MRI 图像

主要结构：上矢状窦、额上回、额中回、额下回、辐射冠、眶回、筛窦、中鼻甲、下鼻甲、上颌窦、鼻中隔、舌内肌。

4. 经胼胝体膝的冠状层面及 MRI 图像

主要结构：额上回、大脑镰、额中回、额下回、扣带回、胼胝体、颞肌、颞极、筛窦、中鼻甲、下鼻甲。

5. 经前床突的冠状层面及 MRI 图像（图 – 断 –38）

主要结构：大脑镰、额上回、额中回、扣带回、胼胝体、透明隔、侧脑室、尾状核头、豆状核、蝶窦、岛叶、外侧窝池。

6. 经视交叉的冠状层面及 MRI 图像

主要结构：侧脑室、扣带回、大脑前动脉、胼胝体、尾状核头、豆状核、背侧丘脑、视交叉、垂体、颈内动脉、蝶窦、鼻咽、咬肌、舌。

7. 经颞下颌关节的冠状层面及 MRI 图像（图 – 断 –39）

主要结构：胼胝体、侧脑室、穹窿柱、尾状核、豆状核、内囊、岛叶、第三脑室、视束、海马、海马旁回、咽、咬肌、翼内肌。

8. 经红核和黑质的冠状层面及 MRI 图像

主要结构：中央前回、中央后回、扣带回、缘上回、颞上回、颞中回、颞下回、胼胝体、侧脑室、穹窿体、豆状核、背侧丘脑、海马、海马旁回、脑桥、中脑水管、腮腺。

9. 经小脑中脚的冠状层面及 MRI 图像（图 – 断 –40）

主要结构：大脑镰、扣带回、胼胝体、侧脑室、穹窿体、背侧丘脑、颞上回、海马、海马旁回、环池、小脑中脚、中脑、枢椎齿突、枢椎椎体。

10. 经松果体的冠状层面及 MRI 图像

主要结构：辐射冠、缘上回、扣带沟、扣带回、胼胝体压部、外侧沟、海马、海马旁回、第四脑室、小脑中脚、乙状窦、延髓。

11. 经齿状核的冠状层面及 MRI 图像

主要结构：扣带沟、辐射冠、侧脑室后角、缘上回、颞叶、乙状窦、小脑扁桃体。

12. 经禽距冠的冠状层面及 MRI 图像（图 – 断 –41）

主要结构：上矢状窦、楔前叶、楔叶、顶枕沟、距状沟、舌回、枕颞内侧回。

13. 经小脑镰的冠状层面及 MRI 图像（图 – 断 –42）

主要结构：辐射冠、舌回、楔叶、距状沟、直窦、横窦、小脑半球。

14. 经距状沟中份的冠状层面及 MRI 图像

主要结构：上矢状窦、距状沟、枕外侧回、横窦、小脑、舌回、楔叶。

（三）头部连续矢状断层标本及 CT、MRI 图像观察像

1. 经颞下颌关节的矢状层面及 MRI 图像

主要结构：中央前回、中央沟、中央后回、顶叶、额叶、颞横回、外侧沟、颞上回、颞肌、颞中回、小脑、横窦。

2. 经鼓室的矢状层面及 MRI 图像（图 – 断 –31）

主要结构：中央沟、中央后沟、顶叶、额中回、辐射冠、外侧沟、颞叶、眼球、颞肌、上颌窦、翼外肌、翼内肌、乙状窦。

3. 经颈静脉孔的矢状层面及 MRI 图像（图 – 断 –32）

主要结构：额中回、中央沟、岛叶、大脑中动脉、眼球、颞极、上颌窦、咽腔、下颌下腺、小脑半球、颈内动脉、枕叶、侧脑室下角、辐射冠、顶叶、额中回。

4. 经海马的矢状层面及 MRI 图像（图 – 断 –33）

主要结构：内囊、豆状核、眼球、视神经、海马、颈内动脉、上颌窦、口腔、横窦、侧脑室三角及脉络丛、辐射冠。

5. 经海绵窦的矢状层面及 MRI 图像（图 – 断 –34）

主要结构：中央沟、胼胝体、背侧丘脑、尾状核、胼胝体膝、额窦、视神经、筛窦、颈内动脉与海绵窦、小脑延髓池、侧脑室、顶枕沟、扣带回。

6. 经头部正中的矢状层面及 MRI 图像（图 – 断 –36）

主要结构：胼胝体、背侧丘脑、视交叉、蝶窦、垂体、额窦、会厌、舌下腺、枢椎、脊髓、小脑延髓池、距状沟、松果体、四叠体、穹窿体、楔叶、顶枕沟。

思考与讨论

1. 什么是辐射冠?
2. 简述中央沟在矢状层面上的识别方法。
3. 简述胼胝体的位置、分部及纤维联系。

（李建民）

实验三　脑血管的应用解剖

实验目的

1. 掌握脑血管的特点、脑动脉系统的组成。

2. 掌握颈内动脉的起源、走行、分段、主要分支和分布范围。

3. 掌握椎动脉的起始、分段、颅内主要分支和分布范围。

4. 掌握基底动脉的主要分支和分布范围。

5. 掌握大脑动脉环的组成、位置和功能。

6. 熟悉大脑静脉的组成和回流途径，大脑浅静脉、大脑深静脉的名称及收集范围，脑底动脉环的构成。

实验材料

1. 标本

（1）带脑血管的整脑（血管灌注）。

（2）带脑血管的正中矢状切（血管灌注）。

（3）颈深层结构和颅底（示椎动脉和颈内动脉）。

（4）颅脑的横断层面，层厚 10mm。

（5）颅脑的冠状层面，层厚 10mm。

2. 模型

（1）基底核区的血管分布。

（2）大脑浅静脉。

（3）大脑深静脉。

（4）脑底动脉环。

3. 挂图　头颈部深层的血管及神经，硬脑膜及硬脑膜窦，脑和脊髓的血管，大脑半球的动脉，脑底的动脉，颅内、外静脉及脑的静脉。

4. X 线、CT 和 MRI 图像

（1）颈内动脉和椎动脉造影的正、侧位 X 线片。

（2）颅脑的横断层 CT 图像，层厚 5 ~ 10mm。

（3）颅脑的矢、冠状断层 MRI 图像，层厚 5 ~ 10mm 。

注意事项

首先，观察脑血管的整体标本、模型和挂图，使颈内动脉、椎动脉和大脑动脉环等在脑海里形成立体概念。然后，模拟颅脑横断层和冠状断层标本的制作方法，在颅脑横断层和冠状断层标本上辨认颈内动脉、椎动脉和大脑动脉环等，对一些不清楚的结构可采用连续追踪的观察方法，或将横、冠状断层标本叠加起来使其恢复原来的整体状态，对有较大空腔的血管也可用较软的细铁丝穿通来进行辨认。切忌“从断层到断层”，仅对一个个层面上结构的形态、位置及毗邻关系进行死记硬背；而要养成“从整体到断层，由断层再返回整体”的断层影像思维模式，重点是器官结构的形态及其位置、毗邻关系的连续性变化规律，以适应不同个体和不同锯切方法的需要。再者，基本掌握脑血管的分布和横、冠、矢状断层标本后，在脑血管造影 X 线片和 CT、MRI 图像上与标本进行对照观察，了解颈内动脉和椎动脉等在影像上的位置、形态及表现，从尸体过渡到活体，实现学习断层解剖的目的，为临床脑血管瘤等的影像定位诊断奠定坚实的基础。

实验内容

（一）脑的动脉

包括：颈内动脉、大脑前动脉、大脑中动脉、脉络丛前动脉、后交通动脉、前交通动脉、椎动脉、基底动脉、小脑下后动脉、小脑下前动脉、小脑上动脉、脑桥动脉、大脑后动脉和大脑动脉环。

（二）脑的静脉

包括：大脑上静脉、大脑中静脉、大脑下静脉、大脑内静脉、大脑大静脉、基底静脉和基底静脉环。

（三）脑血管造影 X 线片

包括：颈内动脉、椎动脉、大脑前动脉、大脑中动脉、脉络丛前动脉、后交通动脉、大脑后动脉、小脑上动脉和脑桥动脉。

（四）颅脑的横断层、冠状断层

包括：颈内动脉、大脑前动脉、大脑中动脉、椎动脉、基底动脉和大脑后动脉。

（五）在阅片灯上，利用 MR T_2 加权（横、矢、冠）图像，对照辨认

包括：颈内动脉，椎动脉，大脑前、中、后动脉的各种表现。

思考与讨论

1. 什么是大脑动脉环？
2. 什么是静脉角？
3. 简述脑的动脉的供应特点。
4. 简述颈内动脉的行程、分段和分支。

（周启良）

实验四 颈部断层解剖

实验目的

1. 掌握颈部连续横断层解剖。
2. 掌握喉和甲状腺的连续断层解剖。
3. 掌握颈部颈筋膜和筋膜间隙。
4. 熟悉颈部连续矢、冠状断层解剖。
5. 熟悉颈部重要器官的 CT、MRI 图像。

实验材料

1. 标本
（1）在体颈部（充分暴露颈深部结构）。
（2）寰枢关节（带软组织）。
（3）喉（整体、正中矢状切和后正中线切开）。
（4）颈部的连续横断层，层厚 10mm。
2. 模型
（1）喉软骨及其连结。
（2）喉腔。
3. 挂图 头颈正中矢状切、咽腔（后面观）、喉的软骨及韧带、喉腔及声带、喉内腔及喉口、颈深筋膜、甲状腺及甲状旁腺、颈根部。
4. CT 和 MRI 图像
（1）颈部横断层的 CT 图像，层厚 5 ~ 10mm。
（2）颈部横断层的 MRI 图像，层厚 5 ~ 10mm。
（3）颈部连续矢、冠状断层的 MRI 图像，层厚 5 ~ 10mm。

注意事项

首先，观察颈部的整体标本、模型和挂图，使喉、甲状腺和颈筋膜间隙等器官结构在脑海里形成立体概念。然后，模拟横断层标本的制作方法，在颈部横断层标本上辨认喉腔、喉内间隙和颈筋膜间隙等，对一些不清楚的结构可采用连续跟踪的观察方法，或将横断层标本叠加起来使其恢复原来的整体状态，对有空腔的管道可用较软的细铁丝穿通来进行辨认。切忌从“断层到断层”，仅对一个个层面上结构的形态、位置及毗邻关系进行死记硬背，而要养成“从整体到断层，由断层再返回整体”的断层影像思维模式，重点是器官、结构的形态及其位置、毗邻关系的连续性变化规律，以适应不同个体和不同锯切方法的需要。再者，基本掌握喉、甲状腺和颈筋膜间隙等的横断层标本后，在 CT 和 MRI 图像上与断层标本进行对照观察，了解喉、甲状腺和颈筋膜间隙等器官结构在影像上的位置、形态及表现，从尸体过渡到活体，实现学习断层解剖的目的，为临床影像的定位诊断奠定坚实基础。

实验内容

（一）标志性结构

在活体上摸认下列标志结构：舌骨、甲状软骨、环状软骨、胸锁乳突肌。

（二）颈部的断层标本及 CT、MRI 图像观察

1. 经舌骨大角的横断层面及 MRI 图像

主要结构：杓状会厌襞、喉咽、颈外动脉、颈内动脉、颈内静脉、梨状隐窝、胸锁乳突肌。

2. 经甲状软骨上缘的横断层面及 MRI 图像

主要结构：喉咽、梨状隐窝、杓状会厌襞、下颌下腺、颈内动脉、颈内静脉、脊髓、椎动脉、咽 后间隙。

3. 经甲状软骨中份的横断层面及 MRI 图像（图 – 断 –07）

主要结构：喉口、梨状隐窝、杓状会厌襞、会厌前间隙、甲状软骨板、咽后间隙、颈外静脉、颈 总动脉、颈内静脉。

4. 经甲状软骨下缘的横断层面及 MRI 图像

主要结构：声带、颈总动脉、颈内静脉、胸锁乳突肌、咽后间隙、脊髓、声门下腔。

5. 经环状软骨的横断层面及 MRI 图像（图 – 断 –08）

主要结构：声门下腔、颈总动脉、颈内静脉、胸锁乳突肌、椎动脉、脊髓、环状软骨、咽后间隙。

6. 经环状软骨下缘的横断层面及 MRI 图像

主要结构：气管、甲状腺、颈总动脉、颈内静脉、胸锁乳突肌、椎动静脉、脊髓、食管。

7. 经甲状腺峡部的冠状层面及 MRI 图像

主要结构：下颌下腺、声门、声门下腔、甲状腺、舌骨、前庭襞、喉室、声襞。

8. 经甲状腺侧叶后部的冠状层面及 MRI 图像

主要结构：鼻咽、下颌下腺、气管、甲状腺、喉前庭、舌骨大角、甲状腺上动脉、舌动脉。

9. 经颈部正中的矢状层面及 MRI 图像（图 – 断 –36）

主要结构：舌、会厌谷、会厌、鼻咽、口咽、气管、食管、前庭襞、声带肌、喉室。

思考与讨论

1. 简述颈部横断层的解剖特点。
2. 简述横断层上甲状腺的形态、毗邻结构及变化规律。

（孙建永）

实验五　胸部断层解剖

实验目的

1. 掌握上纵隔主要管道排列及其在断面上的变化规律。
2. 掌握纵隔连续横断层上主要结构的形态特点。
3. 掌握肺内主要管道排列及其在断面上的变化规律。
4. 掌握肺段的概念，左、右肺段的名称，肺段管道的应用解剖。
5. 掌握肺段支气管的断层表现，在横断面上划分肺段的标志性结构及肺段在主要层面上的分布。
6. 掌握肺段在连续横断层上的划分。
7. 熟悉胸部各冠状断面和矢状断面上的主要结构的位置和形态。
8. 熟悉纵隔（大血管、主动脉肺动脉窗、心包隐窝、心）及肺的 CT、MRI 图像。

实验材料

1. 标本
（1）在体纵隔（打开心包、去肺）。
（2）纵隔侧面观，游离心（打开心腔）。
（3）游离左、右肺（示肺门结构）。
（4）在体肺（示胸膜、肺韧带和肋膈隐窝）。
（5）支气管树。
（6）肺动脉和肺静脉的管道铸型。
（7）胸部肺的连续横断层，层厚 10mm。
（8）纵隔的连续横断层 , 层厚 10mm。
2. 模型
（1）纵隔侧面观（示肺根结构、肋膈隐窝）。
（2）肺段。
3. 挂图　心的位置、纵隔（左、右侧面观）、体腔后壁的静脉和胸导管、右心房和右心室内腔、左心房和左心室内腔、气管及支气管淋巴结、心包及心的体表投影、肺的内侧面、支气管及肺段、肺和胸膜、胸膜及肺的体表投影。
4. X 线、CT 图像、MRI 图像
（1）胸部的 X 线正位片。
（2）胸部纵隔窗的 CT 横断层图像 , 层厚 5 ~ 10mm。
（3）胸部肺窗 CT 的横断层图像，层厚 5 ~ 10mm
（4）胸部 MRI 横断层图像 , 层厚 5 ~ 10mm。

注意事项

首先，观察纵隔与肺和胸膜的整体标本、模型和挂图，使纵隔内的大血管、淋巴结和肺内的管道、肺段等器官结构在脑海中形成立体概念。然后，模拟横断层标本的制作方法，在胸部横断层标本上辨认纵隔内的血管、淋巴结和肺内支气管及血管、肺段等重要结构，对一些不清楚的结构可采取连续跟踪的观察方法，或将横断层标本叠加起来使其恢复原来的整体状态，对有空腔的管道可用较软的细铁丝穿通来进行辨认。切忌从“断层到断层”，仅对一个个层面上结构的形态、位置及毗邻关系进行死记硬背；而要养成“从整体到断层，由断层再返回整体”的断层影像思维模式，重点是器官、结构的形态及其位置、毗邻关系的连续性变化规律，以适应不同个体和不同锯切方法的需要。再者，基本掌握胸部横断层标本后，在 CT 的纵隔窗、肺窗和 MRI 图像上与断层标本进行对照观察，了解主动脉肺动脉窗、肺裂、肺门和肋膈隐窝等器官结构在影像上的位置、形态及表现，从尸体过渡到活体，实现学习断层解剖的目的，为临床影像的定位诊断奠定坚实基础。

实验内容

（一）触摸骨性标志

在活体摸认下列结构：颈静脉切迹、胸骨角、剑突、乳头、肋弓、肋和肋间隙。

（二）胸部连续横断层面标本及 CT、MRI 图像观察

1. 经隆椎椎体的横断层面及 CT 图像

主要结构：气管、食管、甲状腺、颈总动脉、椎动脉、椎静脉、脊髓、隆椎椎体、中后斜角肌、前斜角肌、胸锁乳突肌。

2. 经第 1 胸椎椎体的横断层面及 CT 图像

主要结构：气管、椎间盘、脊髓、颈内静脉、颈总动脉、臂丛、第 1 肋骨、肩胛冈、肱骨头、甲状腺。

3. 经肺尖的横断层面及 CT 图像

主要结构

（1）纵隔区：右颈内静脉、右颈总动脉、甲状腺、气管、食管、第 1 胸椎椎体、脊髓、第 2 肋骨、第 1 肋骨、胸骨甲状肌。

（2）肺区：气管、左肺尖、右肺尖。

4. 经第 2 胸椎椎体的横断层面及 CT 图像

主要结构

（1）纵隔区：气管、食管、第 2 胸椎椎体、脊髓、左锁骨下动脉、左颈总动脉、左头臂静 脉、胸骨柄。

（2）肺区：气管、左肺尖、右肺尖。

5. 经颈静脉切迹的横断层面及 CT 图像

主要结构

（1）纵隔区：右头臂静脉、胸骨柄、头臂干、左头臂静脉、气管、左颈总动脉、左锁骨下动脉、

食管、第3胸椎椎体上份、脊髓。

（2）肺区：气管、左肺上叶尖后段、右肺上叶尖段。

6. 经胸肋结合上缘的横断层面及CT图像（图－断－09）

主要结构

（1）纵隔区：右头臂静脉、胸骨柄、左头臂静脉、头臂干、左颈总动脉、左锁骨下动脉、气管、食管、第3胸椎椎体、脊髓。

（2）肺区：气管、左肺上叶尖后段、右肺上叶尖段。

7. 经主动脉弓的横断层面及CT图像

主要结构

（1）纵隔区：胸骨、上腔静脉、主动脉弓、食管、气管、第4胸椎椎体、脊髓。

（2）肺区：气管、左肺上叶前段、左肺上叶尖后段、右肺上叶后段、右肺上叶尖段、右肺上叶前段。

8. 经主动脉肺动脉窗的横断层面及CT图像

主要结构

（1）纵隔区：升主动脉、上腔静脉、气管、奇静脉弓、食管、胸主动脉、第5胸椎椎体。

（2）肺区：气管、左肺上叶前段、左肺上叶尖后段、左肺斜裂、左肺下叶上段、右肺上叶后段、右肺上叶前段。

9. 经气管杈的横断层面及CT图像（图－断－10）

主要结构

（1）纵隔区：升主动脉，上腔静脉，左肺动脉，左主支气管，右主支气管，奇静脉，食管，胸主动脉，第5、6胸椎间椎间盘。

（2）肺区：右肺上叶尖段支气管、右肺上叶支气管、右主支气管、左主支气管、左肺上叶前段、左肺上叶尖后段、左肺斜裂、左肺下叶上段、右肺下叶上段、右肺斜裂、右肺上叶后段、右肺上叶前段。

10. 经肺动脉杈的横断层面及CT图像（图－断－11）

主要结构

（1）纵隔区：升主动脉，肺动脉干，右肺动脉，上腔静脉，左、右主支气管，左肺动脉，食管，胸主动脉，奇静脉，第6胸椎椎体。

（2）肺区：右肺上叶前段支气管、右肺上叶后段支气管、右肺上叶支气管、左主支气管、右主支气管、左肺上叶尖段支气管、左肺上叶前段、左肺上叶尖后段、左肺斜裂、左肺下叶上段、右肺下叶上段、右肺斜裂、右肺上叶后段、右肺上叶前段。

11. 经左肺上叶支气管的横断层面及CT图像

主要结构

（1）纵隔区：升主动脉、肺动脉干、右肺动脉、上腔静脉、右上肺静脉、中间支气管、左上肺静脉、左肺上叶支气管、左主支气管、食管、奇静脉、胸主动脉、第6胸椎椎体、脊髓。

（2）肺区：中间支气管、左肺上叶支气管、左肺上叶前段、左肺上叶尖后段、左肺下叶上段、右肺下叶上段、右肺上叶后段、右肺上叶前段。

12. 经主动脉窦的横断层面及CT图像（图－断－12）

主要结构

（1）纵隔区：右心室、升主动脉、右心房、左上肺静脉、左心房、右上肺静脉、右肺中叶支气管、右肺下叶动脉、食管、左下肺静脉、左肺下叶支气管、胸主动脉、奇静脉、第 7 胸椎椎体、脊髓。

（2）肺区：右肺中叶支气管、右肺下叶支气管、右肺下叶上段支气管、左肺下叶支气管、左肺下叶上段支气管、左肺上叶上舌段、左肺下叶上段、左肺下叶下段、右肺下叶上段、右肺中叶外侧段、右肺上叶前段。

13. 经左、右下肺静脉横断层面及 CT 图像

主要结构

（1）纵隔区：右心室、升主动脉、右心房、左心房、右下肺静脉、食管、左下肺静脉、胸主动脉、奇静脉、第 8 胸椎椎体、脊髓。

（2）肺区：左肺上叶上舌段、左肺下叶基底段支气管、左肺下叶内侧前底段、左肺下叶外侧底段、左肺下叶后底段、右肺下叶后底段、右肺下叶外侧底段、右肺下叶内侧底段、右肺下叶基底段支气管、右肺下叶前底段、右肺中叶外侧段、右肺中叶内侧段。

14. 经四腔心的横断层面及 CT 图像（图 – 断 –13）

主要结构

（1）纵隔区：右心室，室间隔，左心室，右心房，左心房，食管，胸主动脉，奇静脉，第 8、9 胸椎间椎间盘，脊髓。

（2）肺区：左肺上叶下舌段、左肺下叶内侧前底段、左肺下叶外侧底段、左肺下叶后底段、右肺下叶后底段、右肺下叶内侧底段、右肺下叶外侧底段、右肺下叶前底段、右肺中叶外侧段、右肺中叶内侧段。

15. 经三腔心的横断层面及 CT 图像（图 – 断 –14）

主要结构

（1）纵隔区：左心室、室间隔、右心室、右心房、左心房、下腔静脉、食管、奇静脉、胸主动脉、第 9 胸椎椎体、脊髓。

（2）肺区：左肺上叶下舌段、左肺下叶内侧前底段、左肺下叶外侧底段，左肺下叶后底段、右肺下叶后底段、右肺下叶内侧底段、右肺下叶外侧底段、右肺下叶前底段、右肺中叶外侧段、右肺中叶内侧段。

16. 经膈腔静脉孔的横断层面及 CT 图像

主要结构

（1）纵隔区：左心室，室间隔，右心室，右心房，下腔静脉，食管，、胸主动脉，奇静脉，第 9、10 胸椎间椎间盘。

（2）肺区：左肺上叶下舌段、左肺下叶内侧前底段、左肺下叶外侧底段、左肺下叶后底段、右肺下叶后底段、右肺下叶内侧底段、右肺下叶外侧底段、右肺下叶前底段、右肺中叶外侧段、右肺中叶内侧段。

17. 经膈食管裂孔的横断层面及 CT 图像

主要结构

（1）纵隔区：肝，下腔静脉，食管，胸主动脉，第 10、11 胸椎间椎间盘。

（2）肺区：左肺下叶前底段、左肺下叶外侧底段、左肺下叶后底段、右肺下叶后底段、右肺下叶外侧底段、右肺下叶前底段、右肺中叶内侧段。

（三）胸部连续冠状层面标本及 CT、MRI 图像观察

1. 经骨柄的冠状层面及 CT 图像（图 – 断 –37）

主要结构

（1）纵隔区：胸骨柄、右心室、左心室、肝。

（2）肺区：左肺上叶前段、左肺上叶上舌段、左肺上叶下舌段、右肺中叶、右肺上叶前段。

2. 经升主动脉前壁的冠状层面及 CT 图像

主要结构

（1）纵隔区：左头臂静脉、升主动脉、肺动脉干、右心房、右心室、左心室、胃腔、肝。

（2）肺区：左肺上叶、左肺上叶舌段、左肺下叶、右肺下叶、右肺中叶、右肺上叶 。

3. 经主动脉口的冠状层面及 CT 图像（图 – 断 –38）

主要结构

（1）纵隔区：上腔静脉、头臂干、左颈总动脉、升主动脉、肺动脉、左心室、右心室、右心房、胃腔、肝。

（2）肺区：左肺上叶、左肺上叶舌段、左肺下叶、右肺下叶、右肺中叶、右肺上叶 。

4. 经肺动脉杈的冠状层面及 CT 图像（图 – 断 –39）

主要结构

（1）纵隔区：右颈总动脉、气管、左颈总动脉、左锁骨下动脉、头臂干、主动脉弓、上腔静脉、肺动脉干、左心室，右心房。

（2）肺区：气管、左肺上叶、左肺上叶舌段、左肺下叶、右肺下叶、右肺中叶、右肺上叶。

5. 经气管杈的冠状层面及 CT 图像

主要结构

（1）纵隔区：气管、主动脉弓、奇静脉弓、右主支气管、左主支气管、左肺动脉、左心房、食管。

（2）肺区：右主支气管、左主支气管、中间支气管、左肺上叶、左肺下叶、右肺下叶、右肺上叶。

6. 经胸主动脉前壁的冠状层面及 CT 图像（图 – 断 –40）

主要结构

（1）纵隔区：主动脉弓、食管、左主支气管、左肺下叶动脉、左肺下叶支气管、胸主动脉。

（2）肺区：左主支气管、左肺上叶、左肺下叶、右肺下叶，右肺上叶。

7. 经胸主动脉后壁的冠状层面及 CT 图像

主要结构

（1）纵隔区：脊髓、胸主动脉、脾、肝。

（2）肺区：左肺上叶、左肺下叶、右肺下叶、右肺上叶。

8. 经胸椎椎体后部的冠状层面及 CT 图像（图 – 断 –41）

主要结构

（1）纵隔区：脊髓、膈、脾、肝。

（2）肺区：左肺上叶、左肺下叶、右肺下叶、右肺上叶。

（四）胸胸部连续矢状层面标本及 CT、MRI 图像观察

1. 经左第 3 肋中份的矢状层面及 CT 图像

主要结构：肩胛骨、肋骨、膈 、左肺上叶、左肺上叶舌段、斜裂、左肺下叶。

2. 经左第 2 肋中份的矢状层面及 CT 图像

主要结构：肩胛骨、肋骨、膈、乳腺、左肺上叶、左肺上叶舌段、斜裂、左肺下叶。

3. 经左第 1 肋外侧份的矢状层面及 CT 图像

主要结构：锁骨、肋骨、左肺下叶动脉、左心室、膈、胃腔、左肺上叶、左肺上叶尖后段支气管、左肺上叶支气管、左肺下叶支气管、左肺下叶后底段支气管、左肺下叶。

4. 经左肺门的矢状层面及 CT 图像

主要结构：左心室、右心室、左上肺静脉、左肺动脉、左下肺静脉、左肺上叶、左肺上叶支气管、左肺下叶支气管、左肺下叶上段支气管、左肺下叶。

5. 经肺动脉干的矢状层面及 CT 图像（图 – 断 –35）

主要结构：主动脉弓、左肺动脉、左主支气管、肺动脉干、胸主动脉、左心房、升主动脉、右心室、左主支气管、左肺上叶。

6. 经胸骨正中的矢状层面及 CT 图像（图 – 断 –36）

主要结构：左头臂静脉、头臂干、气管、食管、右肺动脉、升主动脉、气管、食管、右肺下叶。

7. 经上腔静脉的矢状层面及 CT 图像（图 – 断 –34）

主要结构：头臂干、上腔静脉、奇静脉、右主支气管、升主动脉、右心房、下腔静脉、右肺上叶、右主支气管、右肺上叶前段、右肺下叶。

8. 经右肺门的矢状层面及 CT 图像

主要结构：右肺上叶动脉、右肺动脉、右上肺静脉、右心房、右下肺静脉、肝、右头臂静脉、右肺上叶、右肺上叶尖段支气管、右肺上叶支气管、右肺中叶支气管、右肺下叶支气管、右肺下叶、右肺中叶。

9. 经右第 1 肋外侧份的矢状层面及 CT 图像

主要结构：锁骨、肋骨、肝、右肺上叶、水平裂、右肺中叶、斜裂、右肺下叶 。

10. 经右第 2 肋中份的矢状层面及 CT 图像（图 – 断 –32）

主要结构：肩胛骨、锁骨、乳腺、肝、右肺上叶、水平裂、斜裂、右肺中叶、右肺下叶。

11. 经右第 3 肋中份的矢状层面及 CT 图像（图 – 断 –31）

主要结构：肩胛骨、肋骨、肝、右肺上叶、水平裂、右肺中叶、斜裂、右肺下叶。

思考与讨论

1. 简述奇静脉食管隐窝（奇食隐窝）。
2. 简述胸骨角平面的标志性意义。
3. 简述主动脉肺动脉窗的位置、结构、交通及临床意义。
4. 简述横断层面上斜裂的位置、变化规律及临床意义。

（谢应桂）

实验六 腹部断层解剖

实验目的

1. 掌握上腹部的连续横断层解剖；熟悉其 CT、MRI 图像。

2. 掌握肝段的概念、划分法、肝裂在横断层上的识别、肝段在典型横断层上的划分；熟悉其 B 超、CT、MRI 图像。

3. 掌握胰、肝外胆道的横断层解剖及其 CT 图像。

4. 熟悉其上腹部的矢、冠状连续断层解剖及其 MRI 图像；膈下间隙的横、矢和冠状断层解剖；腹膜后间隙的分区、主要结构和交通（重点是肾、肾上腺、肾筋膜的附着及肾周间隙的横向和纵向通连）。

实验材料

1. 标本

（1）在体肝、肝外胆道、胰、肾上腺、肾、脾、门腔间隙和腹膜后隙。

（2）游离肝、胰、脾、十二指肠及肝外胆道（示胰管和十二指肠大乳头）。

（3）游离肾和肾冠状切，左、右肾上腺。

（4）肝内管道铸型。

（5）上腹部的连续横断层面，层厚 10mm。

2. 模型

（1）肝段。

（2）肝内胆管。

（3）门腔间隙、腹膜后隙。

3. 挂图　肝、肝段及肝内管道、腹上部器官及腹腔动脉、腹腔正中矢状切、十二指肠和胰、肾的位置及毗邻、右肾额状切、肾筋膜模式图、胸腺及肾上腺、脾、腹后壁。

4. CT 和 MRT 图像

（1）上腹部横断层 CT 图像，层厚 5 ~ 10mm。

（2）上腹部横断层 MRT 图像，层厚 5 ~ 10mm。

注意事项

首先，观察肝、肝外胆道、胰、门腔间隙、肾、肾上腺、脾和腹膜后隙的整体标本、模型和挂图，使肝内管道、肝段、钩突、胆总管和肾筋膜等在脑海里形成立体概念。然后，模拟横断层标本的制作方法，在上腹部肝、胰、脾、肾的横断层标本上辨认肝静脉、肝门静脉及其分支、肝段、钩突、胆总管和肾筋膜等器官结构，对一些不清楚的结构可采用连续跟踪的观察方法，或将横断层标本叠加起来使其恢复原来的整体状态，对有空腔的管道可用较软的细铁丝穿通来进行辨认。切忌“从断层到断层”，仅对一个个层面上结构的形态、位置及毗邻关系进行死记硬背，而要养成“从整体到断层，由断层再返回整体”的断层影像思维模式。重点是器官、结构的形态及其位置、毗邻关系的连续性变化规律，以适应不同个体和不同锯切方法的需要。再者，基本掌握肝、胰、肾和腹膜后隙的横断层标本后，在 CT、MRI 图像上与断层标本进行对照观察，了解肝静脉、肝段、肝门静脉左支、肝门静脉右支、胰、肾和门腔间隙等器官结构在影像上的位置、形态及表现，从尸体过渡到活体，实现学习断层解剖的目的，为临床影像的定位诊断奠定坚实基础。

实验内容

（一）触摸骨性标志

在活体摸认下列结构：剑突、肋弓、脐、髂嵴、髂结节、髂前上棘。

（二）腹部连续横断层标本及 CT、MRI 图像观察

1. 经第二肝门横断层面及 CT 图像（图 – 断 –15）

主要结构：第二肝门、下腔静脉、肝中静脉、胸主动脉、胃、食管、左心室、奇静脉。

2. 经剑突横断层面及 CT 图像

主要结构：肝中静脉、下腔静脉、胸主动脉、静脉韧带裂、肝圆韧带裂、肝尾状叶、胃。

3. 经右肾上腺横断层面及 CT 图像（图 – 断 –16）

主要结构：肝中静脉、肝右静脉、下腔静脉、胸主动脉、静脉韧带裂、肝圆韧带裂、肝尾状叶、右肾上腺。

4. 经肝门静脉左、右支横断层面及 CT 图像（图 – 断 –17）

主要结构：肝门静脉、肝门静脉右支、肝门静脉左支、肝中静脉、肝右静脉、下腔静脉、腹主动脉、静脉韧带裂、肝圆韧带裂、肝尾状叶、右肾上腺、胃、脾。

5. 经第一肝门横断层面及 CT 图像（图 – 断 –18）

主要结构：肝门静脉、肝右静脉、下腔静脉、腹主动脉、左肾上腺、肾、胃、脾、胰、胆囊、十二指肠、肝左外叶、肝右叶。

6. 经十二指肠空肠曲横断层面及 CT 图像

主要结构：十二指肠降部、胃幽门、肝右叶、肾、脾、胰尾、胰头、十二指肠空肠曲、胆囊、下腔静脉、腹主动脉、肠系膜上动脉、肠系膜上静脉。

7. 经肾门横断层面及 CT 图像（图 – 断 –19）

主要结构：左肾、右肾、下腔静脉、腹主动脉、肝右叶、十二指肠降部、结肠左曲、降结肠、空肠、胰头、胃。

8. 经十二指肠水平部横断层面及 CT 图像

主要结构：左肾、右肾、下腔静脉、腹主动脉、肝右叶、十二指肠水平部、升结肠、横结肠、降结肠、空肠、回肠、胃。

9. 经肠系膜下动脉起始处横断层面及 CT 图像

主要结构：下腔静脉、腹主动脉、升结肠、横结肠、降结肠、空肠、回肠、肠系膜下动脉。

10. 经左、右髂总动脉起始处横断层面及 CT 图像（图 – 断 –20）

主要结构：下腔静脉，左、右髂总动脉，升结肠，横结肠，降结肠，空肠，回肠，肠系膜。

11. 经左、右髂总静脉汇合处横断层面及 CT 图像

主要结构：左、右髂总静脉，左、右髂总动脉，升结肠，降结肠，空肠，回肠。

12. 经第 5 腰椎体中上份横断层面及 CT 图像

主要结构：左、右髂总静脉，右髂总动脉，左髂内（外）动脉，升结肠，降结肠，回肠。

13. 经第 5 腰椎体下份横断层面及 CT 图像

主要结构：左、右髂总静脉，右髂总动脉，左髂内（外）动脉，盲肠，阑尾，乙状结肠，回肠。

14. 经腰、骶椎间盘横断层面及 CT 图像

主要结构：左、右髂总静脉，右髂内（外）动脉，左髂内（外）动脉，盲肠，阑尾，乙状结肠，回肠。

（三）腹部连续冠状断面标本及 CT、MRI 图像观察

1. 经胃角切迹的冠状层面及 CT 图像（图 – 断 –37）

主要结构：右肺中叶、右心室、左心室、左肺下叶、肝右叶、肝左叶、肝圆韧带裂、胃窦、角切迹、胃体、膈、横结肠、空肠。

2. 经肝门静脉左支矢状部的冠状层面及 CT 图像（图 – 断 –39）

主要结构：肝右叶、肝左叶、肝圆韧带裂、肝门静脉左支矢状部、胆囊、结肠肝曲、胃窦、角切迹、胃体、膈、横结肠、空肠、升结肠、肠系膜。

3. 经胰的冠状层面及 CT 图像

主要结构：肝圆韧带裂、肝门静脉左支矢状部、肝左内叶、肝左外叶、肝中静脉、肝右前叶、胆囊、胃底、肝门静脉、十二指肠上部、结肠肝曲、降结肠、肠系膜上动脉。

4. 经腹主动脉和下腔静脉的冠状层面及 CT 图像

主要结构：肝中静脉、肝左叶、肝右叶、胆囊、胃、胰、脾、肝门静脉、肝尾状叶、结肠肝曲、十二指肠上部、下腔静脉、降结肠、左髂总动脉、右髂总动脉。

5. 经腰椎椎体前份的冠状层面及 CT 图像

主要结构：肝右前叶、肝左外叶、肝门静脉右支、腹主动脉、胃、下腔静脉、左肾上腺、脾、脾静脉、结肠肝曲、十二指肠上部、膈、胰、左肾、空肠、盲肠、回肠、肾门。

6. 经双肾前份的冠状层面及 CT 图像

主要结构：肝右后叶、肝右静脉、左肾上腺、胃、胰尾、脾、肾、乙状结肠、降结肠。

（四）腹部连续矢状断面标本及 CT、MRI 图像观察

1. 经结肠左曲的矢状层面及 CT 图像

主要结构：左心室、膈 、左肺下叶、肝左外叶、胃、脾、脾静脉、胰尾、横结肠、左肾、空肠、左髂肌、左髂骨体、乙状结肠。

2. 经左肾外侧部的矢状层面及 CT 图像

主要结构：左心室、膈 、左肺下叶、肝左外叶、胃、脾、胰尾、横结肠、左肾、空肠、左腰方肌、左髂骨体、左腰大肌、左臀大肌。

3. 经左肾门的矢状层面及 CT 图像

主要结构：左心室、膈、左肺下叶、肝左外叶、胃、脾、胰体、横结肠、左肾、空肠、脾静脉、脾动脉。

4. 经食管腹段的矢状层面及 CT 图像

主要结构：右心室、膈 、食管腹部、肝左外叶、胃、脾静脉、降主动脉、胰体、横结肠、左肾动脉、左肾静脉、空肠、降结肠、肠系膜。

5. 经腹部正中的矢状层面及 CT 图像（图 – 断 –36）

主要结构：肝左外叶、肝左静脉、肝尾状叶、腹主动脉、胃、脾静脉、胰体、脊髓、腹腔干、左肾静脉、空肠、肠系膜。

6. 经下腔静脉和肝门静脉左支矢状部的矢状层面及 CT 图像（图 – 断 –34）

主要结构：肝右叶、肝中静脉、肝左内叶、肝左外叶、肝门静脉、十二指肠、下腔静脉、右肾上腺、胃幽门部、胰头、右肾、胃窦、肠系膜上静脉。

7. 经胰头和右肾上端内侧份的矢状层面及 CT 图像

主要结构：肝右前叶、肝中静脉、肝右静脉、肝右后叶、肝门静脉、胃窦、十二指肠上部、右肾、胰头、肠系膜、空肠。

8. 经胆囊和右肾中份的矢状层面及 CT 图像（图 – 断 –31）

主要结构：肝右前叶、肝中静脉、肝右静脉、肝右后叶、肝门静脉、胃窦、十二指肠降部、右肾、肠系膜、空肠。

9. 经右肾下端外侧份的矢状层面及 CT 图像（图 – 断 –32）

主要结构：肝右前叶、肝右后叶、胆囊、结肠肝曲、右肾、空肠、升结肠、盲肠。

10. 经盲肠和肝右叶外侧部的矢状层面及 CT 图像

主要结构：肝右前叶、肝右后叶、胆囊、结肠肝曲、空肠、盲肠。

思考与讨论

1. 简述肝门平面在腹部横断层中的标志意义。
2. 简述胰在横断层面上的分部标志及钩突的临床意义。
3. 简述肝门静脉与肝静脉在横断层面上的鉴别方法。
4. 简述肾上腺在横断层面上的形态及毗邻结构。

（刘万胜）

实验七 盆部与会阴断层解剖

实验目的

1. 熟悉盆壁、盆腔及盆腔器官（前列腺、子宫、卵巢）和会阴的解剖。
2. 熟悉横断层中男、女性盆部及会阴解剖结构的配布规律。
3. 掌握男性盆部各横断面主要结构的形态特点。
4. 掌握精囊和前列腺的连续横断层解剖；熟悉精囊和前列腺的 B 超、CT、MRI 图像。
5. 掌握女性盆部各横断面主要结构的形态特点；熟悉其 B 超、CT、MRI 图像。

实验材料

1. 标本

（1）男、女性盆部及会阴正中矢状切。

（2）游离的膀胱和男性生殖器。

（3）游离的女性生殖器。

（4）男性盆部和会阴的连续横断层，层厚 10 mm。

（5）女性盆部和会阴的连续横断层，层厚 10 mm。

2. 模型

（1）前列腺及其分叶。

（2）女性内生殖器（不同年龄阶段）。

3. 挂图 男性盆会阴部正中矢状切、女性盆会阴部正中矢状切、膀胱及前列腺（后面观）、女性内生殖器、盆会阴部额状面模式图、会阴部的血管及神经。

4. CT 和 MRI 图像

（1）男性盆部及会阴的横断层 CT 和 MRI 图像，层厚 5 ~ 10 mm。

（2）女性盆部及会阴的横断层 CT 和 MRI 图像，层厚 5 ~ 10 mm

注意事项

首先，观察男、女性盆部及会阴的整体标本、模型和挂图，使前列腺、子宫和卵巢等器官结构在脑海里形成立体概念。然后，模拟横断层标本的制作方法，在男、女性盆部及会阴的横断层标本上辨认前列腺、精囊和子宫等，对一些不清楚的结构可采用连续跟踪的观察方法，或将横断层标本叠加起来使其恢复原来的整体状态，对有空腔的管道可用较软的细铁丝穿通来进行辨认。切忌从“断层到断层”，仅对一个个层面上结构的形态、位置及毗邻关系进行死记硬背；而要养成“从整体到断层，由断层再返回整体”的断层影像思维模式，重点是器官、结构的形态及其位置、毗邻关系的连续性变化规律，以适应不同个体和不同锯切方法的需要。再者，基本掌握前列腺、子宫和卵巢等的横断层标本后，在 CT 和 MRI 图像上与断层标本进行对照观察，了解前列腺、子宫和卵巢等器官结构在影像上的位置、形态及表现，从尸体过渡到活体，实现学习断层解剖的目的，为临床影像的定位诊断奠定坚实基础。

实验内容

（一）触摸骨性标志

在活体上摸认下列解剖结构：耻骨联合上缘、耻骨嵴、耻骨结节、髂前上棘、髂嵴、髂结节、髂后上棘、坐骨结节、骶正中嵴、尾骨尖。

（二）盆部与会阴连续横断层标本及 CT、MRI 图像观察

1. 女性经骶骨岬的横断层面及 MRI 图像

主要结构：第 1 骶椎椎体、左输尿管、左髂总动脉、左髂总静脉、乙状结肠、第 1 骶神经、

第 2 骶神经、竖脊肌、髂骨翼、右骶髂关节、股神经、盲肠、回肠、腹直肌。

2. 女性经骶髂关节上份的横断层面及 MRI 图像（图 – 断 –21）

主要结构：乙状结肠、髂肌、第 2 骶神经、第 2 骶椎椎体、竖脊肌、骶髂关节、第 1 骶神经、髂骨翼、回肠。

3. 女性经骶髂关节中份的横断层面及 MRI 图像

主要结构：乙状结肠、腰大肌、第 1 骶神经、第 3 骶神经、第 2 骶椎椎体、第 2 骶神经。

4. 女性经骶髂关节下份的横断层面及 MRI 图像

主要结构：卵巢、髂外静脉、髂外动脉、乙状结肠、梨状肌、第 3 骶神经、骶管、第 3 骶椎、回肠、腹直肌。

5. 女性经坐骨大孔上份的横断层面及 MRI 图像

主要结构：子宫、回肠、乙状结肠、卵巢、梨状肌、骶管、第 4 骶椎、第 4 骶神经。

6. 女性经髂骨体的横断层面及 MRI 图像

主要结构：回肠、髂外静脉、髂外动脉、梨状肌、乙状结肠、第 5 骶椎椎体、髂骨体、髂腰肌、膀胱、子宫。

7. 女性经髋关节上份的横断层面及 MRI 图像

主要结构：股骨头上缘、闭孔内肌、骶尾联合、直肠、子宫、膀胱、尾骨肌、坐骨体、髂骨体、髂腰肌、臀小肌、臀中肌、阔筋膜张肌、缝匠肌。

8. 女性经髋关节中上份的横断层面及 MRI 图像

主要结构：股骨头、上孖肌、坐骨体、膀胱、阴道、直肠、尾骨、臀大肌、闭孔内肌、臀中肌、阔筋膜张肌、缝匠肌、髂腰肌。

9. 女性经髋关节中下份的横断层面及 MRI 图像

主要结构：膀胱、股静脉、股动脉、耻骨体、股骨头、坐骨体、下孖肌、坐骨肛门窝、尾骨、直肠、阴道、闭孔内肌、股骨大转子。

10. 女性经髋关节下份的横断层面及 MRI 图像

主要结构：膀胱、耻骨上支、闭孔动脉、股骨头、股骨大转子、坐骨体、闭孔内肌、坐骨肛门窝、肛提肌、肛管、阴道、臀大肌、股方肌、股骨颈。

11. 女性经耻骨联合上份的横断层面及 MRI 图像

主要结构：耻骨上支、耻骨联合、耻骨肌、股动脉、股骨颈、坐骨神经、坐骨结节、坐骨肛门窝、肛提肌、尿道、阴道、肛管、闭孔内肌、闭孔外肌。

12. 女性经耻骨联合下份的横断层面及 MRI 图像

主要结构：耻骨联合、耻骨下支、短收肌、股动脉、股骨体和大转子、坐骨神经、坐骨结节、闭孔内肌、坐骨肛门窝、尿道、阴道、肛管、大隐静脉、耻骨肌、闭孔外肌。

13. 女性经坐骨下支的横断层面及 MRI 图像

主要结构：长收肌、大隐静脉、股动脉、股静脉、耻骨肌、短收肌、大收肌、股方肌、坐骨结节、坐骨海绵体肌、尿道、阴道、肛门、坐骨肛门窝、臀大肌、股骨体和小转子。

14. 女性经阴道前庭和肛门的横断层面及 MRI 图像

主要结构：阴道、阴蒂、大阴唇、短收肌、左股动脉、左股静脉、大隐静脉、股深动脉、股深静脉、长收肌、大收肌、半腱肌、臀大肌、股外侧肌、阔筋膜张肌、缝匠肌。

15. 男性经髋关节上份的横断层面及 MRI 图像

主要结构：膀胱、左输尿管、尾骨、阴部神经、直肠、直肠膀胱陷凹、右输尿管。

16. 男性经髋关节中上份的横断层面及 MRI 图像（图－断－22）

主要结构：膀胱、左输尿管、左精囊、左输尿管壶腹、直肠、尾骨肌、右输尿管。

17. 男性经髋关节中份的横断层面及 MRI 图像

主要结构：膀胱、闭孔神经、左输尿管、坐骨神经、尾骨、尾骨肌、直肠、精囊、输精管壶腹、右输尿管。

18. 男性经髋关节中下份的横断层面及 MRI 图像

主要结构：膀胱、闭孔神经、左输尿管、前列腺、右输尿管、直肠、肛提肌、尾骨。

19. 男性经髋关节下份的横断层面及 MRI 图像

主要结构：前列腺、射精管、直肠、肛提肌。

20. 男性经耻骨联合上份的横断层面及 MRI 图像（图－断－23）

主要结构：尿道、前列腺、肛提肌。

21. 男性经耻骨联合下份的横断层面及 MRI 图像

主要结构：尿道、前列腺、肛管、肛提肌。

22. 男性经坐骨下支的横断层面及 MRI 图像（图－断－24）

主要结构：睾丸、阴茎海绵体、肛门外括约肌、肛管。

（三）盆部与会阴连续冠状断面标本及 CT、MRI 图像观察

1. 男性经髂前上棘的冠状层面及 MRI 图像

主要结构：髂前上棘、臀中肌、髂腰肌、股直肌、阴囊、尿道海绵体、阴茎海绵体、耻骨上支。

2. 男性经耻骨联合的冠状层面及 MRI 图像（图－断－38）

主要结构：乙状结肠、髂肌、臀中肌、髂腰肌、股直肌、股内侧肌、长收肌、阴囊、阴茎海绵体、耻骨间盘、短收肌、耻骨肌、阔筋膜张肌、髂骨、腰大肌、膀胱、耻骨上支。

3. 男性经前列腺前份的冠状层面及 MRI 图像

主要结构：回肠、腰大肌、髂肌、闭孔外肌、短收肌、大收肌、尿道海绵体、阴茎海绵体、耻骨联合、耻骨下支、股外侧肌、股骨头、髂骨翼、髋关节、乙状结肠、膀胱。

4. 男性经前列腺后份的冠状层面及 MRI 图像

主要结构：骶骨、股外侧肌、大收肌、闭孔外肌、闭孔内肌、尿道球、前列腺、股骨大转子、股骨颈、股骨头、髋关节、髂骨、回肠、膀胱、乙状结肠。

5. 男性经坐骨结节中份的冠状层面及 MRI 图像

主要结构：骶骨、臀中肌、臀小肌、大收肌、直肠、膀胱、闭孔内肌、闭孔外肌、股骨小转子、股骨大转子、髋臼、髂骨。

6. 男性经坐骨大孔的冠状层面及 MRI 图像

主要结构：骶骨、髂外动脉、髂外静脉、梨状肌、下孖肌、股方肌、闭孔内肌、坐骨、股骨大转子、臀大肌、臀中肌、髂骨、直肠、坐骨神经。

7. 女性经耻骨联合的冠状层面及 MRI 图像

主要结构：膀胱、回肠、腰大肌、阔筋膜张肌、股直肌、股内侧肌、髂腰肌、耻骨肌、闭孔外肌、短收肌、长收肌、大阴唇、耻骨联合、耻骨上支、股骨头、髋关节、髂骨翼。

8. 女性经髋关节前份的冠状层面及 MRI 图像

主要结构：腰椎椎体、腰大肌、股外侧肌、股中间肌、耻骨肌、长收肌、闭孔外肌、大阴唇、阴道前庭、阴道、小阴唇、耻骨下支、闭孔内肌、股骨头、髂骨体、右卵巢、膀胱。

9. 女性经髋关节中份的冠状层面及 MRI 图像

主要结构：腰椎椎体、卵巢、子宫底、回肠、膀胱、大阴唇、阴道前庭、小阴唇、阴道、闭孔内肌、股骨头、股骨颈、股骨大转子、髂骨。

10. 女性经髋关节下份的冠状层面及 MRI 图像

主要结构：膀胱、子宫体、右卵巢、骶骨、回肠、臀中肌、臀小肌、闭孔外肌、闭孔内肌、股骨大转子、股骨头、髂骨体、髂骨翼。

11. 女性经坐骨大孔的冠状层面及 MRI 图像

主要结构：膀胱、乙状结肠、骶翼、髂骨翼、左骶髂关节、闭孔内肌、直肠、肛管、股方肌、下孖肌、上孖肌、梨状肌、坐骨神经。

（四）盆部与会阴连续矢状断面标本及 CT、MRI 图像观察

1. 男性经右耻骨结节的矢状层面及 MRI 图像

主要结构：乙状结肠、腹直肌、膀胱、耻骨结节、短收肌、闭孔外肌、肛提肌、前列腺、精囊、第 1 尾椎、第 1 骶椎。

2. 男性经盆部正中的矢状层面及 MRI 图像

主要结构：腹直肌、耻骨联合、阴茎、阴囊、前列腺静脉丛、尿道球、肛管、肛门外括约肌、第 1 尾椎、第 1 骶椎、乙状结肠、直肠、精囊、膀胱、尿道内口、输精管壶腹、前列腺。

3. 女性经右耻骨结节的矢状层面及 MRI 图像

主要结构：膀胱、第 1 骶椎、子宫肌层、子宫连接带、子宫内膜、阴道、闭孔外肌、耻骨。

4. 女性经盆部正中的矢状层面及 MRI 图像

主要结构：膀胱、乙状结肠、第 1 骶椎、子宫颈、直肠、阴道、肛门外括约肌、肛管、尿道、耻骨。

思考与讨论

1. 什么是膀胱精囊角？
2. 什么是坐骨肛门窝？
3. 简述前列腺在横断层面上的位置、形态及结构。
4. 简述子宫在横断层上的位置、形态及分部。

（张　慧）

实验八　脊柱区断层解剖

实验目的

1. 熟悉脊柱区的基本结构和特征。

2. 掌握椎间盘的组织学构成和各部特点；熟悉其 CT、MRI 图像，椎管侧隐窝的周界、交通、前后径正常值及其 CT 图像。

3. 掌握脊柱颈段、胸段、腰段和骶段的横断层和矢、冠状断层的主要结构；熟悉其 CT、MRI 图像。

实验材料

1. 标本

（1）颈椎、胸椎、腰椎和骶骨、尾骨。

（2）脊柱腰段（一半矢状切）。

（3）脊柱胸段（一半冠状切）。

（4）脊柱颈段（示钩椎关节）。

（5）脊髓（带被膜）。

（6）脊柱颈、胸、腰和骶段的典型横断层面。

（7）脊柱的正中矢状切和旁正中矢状切。

2. 模型

（1）腰神经通道。

（2）椎静脉系。

3. 挂图　脊柱全貌；各部椎骨的形态，椎骨的连结，肋骨及助椎关节，椎静脉丛，脊髓外形及横断面，脊神经的组成成分及分布模式图，脊髓的动脉及被膜，脊髓节段和马尾。

4. X 线、CT 和 MRI 图像

（1）脊柱颈、胸、腰和骶尾段侧位 X 线片。

（2）脊柱颈、胸、腰和骶段的横断层 CT 图像，层厚 5 ~ 10mm。

（3）脊柱下中矢状面和旁正中矢状层面的 MRI 图像，层厚 5 ~ 10mm。

注意事项

首先，观察脊柱区的整体标本、模型和挂图，使椎间盘、椎间孔和关节突关节等在脑海里形成立体概念。然后，模拟横断层标本的制作方法，在脊柱的横断层标本和正中矢状、旁正中矢状断层标本上辨认椎间盘、椎间孔和关节突关节等器官结构，对一些不清楚的结构可采用连续跟踪的观察方法，或将横断层标本叠加起来使其恢复原来的整体状态，对有空腔的管道可用较软的细铁丝穿通来进行辨认。切忌“从断层到断层”，仅对一个个层面上结构的形态、位置及毗邻关系进行死记硬背，要养成“从整体到断层，由断层再返回整体”的断层影像思维模式。重点是器官结构的形态及其位置、毗邻关系的连续性变化规律，以适应不同个体和不同锯切方法的需要。再者，基本掌握椎间盘、椎间孔和关节突关节等的横、矢状断层标本后，在CT、MRI图像上与断层标本进行对照观察，了解椎间盘、椎间孔和关节突关节等器官结构在影像上的位置、形态及表现，从尸体过渡到活体，实现学习断层解剖的目的，为临床影像的定位诊断奠定坚实基础。

实验内容

（一）标志性结构

在活体上摸认下列标志结构：棘突、肩胛冈、肩胛骨下角、髂嵴、髂后上棘、骶正中嵴、骶外侧嵴、骶管裂孔、骶角、竖脊肌、尾骨。

（二）脊柱颈段的断层标本及CT、MRI图像观察

1. 经寰枕关节的横断层面

主要结构：咽腔、下颌颈、颈内动脉、颈内静脉、齿突、椎动脉、寰枕关节、颈髓。

2. 经寰枢关节的横断层面及CT图像

主要结构：齿突、颈髓、腮腺、胸锁乳突肌、头下斜肌、头后大直肌、头半棘肌。

3. 经颈椎椎弓根的横断层面及CT图像

主要结构：咽腔、颈内动脉、颈内静脉、胸锁乳突肌、横突、横突孔、颈髓、椎弓板。

4. 经颈椎椎体下部的横断层面及CT图像

主要结构：甲状软骨板、咽腔、颈内动脉、椎体、椎间孔、颈髓。

5. 经颈椎椎间盘的横断层面及CT图像

主要结构：甲状软骨板、梨状隐窝、咽腔、颈内动脉、颈内静脉、颈椎间椎间盘、横突、关节突关节、脊髓、棘突、斜方肌。

6. 经颈椎正中的矢状层面及MRI图像（图－断－36）

主要结构：寰椎前结节，枕骨大孔后唇，寰椎后弓，枢椎椎体，枢椎棘突，会厌，第4、5颈椎间椎间盘，脊髓，气管，蛛网膜下隙，隆椎棘突。

7. 经颈椎旁正中的矢状层面MRI图像

主要结构：寰椎椎侧块，枢椎下关节突，头长肌，颈长肌，第5颈椎椎体，第5、6颈椎间椎间孔，隆椎椎弓根，隆椎下关节突，甲状腺。

（三）脊柱胸段的断层标本及CT、MRI图像观察

1. 经胸椎椎弓根的横断层面CT图像

主要结构：食管、第7胸椎椎体、胸主动脉、第7肋骨、胸髓、棘突、横突、竖脊肌、斜方肌。

2. 经胸椎椎体下部的横断层面CT图像

主要结构：食管、第7胸椎椎体、胸主动脉、胸髓、椎间孔、棘突、横突、竖脊肌、斜方肌。

3. 经胸椎椎间盘的横断层面CT图像

主要结构：食管、胸椎椎间盘、胸主动脉、第7肋骨，胸髓、竖脊肌、棘突、斜方肌。

4. 经胸椎正中的矢状层面及MRI图像

主要结构：第 5 胸椎椎体，蛛网膜下隙，第 7、8 胸椎间椎间盘，脊髓圆锥。

5. 经胸椎旁正中的矢状层面及 MRI 图像

主要结构：第 5 胸椎椎体，第 5 胸椎椎弓根，第 6、7 胸椎间椎间孔，第 8 胸椎下关节突。

（四）脊柱腰、底段的断层标本及 CT、MRI 图像观察

1. 经腰椎椎弓根的横断层面 CT 图像

主要结构：下腔静脉、腹主动脉、腰大肌、椎体、椎弓根、马尾、左肾下极、横突、竖脊肌、腰方肌。

2. 经腰椎椎体下部的横断层面 CT 图像

主要结构：下腔静脉、腹主动脉、腰大肌、椎体、第 3 腰神经根、硬脊膜囊。

3. 经腰椎间盘的横断层面 CT 图像

主要结构：下腔静脉，腹主动脉，第 3、4 腰椎间椎间盘，马尾，第 3、4 腰椎间关节突关节，竖脊肌，棘突，腰方肌。

4. 经腰椎正中的矢状层面及 MRI 图像

主要结构：第 1 腰椎椎体，脊髓圆锥，第 1 腰椎棘突，第 2、3 腰椎间椎间盘，马尾，蛛网膜下隙，第 5 腰椎椎体。

5. 经腰椎旁正中的矢状层面及 MRI 图像

主要结构：第 1 腰椎椎体，第 1 腰椎椎弓根，第 2 腰椎上关节突，第 2、3 腰椎间椎间盘，椎间孔。

6. 经第 1 骶椎椎体的横断层面 CT 图像

主要结构：第 1 骶椎椎体、第 1 骶神经根、骶管、骶髂关节、髂骨、臀中肌、臀大肌。

7. 经第 2 骶椎椎体的横断层面 CT 图像

主要结构：髂骨、骶髂关节、直肠、髂肌、臀中肌、骶孔、骶管、骶正中嵴、臀大肌。

8. 经骶骨、尾骨正中的矢状层面及 MRI 图像

主要结构：第 5 腰椎椎体，马尾，第 5 腰椎棘突，第 1、2 骶椎间椎间盘，骶骨，子宫，直肠，尾骨。

思考与讨论

1. 什么是骨纤维管？
2. 什么是侧隐窝？
3. 简述各部椎间盘的特点。
4. 简述髂后上棘在横断层面上的标志性意义。

（刘阳名）

实验九 四肢断层解剖

实验目的

1. 熟悉肩、肘、腕、髋、膝、踝关节的构成及特点。

2. 掌握肩、肘、腕、髋、膝、踝关节的连续断层解剖；熟悉其 X 线、CT、MRI 图像。

3. 熟悉臂部、前臂部、手部、髋部、股部、小腿部和足部的横断层解剖及其 X 线、CT、MRI 图像。

实验材料

1. 标本

（1）上肢肩关节、肘关节和腕关节。

（2）下肢髋关节、膝关节和踝关节。

（3）肩关节、肘关节和腕关节各部的连续横断层标本，层厚 10mm。

（4）髋关节、膝关节和踝关节各部的连续横断层标本，层厚 10mm。

（5）膝关节的连续矢、冠状断层标本，层厚 10mm。

2. 模型

（1）手骨。

（2）足骨。

3. 挂图 肩关节、肘关节、手的连接、髋关节、膝关节、足骨及其连结、腋窝段面膜式图、手的腱滑膜鞘及筋膜间隙。

4. X 线、CT 和 MRI 图像

（1）上肢肩关节、肘关节、腕关节和下肢髋关节、膝关节、踝关节的 X 线正、侧位图像。

（2）上肢肩关节、肘关节和腕关节各部的横断层 CT 图像，层厚 5 ~ 10mm。

（3）下肢髋关节、膝关节和踝关节各部的横断层 CT 图像，层厚 5 ~ 10mm。

（4）膝关节矢、冠状断层的 MRI 图像，层厚 5 ~ 10mm。

注意事项

首先，观察四肢关节的整体标本、模型和挂图，使肩关节、髋关节和膝关节等在脑海里形成立体概念。然后，模拟横断层标本和矢、冠状断层标本的制作方法，在四肢关节的横断层标本和膝关节矢、冠状断层标本上辨认股骨头韧带、内侧半月板和外侧半月板等器官结构，对一些不清楚的结构可采用连续跟踪的观察方法，或将横断层标本和矢、冠状断层标本叠加起来使其恢复原来的整体状态，对有空腔的管道可用较软的细铁丝穿通来进行辨认。切忌“从断层到断层”,仅对一个个层面上结构的形态、位置及毗邻关系进行死记硬背，而要养成“从整体到断层，由断层再返回整体”的断层影像思维模式。重点是器官结构的形态及其位置、毗邻关系的连续性变化规律，以适应不同个体和不同锯切方法的需要。再者，基本掌握前、后交叉韧带和内、外侧半月板等的横、矢、冠断层标本后，在CT和MRI图像上与断层标本进行对照观察，了解前、后交叉韧带和内、外侧半月板等器官结构在影像上的位置、形态及表现，从尸体过渡到活体，实现学习断层解剖的目的，为临床影像的定位诊断奠定坚实基础。

实验内容

（一）触摸骨性标志

在活体上摸认下列解剖结构：肩峰，肩胛冈，喙突，肱骨大结节，肱骨的内、外上髁，鹰嘴，桡骨茎突，尺骨茎突，股骨大转子，股骨内、外上髁，胫骨粗隆，内踝，外踝。

（二）上肢连续断面标本及CT、MRI图像观察

1. 肩部横断层面标本及MRI图像

（1）经肩关节上份的横断层面及MRI图像

主要结构：肱骨头、关节盂、肩胛冈、肱二头肌长头腱、肩胛下肌腱、冈上肌、冈下肌、三角肌、胸大肌、臂丛。

（2）经肩关节下份的横断层面及MRI图像

主要结构：肱二头肌长头腱、头静脉、小结节、大结节、胸大肌、胸小肌、肱二头肌短头和喙肱肌、肱骨、腋血管、臂丛、前锯肌、肩胛下肌、关节盂。

2. 肩部冠状断层面标本及MRI图像

（1）经肩关节前份的冠状断层面及MRI图像

主要结构：斜方肌、锁骨、冈上肌、喙肱韧带、喙突、肱骨头、腋动脉、腋静脉、喙肱肌、肱二头肌、三角肌、肱二头肌长头腱、大结节、胸大肌。

（2）经肩关节中份的冠状断层面及MRI图像

主要结构：肩峰、锁骨、斜方肌、冈上肌、肩胛下肌、关节盂、关节囊、大圆肌、肩胛下动脉、背阔肌、三角肌、肱骨头、大结节。

（3）经肩关节后份的冠状断层面及MRI图像

主要结构：肩峰、斜方肌、冈上肌、肩胛冈、肩胛切迹、肩胛下肌、关节盂、小圆肌、大圆肌、背阔肌、肱三头肌、三角肌、肱骨头、大结节、冈上肌肌腱。

3. 臂部横断层面标本及MRI图像

（1）经臂上份的横断层面及MRI图像

主要结构：肱骨、三角肌、肱二头肌长头、喙肱肌、肱三头肌、肱动脉、肱静脉、正中神经、尺神经、桡神经、头静脉、贵要静脉。

（2）经臂中份的横断层面及MRI图像（图－断－25）

主要结构：肱骨、肱二头肌、肱肌、肱三头肌、肱动脉、肱静脉、正中神经、尺神经、桡神经、头静脉。

（3）经臂下份的横断层面及MRI图像

主要结构：肱骨、肱二头肌、肱肌、肱动脉、肱静脉、正中神经、肱桡肌、旋前圆肌、肱三头肌、尺神经、桡神经、头静脉、贵要静脉、肘正中静脉。

4. 肘部横断层面标本及 MRI 图像

（1）经肘部上份（肱骨内、外上髁）的横断层面及 MRI 图像（图 – 断 –27）

主要结构：肱骨，头静脉，肱二头肌肌腱，肱肌，肱桡肌，旋前圆肌，肱骨内、外上髁，鹰嘴，肱三头肌肌腱，肱动脉，肱静脉，正中神经，桡神经，尺神经，肘正中静脉，贵要静脉。

（2）经肘部下份（桡尺近侧关节）的横断层面及 MRI 图像

主要结构：头静脉、肱动脉、肱静脉、肱二头肌肌腱、肱肌、正中神经、肘正中静脉、旋前圆肌、贵要静脉、掌长肌、指浅屈肌、尺神经、尺侧上副动脉、尺侧上副静脉、桡骨头、桡骨环状韧带。

5. 肘部矢状断层面标本及 MRI 图像

（1）经肱尺关节中份的矢状断层面及 MRI 图像

主要结构：肱骨、肱三头肌、鹰嘴、肱骨滑车、冠突、尺骨、指深屈肌、指浅屈肌、桡侧腕屈肌、旋前圆肌、肱动脉、肱静脉、肘正中静脉、肱肌、肱二头肌 。

（2）肱桡关节的矢状断层面及 MRI 图像

主要结构：肱肌、肱三头肌、肱骨、肱骨小头、关节囊、桡骨头、桡骨环状韧带、桡骨粗隆、旋前圆肌、肱桡肌、桡动脉、桡静脉、肘正中静脉、肱二头肌。

6. 肘部冠状断层面标本及 MRI 图像

主要结构：鹰嘴、肱骨内上髁、肱骨小头、肱骨滑车、肱骨外上髁、桡骨头、桡尺近侧关节、肱骨体、桡侧副韧带、尺侧副韧带、肱三头肌、肱桡肌。

7. 前臂部横断层标本及 MRI 图像

（1）经前臂上份（尺骨粗隆）的横断层面及 MRI 图像

主要结构：尺骨、肱肌、掌长肌、桡侧腕屈肌、旋前圆肌、指浅屈肌、尺侧腕屈肌、指深屈肌、桡骨、桡侧腕长伸肌、桡侧腕短伸肌、伸指肌、小指伸肌、尺侧腕伸肌、肘肌、肱桡肌、肱二头肌肌腱、正中神经、肱动脉、肱静脉、尺神经、桡神经。

（2）前臂中份的横断层面及 MRI 图像

主要结构：尺骨、桡骨、拇长展肌、拇长伸肌、指浅屈肌、指深屈肌、桡血管与桡神经浅支、正中神经、尺神经与尺血管、贵要静脉。

（3）前臂下份的横断层面及 MRI 图像

主要结构：尺骨、桡骨、桡动脉、桡静脉、正中神经、尺神经与尺血管、肱桡肌。

8. 手部横断层面标本及 MRI 图像

（1）经近侧列腕骨的横断层面及 MRI 图像

主要结构：掌长肌腱、正中神经、桡侧腕屈肌腱、指浅屈肌腱、尺动脉、尺静脉、桡动脉、桡静脉、舟骨、月骨、关节盘、三角骨、桡骨茎突、豆骨、尺神经。

（2）经远侧列腕骨的横断层面及 MRI 图像

主要结构：拇短屈肌、掌长肌腱、正中神经、屈肌支持带、尺动脉、尺静脉、钩骨、小指展肌、大多角骨、小多角骨、头状骨、桡动脉、三角骨、尺神经。

（3）经掌骨中份的横断层面及 MRI 图像（图 – 断 –29）

主要结构：掌浅弓、蚓状肌、掌骨、手背静脉、骨间掌侧肌、骨间背侧肌、拇收肌，拇长屈肌腱、拇短屈肌、拇对掌肌、拇短展肌腱。

9. 手部冠状断层面标本及 MRI 图像

主要结构：尺骨头、桡骨茎突、尺骨茎突、关节盘、舟骨、月骨、三角骨、大多角骨、小多角骨、头状骨、钩骨、腕桡侧韧带、腕尺侧韧带、掌骨底、桡骨、旋前方肌。

（三）下肢连续断层面标本观察

1. 髋部横断层面标本及 MRI 图像

（1）经股骨头上份的横断层面及 MRI 图像

主要结构：缝匠肌、阔筋膜张肌、髂腰肌、股直肌肌腱、股神经、髂外动脉、髂外静脉、关节囊、闭孔内肌、髋臼、股骨头、股骨头韧带、髂股韧带、坐骨神经。

（2）经股骨头中份的横断层面及 MRI 图像

主要结构：缝匠肌、股动脉、股静脉、坐骨神经、股骨头、大转子、关节囊、闭孔内肌、髋臼、股骨头、臀大肌、股骨头韧带、髂股韧带。

（3）经股骨头下份的横断层面及 MRI 图像

主要结构：缝匠肌、大隐静脉、股动脉、股静脉、髂股韧带、关节囊、股外侧肌、坐骨神经、股骨头、股骨颈、大转子、转子间嵴、闭孔内肌、坐骨结节。

2. 髋部冠状断层面标本及 MRI 图像

（1）经髋关节前份的冠状断层面及 MRI 图像

主要结构：腰大肌、髂外静脉、髋骨、股骨头、关节囊及髂股韧带、闭孔外肌、髂腰肌。

（2）经髋臼窝中央的冠状断层面及 MRI 图像

主要结构：髋骨、膀胱、腰大肌、股骨头、闭孔内肌、闭孔外肌、髋臼唇、股骨颈、髂腰肌、耻骨肌、短收肌、股中间肌、股外侧肌。

（3）经髋关节后份的冠状断层面及 MRI 图像

主要结构：髋骨、臀肌、股骨头、股骨颈、大转子、小转子、坐股韧带、闭孔内肌、闭孔外肌、短收肌、大收肌、股外侧肌。

3. 股部横断层面标本及 MRI 图像

（1）经股部上份的横断层面及 MRI 图像

主要结构：缝匠肌、股直肌、阔筋膜张肌、大隐静脉、股动脉、股静脉、股深动脉、髂腰肌、坐骨结节、股骨、半腱肌肌腱、半膜肌肌腱、股二头肌长头肌腱、坐骨神经、臀大肌。

（2）经股部中份的横断层面及 MRI 图像（图 – 断 –26）

主要结构：缝匠肌、股直肌、大隐静脉、股动脉、股静脉、长收肌、大收肌、股深动脉、股深静脉、股骨、股薄肌、半腱肌、半膜肌、股二头肌、坐骨神经。

（3）经股部下份的横断层面及 MRI 图像

主要结构：股骨、缝匠肌、股直肌肌腱、股动脉、股静脉、大收肌肌腱、坐骨神经、大隐静脉、股二头肌短头、股二头肌长头、股薄肌、半腱肌、半膜肌、小隐静脉。

4. 膝部横断层面标本及 MRI 图像

（1）经髌骨中份的横断层面及 MRI 图像（图 – 断 –28）

主要结构：股四头肌腱、髌骨、股骨、髂胫束、髌外侧支持带、关节腔、髌内侧支持带、腘动脉、腘静脉、胫神经、腓总神经。

（2）经髌尖的横断层面及 MRI 图像

主要结构：股四头肌腱、髌骨、髂胫束、股骨外侧髁、股骨内侧髁、腘动脉、腘静脉、胫神经。

（3）经半月板的横断层面及 MRI 图像

主要结构：髌韧带、髌下脂体、髂胫束、外侧半月板、内侧半月板、股骨外侧髁、股骨内侧髁、后交叉韧带、腘静脉、腘动脉、胫神经。

5. 膝部矢状断层面标本及 MRI 图像

（1）经内侧半月板内侧份的矢状断层面及 MRI 图像

主要结构：股内侧肌、缝匠肌、股骨内侧髁、内侧半月板、胫骨内侧髁、股薄肌腱、关节囊、腓肠肌内侧头、关节软骨、半膜肌腱。

（2）经髌骨内侧缘的矢状断层面及 MRI 图像

主要结构：股内侧肌、半膜肌、髌骨内侧缘、髌内侧支持带、股骨内侧髁、内侧半月板、胫骨内侧髁、关节囊、腓肠肌内侧头、关节软骨、髌下脂体。

（3）经膝关节内侧旁正中的矢状断层面及 MRI 图像

主要结构：髌骨、股骨内侧髁、髌韧带 、髌下脂体、胫骨内侧髁、关节囊、腓肠肌内侧头、后交叉韧带。

（4）经膝关节正中的矢状断层面及 MRI 图像

主要结构：股四头肌肌腱、髌骨、髌韧带、髌下脂体、股骨、前交叉韧带、胫骨、腘静脉、腘动脉、后交叉韧带、腓肠肌内侧头。

（5）经膝关节外侧旁正中的矢状断层面及 MRI 图像

主要结构：股四头肌肌腱、髌骨、髌下脂体、髌韧带、股骨外侧髁、髌下滑膜襞、前交叉韧带、胫骨外侧髁、坐骨神经、腘静脉、腘动脉、腘肌、腓肠肌外侧头。

（6）经髌骨外侧缘的矢状断层面及 MRI 图像

主要结构：股四头肌腱、髌骨外侧缘、髌下脂体、髌韧带、股骨外侧髁、外侧半月板、胫骨外侧髁、腓肠肌外侧头、关节软骨。

（7）经外侧半月板外侧份的矢状断层面及 MRI 图像

主要结构：髌外侧支持带、髌下脂体、股骨外侧髁、外侧半月板、胫骨外侧髁、腓骨头、腘肌腱、胫腓关节、关节软骨。

6. 膝部冠状断层面标本及 MRI 图像

（1）经髌骨的冠状断层面及 MRI 图像

主要结构：髌骨、髌内侧支持带、髌外侧支持带、髌下脂体、髌上囊、关节腔。

（2）经股骨髌面的冠状断层面及 MRI 图像

主要结构：股骨内侧髁、髌面、股骨外侧髁、髌下脂体、胫骨、髌内侧支持带、髂胫束、关节囊。

（3）经外侧半月板前缘的冠状断层面及 MRI 图像

主要结构：股骨内侧髁、股骨外侧髁、内侧半月板、胫骨、髌下脂体（翼状襞）、髂胫束、髌下脂体（髌下滑膜襞）。

（4）经髁间隆起前缘的冠状断层面及 MRI 图像

主要结构：股骨内侧髁、股骨外侧髁、髂胫束、内侧半月板、髌内侧支持带、胫骨内侧髁、髁间隆起、胫骨外侧髁、髌下脂体、外侧半月板。

（5）经髁间隆起的冠状断层面及 MRI 图像

主要结构：后交叉韧带、前交叉韧带、股骨内侧髁、股骨外侧髁、内侧半月板、胫侧副韧带、胫骨内侧髁、髁间隆起、胫骨外侧髁、外侧半月板、关节软骨。

（6）经髁间隆起后缘的冠状断层面及 MRI 图像

主要结构：股骨内侧髁、股骨外侧髁、后交叉韧带、内侧半月板、胫骨内侧髁、胫骨外侧髁、腓骨头、外侧半月板、腘动脉、腘静脉。

（7）经股骨内、外侧髁后缘的冠状断层面及 MRI 图像

主要结构：腘静脉、腘动脉、腓肠肌内侧头、腓肠肌外侧头、股骨内侧髁、股骨外侧髁、腘肌腱、胫骨内侧髁、胫骨外侧髁、腘肌、腓骨头。

7. 小腿部横断层面标本及 MRI 图像

（1）经小腿上份的横断层面及 MRI 图像

主要结构：胫骨前肌、趾长伸肌、腓骨长肌、胫骨、腓骨、胫骨后肌、胫前动脉、胫前静脉、胫后动脉、胫后静脉、腘肌、比目鱼肌、腓肠肌内侧头、腓肠肌外侧头、大隐静脉、小隐静脉。

（2）经小腿中份的横断层面及 MRI 图像

主要结构：胫骨，腓骨，胫前动、静脉，胫后动、静脉，腓动、静脉，大隐静脉，小隐静脉。

（3）经小腿下份的横断层面及 MRI 图像

主要结构：胫骨前肌肌腱，胫前动、静脉，胫骨，腓骨，腓动、静脉，大隐静脉，胫骨后肌肌腱，胫后动、静脉，跟腱，小隐静脉。

8. 踝足部断层面标本及 MRI 图像

（1）经踝关节的横断层面及 MRI 图像（图 – 断 –30）

主要结构：距骨滑车，外踝，内踝，腓骨短肌腱，腓骨长肌腱，距腓后韧带，跟腱，胫骨后肌腱，趾长屈肌腱，拇长屈肌腱，胫后动、静脉，趾长伸肌腱，拇长伸肌腱，胫前动、静脉，胫骨前肌腱。

（2）足部的斜断层面及 MRI 图像

主要结构：胫骨、内踝、踝关节、外踝、距骨、距跟舟关节、舟骨、内侧楔骨、中间楔骨、外侧楔骨、骰骨、跖骨底。

（3）经内、外踝尖的冠状断层面及 MRI 图像

主要结构：胫骨、外踝、内踝、距腓前韧带、距骨、三角韧带、伸肌支持带、距跟骨间韧带、跟骨、距跟舟关节。

（4）经距跟关节远侧份的冠状断层面及 MRI 图像

主要结构：胫骨、内踝、距骨、三角韧带、距跟骨间韧带、距跟舟关节、跟骨、趾长屈肌腱、踇长屈肌腱、跟舟足底韧带。

（5）踝足部的矢状断层面解剖及 MRI 图像

主要结构：胫骨、踝关节、距骨、跟骨、距跟关节、距跟骨间韧带、距跟舟关节、舟骨、中间楔骨、第 2 跖骨、外侧楔骨。

思考与讨论

1. 什么是肌腱袖？
2. 简述四肢关节的常用断层方法及 CT、MRI 表现。
3. 简述膝关节正中矢状面上的结构及其配布。
4. 简述坐骨神经与梨状肌的关系及临床意义。

（张　洁）

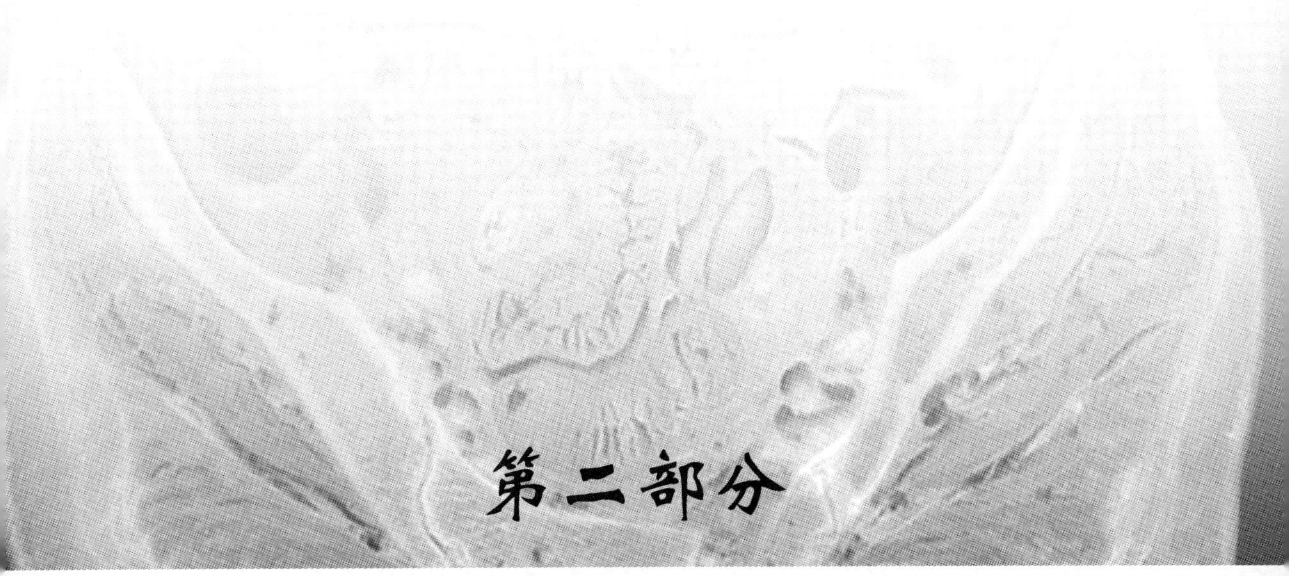

第二部分

综合性实验

实验一　大叶性肺炎标本的解剖、组织和病理学观察

实验目的

1. 掌握正常人肺的解剖、组织结构。
2. 掌握大叶性肺炎的病理改变。
3. 了解大叶性肺炎出现临床症状的解剖、组织学和病理学基础。

实验材料

1. 人肺的解剖标本。
2. 肺组织标本、狗肺的组织学切片标本。
3. 大叶性肺炎的病理标本、切片标本。
3. 病史摘要

男性，39 岁。因畏寒、发热、气急 1 天入院。查体：高热，呼吸、脉搏加快，血压下降，白细胞增高。右肺有呼吸摩擦音，叩诊实音。抢救无效死亡。尸检诊断：大叶性肺炎。

注意事项

1. 切片观察以低倍镜为主，高倍镜为辅。
2. 切片观察时，注意全面观察，不可孤立地固定观察一个视野，经常移动切片，才能观察全面。

实验内容

1. 正常肺的解剖

正常肺呈浅红色，质柔软呈海绵状，富有弹性。肺的表面有一层光滑的浆膜，即脏胸膜。透过胸膜可见许多多角形的小区，称肺小叶（图 – 综 –1）。

2. 正常肺的组织学结构

（1）肉眼观察：标本为一小块组织，呈海绵样，是肺呼吸部。还有大小不等的管腔断面，是肺内支气管各级分支和肺动脉、肺静脉的断面。

（2）低倍镜观察：分辨导气部和呼吸部，注意支气管各级分支与血管的区别。

导气部：包括小支气管、细支气管和终末细支气管。

① 小支气管：管径粗、管壁厚，三层分界不明显。

黏膜：上皮为假复层纤毛柱状上皮，有杯状细胞，固有层薄，其外有少量分散排列的环行平滑肌束（图 – 综 –2）。

黏膜下层：为疏松结缔组织，含混合性腺。

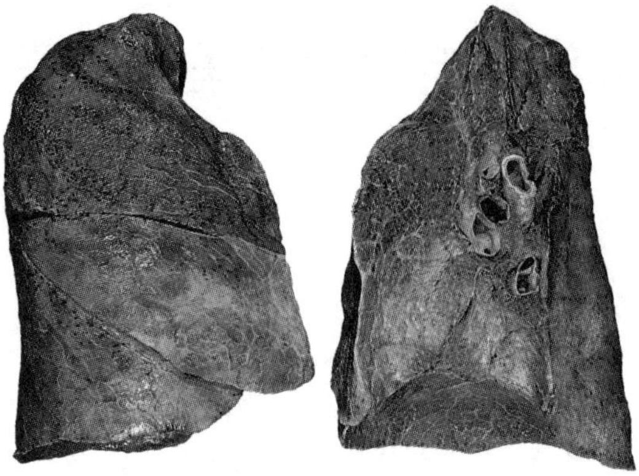

图－综－1 肺标本

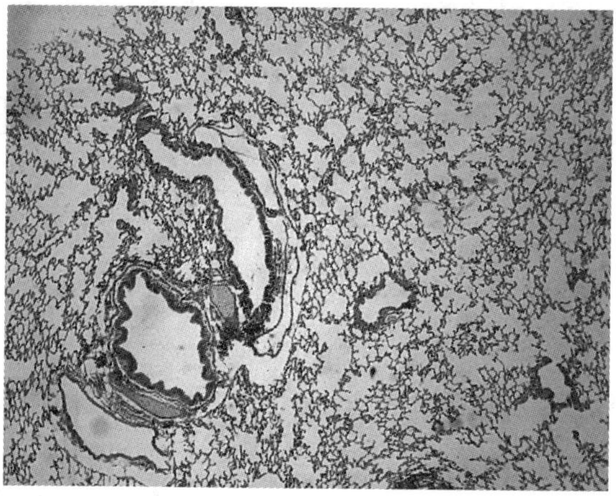

图－综－2 狗肺（低倍镜）

外膜：由散在透明软骨片和结缔组织构成，内含小血管（支气管动脉、静脉）。在小支气管的一侧，有伴行的肺动脉分支断面，其管壁薄，管腔大。

② 细支气管：管径较小，管壁较薄。上皮为假复层或单层纤毛柱状，杯状细胞减少或消失，环行平滑肌更多，腺体和软骨片也很少或消失。

③ 终末细支气管：管径细，黏膜形成明显皱襞，表面为单层柱状上皮，杯状细胞、腺体和软骨均消失，平滑肌形成完整的环行层。

呼吸部：包括呼吸性细支气管、肺泡管、肺泡囊和肺泡。呼吸性细支气管和肺泡管的管壁不完整，直接与肺泡通连。

（3）高倍镜观察：重点观肺泡结构。镜下见肺泡壁两种上皮细胞不易区分。相邻肺泡之间的薄层结缔组织为肺泡隔，内有丰富的毛细血管。肺泡隔和肺泡腔内常有胞质嗜酸性的肺泡巨噬细胞，吞噬灰尘后则称尘细胞，其胞质内含较多的黑色颗粒。

3. 大叶性肺炎患者肺的病理形态

（1）大体标本观察：病变肺叶明显肿胀、弥漫性实变，被膜紧张，并有少量纤维蛋白附着。病变肺叶切面呈灰白色、细颗粒状，海绵状结构消失。

（2）切片观察：病变弥漫，大部分肺泡壁毛细血管受压变窄，呈贫血状态。肺泡腔充满纤维蛋白，纤维蛋白束穿越肺泡间孔相互连结，纤维蛋白网眼中有少量中性粒细胞。胸膜表面附着少量纤维蛋白及中性粒细胞（图－综－3）。

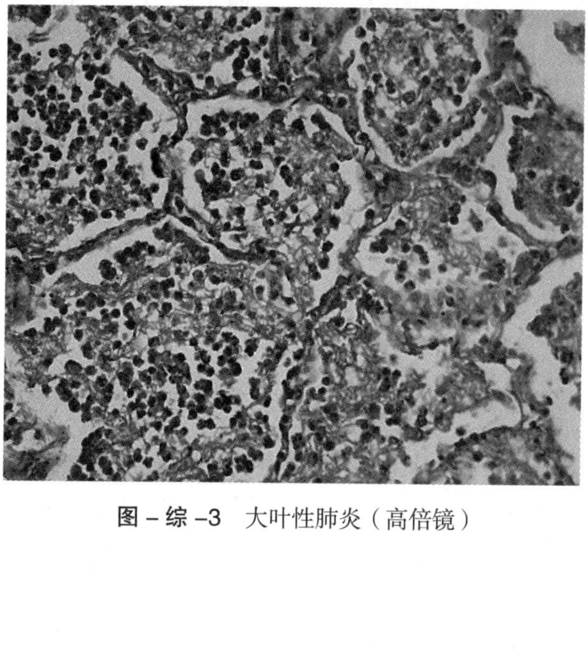

图－综－3 大叶性肺炎（高倍镜）

思考与讨论

1. 终末细支气管与细支气管、呼吸性细支气管的主要区别是什么？
2. 大叶性肺炎时肺的病理改变有哪些？
3. 处于灰色肝样变期的患者，痰液与原来有何不同？为什么？

（刘阳名　万莉莉）

实验二　肝硬化标本的解剖、组织和病理学观察

实验目的

1. 掌握正常人肝的解剖、组织结构及肝硬化的机制与病理改变。
2. 掌握常规石蜡切片的制作方法。
3. 掌握肝硬化的镜下观察。

实验材料

1. 人肝解剖标本。
2. 人的肝组织学切片。
3. 人肝纤维化病理切片。
4. 药品　福尔马林、乙醇、松节油、碳酸锂、苏木精等。
5. 设备　石蜡切片机、普通／偏振光显微镜、扫描电子显微镜等。

注意事项

1. 组织要新鲜，及时固定。
2. 染色时间随试剂配制方法不同，使用时间不同，温度不同，染色时间不完全一致。

实验内容

1. 肝的解剖

（1）肝的位置与毗邻：人肝大部分位于右季肋区和腹上区，小部分在左季肋区。深吸气时肝的下（前）缘可在肋弓下约 1 cm 处触及，质地柔软，无压痛。小儿的肝一般都露于右肋弓以下，但不超过 2cm。

肝的上面隔着膈邻接心、右胸膜腔及右肺。肝左叶后缘靠近左纵沟后端处接触食管。肝左叶下面接触胃前壁。右叶下面接触幽门。肝右叶下面近后缘处邻接右侧肾上腺；肝右叶下

面的后内侧部邻接十二指肠，后外侧部邻接右肾，前部邻接结肠右曲。

（2）肝的结构：肝是实质性脏器，通常以 Glisson 管道系统进一步划分肝叶和肝段，每一肝段由无数的肝小叶组成，小叶间的动脉、静脉和肝管在相邻肝小叶间汇集成门管区。肝小叶的中央为中央静脉，肝细胞以中央静脉为中心，向四周放射状排列成肝板，肝板之间为肝血窦，窦壁由内皮细胞围成。肝血窦内皮与肝细胞之间为窦周间隙。

肝细胞分泌的胆汁进入肝细胞间的胆小管，由小叶的中央流向周边，进入门管区的小叶间胆管，最后汇集成为左、右肝管出肝门。

（3）肝的血液循环：进入肝的血管有肝固有动脉和肝门静脉。出肝的血管为肝静脉。肝固有动脉来自肝总动脉，至肝门附近分为左、右两支，分别进入肝左、右叶。右支在入肝门前多发出一支胆囊动脉。肝门静脉由肠系膜上静脉和脾静脉在胰头与胰体交界处后方合成，至肝门分为左、右 2 支入肝左、右叶。肝固有动脉和肝门静脉在肝内反复分支，汇入肝血窦，再经中央静脉最后合成肝右静脉、肝中静脉和肝左静脉注入下腔静脉。

2. 肝硬化机制与病理改变

肝硬化主要是由病毒性肝炎、酒精中毒、营养不良等因素引起的，如长期作用、反复发作,可导致肝内广泛的胶原纤维增生。这种增多的胶原纤维有两种来源：其一为肝细胞坏死后，肝小叶内原有的网状支架塌陷、聚积、胶原化（又称无细胞硬化）或由肝星状细胞转变为肌成纤维细胞样细胞产生胶原纤维；其二为汇管区的成纤维细胞增生并分泌产生胶原肝细胞结节。广泛增生的胶原纤维一方面向肝小叶内伸展，分割肝小叶。另一方面与肝小叶内的胶原纤维接成纤维间隔包绕原有的或再生的肝细胞团，形成假小叶。这些病变随着肝细胞不断坏死与再生而反复进行，最终形成弥漫全肝的假小叶，并导致肝内血液循环改建和肝功能障碍而形成肝硬化。

3. 常规石蜡切片制作

（1）组织固定：10% 福尔马林（约 24 小时）。

（2）组织脱水：70%、80%、90% 乙醇各一缸（1.5 ~ 2 小时），100% 乙醇（约 3 小时）。

（3）组织透明：松节油（约 4 小时）。

（4）组织浸蜡：石蜡熔点 58 ~ 62℃（约 3 小时）。

（5）组织包埋。

（6）组织切片

① 展片：切片时，准备一碗清水滴上少许乙醇，用镊子夹取蜡片，放在碗中，使切片展开，用载玻片将已展开的切片捞至温水（水温 40 ~ 45℃）中，使之充分展开。

② 摊片：用载玻片捞起已充分展开的切片，放置于摊片架上。

③烤片：烤箱烤片（温度 65 ~ 70℃）。

（7）切片脱蜡：石蜡切片经过松节油Ⅰ、Ⅱ脱蜡各 15 分钟，然后放入 100% 乙醇、95% 乙醇、70% 乙醇各 1 ~ 2 分钟，再放到清水中冲洗。

（8）切片染色：清水捞起之后放入蒸馏水 1 ~ 2 分钟，再放入苏木精染液染色 10 ~ 15 分钟，用清水冲洗后放入碳酸锂中返蓝，再用清水冲洗 3 ~ 5 分钟；切片放入 70% 乙醇中约 1 分钟后再置入伊红溶液中 5 ~ 10 分钟，然后置入 70% 乙醇、95% 乙醇、100% 乙醇中约 1 分钟。

（9）切片封片：染色后切片吹干，用中性树胶封片。

4. 肉眼观

早期，肝体积可正常或稍增大，重量增加，质地正常或稍硬。晚期，肝体积明显缩小，重量减轻，硬度增加。表面和切片呈弥漫全肝的小结节。结节大小相仿，直径多在0.15～0.5cm，一般不超过1cm。肝被膜增厚。切片见有圆形或类圆形岛屿状结构，其大小与表面的结节一致，周围由灰白色纤维组织条索或间隔包绕。

5. 镜下观

① 正常肝小叶结构被破坏，广泛增生的纤维组织分割原来的肝小叶并将其包绕成大小不等的圆形或类圆形的杆细胞团，成为假小叶。假小叶特点：中央静脉缺如、偏位或有两个以上；假小叶中的肝细胞排列紊乱，常出现不同程度的脂肪变性或坏死；也可见再生的肝细胞结节，再生的肝细胞体积大，核大且深染，并常出现双核。② 包绕假小叶的纤维间隔宽窄比较一致，内有少量淋巴细胞和单核细胞浸润，并可见小胆管增生（图－综－4）。

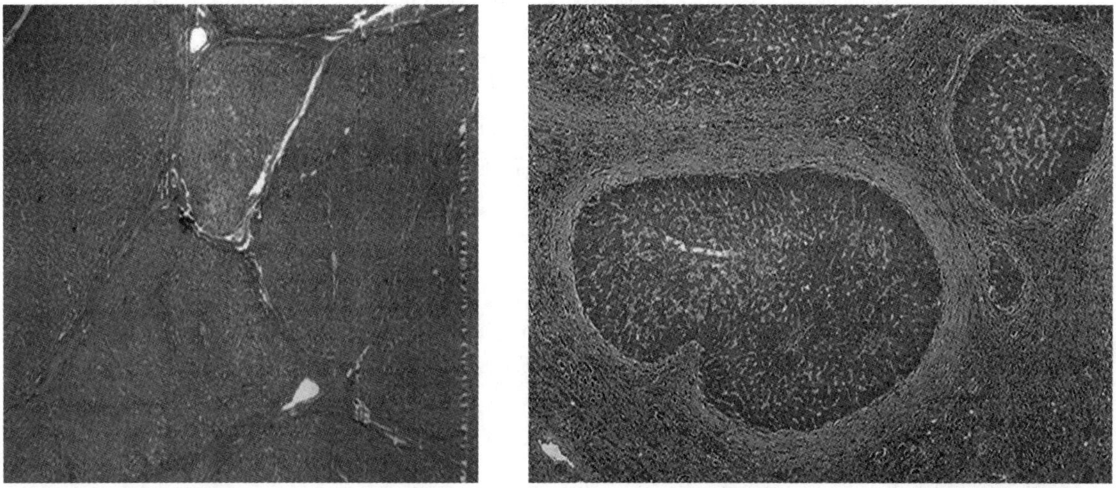

图－综－4 肝硬化时肝小叶镜下观

思考与讨论

1. 简述肝的解剖。
2. 简述肝硬化的发生与肝内血流动力学改变的关系。

（伏 辉 李 兵 马 森）

实验三 心的解剖、发生与心血管铸型标本的制作

实验目的

1. 掌握心的外形、各心腔的位置、内腔的分部和形态结构，心腔内防止血液逆流结构的

形态特点；了解心肌微细结构的特点。

2. 掌握左、右冠状动脉的起始、走行、分支、分布和冠状动脉的分布类型，心传导系统的组成，各部的位置、走行、分支、分布和血液供应，冠状窦的位置、与房室结的毗邻关系，冠状窦的属支；了解心的静脉回流途径，心的纤维性支架，心房和心室间隔的形态和构造。

3. 了解心的发生、圆锥动脉干的分隔、心房和心室的分隔与先天性心脏畸形。

4. 掌握心肌微血管的墨汁灌注及切片和观察方法，心肌组织的 H–E 染色及观察方法。

5. 了解心血管铸型标本的制作及观察。

实验材料

1. 完整胸腔脏器的标本（观察心脏的位置）、心脏各腔的标本、四腔心的断面标本。

2. 心血管的剥制标本和心血管铸型标本。

3. 切除心房的标本、显示房室口和心瓣膜的位置和形态、牛心传导系注色标本。

4. 心脏的发生系列模型、正常胎儿心脏标本及心脏先天畸形标本。

5. 心肌微血管的墨汁灌注切片、心肌组织的 H–E 切片。

注意事项

1. 心脏结构的观察注意与功能联系。

2. 标本腐蚀使用的是强酸、强碱要小心谨慎按流程操作。

3. 实验完成后要将标本进行保存，清洗器械，打扫实验室卫生。

实验内容

1. 心的解剖

在完整胸腔脏器的标本上观察心脏的位置和毗邻。提示理解心在人体内三维空间的正确位置，有助于理解不同心电图导联的波形特点。特别要注意观察左心房是最后部的心腔，其后方毗邻的结构有食管、胸主动脉、奇静脉、胸导管和迷走神经等。

（1）在打开右心房前壁的标本上观察界嵴和梳状肌，固有心房和腔静脉窦的形态特点；下腔静脉瓣和冠状窦瓣的形态；卵圆窝的位置；冠状窦瓣、三尖瓣隔侧尖瓣附着缘和 Todaro 腱围成的 Koch 三角的位置。

（2）在打开右心室前壁的标本上观察右心室内的室上嵴，以此嵴为界将右心室分为流入道和流出道两部。注意观察两部的形态特点；隔缘肉柱起始和形态；三尖瓣复合体的构成、各瓣的形态特点与瓣膜连合，腱索的形态及与瓣膜的连结形式。

（3）观察左心房和左心室内腔的形态和分部、二尖瓣复合体的组成和形态特点。

（4）在心血管的剥制标本和心血管铸型标本上观察左、右冠状动脉的起始、走行、分支、分布和冠状动脉的分布类型。注意多观察数个心脏，可初步找出血管分支、分布的个体之间的差异。

（5）在冠状静脉的标本上观察冠状窦及心的静脉回流。

（6）在特殊显示心纤维支架的标本上观察 4 个瓣膜环、2 个纤维三角的位置和形态特征。

（7）在心的大体标本上观察心传导系统的走行及分支分布。

2. 心的发生及心的先天性畸形

（1）在心的发生系列模型上观察心的发生和内腔分隔的过程。

（2）在正常胎儿心标本上观察动脉导管。在先天心畸形标本上观察房间隔缺损、室间隔缺损和法洛四联症等心脏先天畸形。

3. 心肌微血管的墨汁灌注和切片及观察

（1）动物全身麻醉后，打开胸腔，左心室插管或插入针头灌注配制好的墨汁（大鼠约灌注 100ml），在灌注过程中剪开右心耳。灌注完毕后结扎右心耳，将动物放置 4℃冰箱 24 小时。然后进行取材、固定、脱水、包埋、石蜡切片。

（2）显微镜下观察墨汁灌注心肌微血管切片，辨认心肌内毛细血管、微动脉、微静脉、心肌窦样管及与心腔相通的管道。

4. 心血管铸型标本的制作及观察

（1）动物全身麻醉后，打开胸腔，进行左、右冠状动脉动脉插管，生理盐水灌流冲洗血管，然后用不同浓度的 ABS 丙酮液注入血管（左、右冠状动脉可加入不同颜色）。注意灌流要充分，要防止气泡注入，灌注完毕后标本放置 24～48 小时后，待 ABS 凝固成型，将标本放入 50% 的盐酸中腐蚀，5～7 天后流水冲洗，即可获得心血管铸型标本（图－综－5）。

（2）在心血管铸型标本上辨认左、右冠状动脉的主要分支和分布范围及血管吻合。

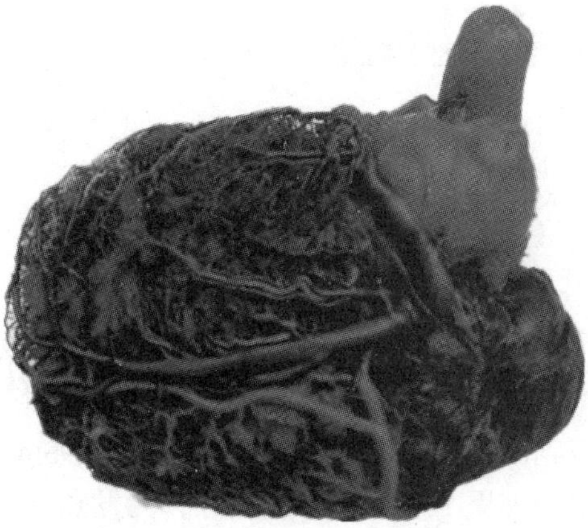

图－综－5　心血管铸型标本

思考与讨论

1. 根据你所学的解剖学知识设想引起心瓣膜关闭不全的可能原因。

2. 按你的观察和理解说明：① 心冠状动脉主干及其大的分支的走行部位；② 心传导系统的主要结构及其走行部位。

3. 试述心血管铸型方法与墨汁灌注方法的主要步骤，以及二者研究对象有何不同。

（刘万胜　张　斌）

实验四 慢性肾小球肾炎标本的解剖、组织和病理学观察

实验目的

1. 掌握正常人肾的解剖、组织结构。
2. 掌握慢性肾小球肾炎的病理改变。
3. 了解慢性肾小球肾炎导致泌尿功能障碍时，出现临床症状的解剖、组织学和病理学基础。

实验材料

1. 人肾解剖标本。
2. 人肾组织学切片。
3. 人肾慢性肾小球肾炎病理切片。
4. 病例摘要

女性，30 岁，因 2 年来颜面及下肢水肿，1 周来加重入院。

患者 2 年前无诱因出现面部水肿，以晨起明显，伴双下肢轻度水肿、尿少、乏力、食欲缺乏。曾到医院就诊，诊断为高血压（150/95mmHg），化验尿蛋白（+）～（++）。1 周前着凉后咽痛，水肿加重；尿少，尿色较红，无发热和咳嗽，无尿频、尿急和尿痛。

查体：T36.8℃，P 80 次 / 分，R 18 次 / 分，BP 160/100mmHg。双眼睑水肿，巩膜无黄染，结膜无苍白，咽稍充血，扁桃体（–）。心肺（–），下肢轻度凹陷性水肿。

实验室检查：尿蛋白（++），白细胞（WBC）0～1/HP，红细胞（RBC）10～20/HP，颗粒管型 0～1/HP，24 小时尿蛋白定量 3.0g；血尿素氮（BUN）8.3mmol/L，肌酐（Cr）156 μmol/L。

注意事项

1. 观察肾的大体切面结构时注意联系肾的组织结构，思考两者有何联系。
2. 观察肾的组织切片时注意按照由低倍到高倍的顺序仔细分辨相关结构。
3. 对照正常肾组织切片图观察慢性肾小球肾炎组织切片图，分析发生了何种病理改变。

实验内容

1. 正常人肾的解剖标本观察

在观察中将离体肾结合腹后壁原位肾、冠状剖面肾及显示肾窦的标本进行学习。

（1）形态：肾形似蚕豆，新鲜肾呈红褐色。肾可分为上、下两端，前、后两面，内、外侧两缘。

（2）位置：肾位于腹后壁上部、脊柱的两侧。左肾上端平第 12 胸椎上缘，下端平第 3 腰椎上缘；因肝的影响，右肾比左肾约低半个椎体。

（3）构造：肾实质分为皮质和髓质两部。髓质位于皮质的深部，由 15 ~ 20 个肾锥体构成。肾锥体与肾锥体之间的区域，称为肾柱，属于皮质部分。肾锥体的尖端圆钝称肾乳头。肾乳头被漏斗状的肾小盏所包绕，2 ~ 3 个肾小盏汇合成一个肾大盏。2 ~ 3 个肾大盏再汇合成肾盂。肾盂出肾门后移行为输尿管。

（4）被膜：肾的表面自内向外有纤维囊、脂肪囊 、肾筋膜 3 层被膜。

2. 正常人肾的组织学切片观察

肾实质分为皮质和髓质。正常肾组织切片观察如下：

（1）4 倍物镜观察：髓质 – 肾锥体染成粉红色，皮质位于肾锥体底部，染成深红色。

（2）10 倍物镜观察：皮质可见许多球状的肾小体和各种不同切面的肾小管。近曲小管深红色；远曲小管染成淡红色。肾小体、近曲小管和远曲小管所在的皮质部位，为皮质迷路。移动切片，可见皮质内排列方向一致的髓放线（图 – 综 –6）。髓质主要为呈辐射状排列的小管。

（3）40 倍物镜观察：皮质迷路内辨认以下结构：

肾小体：球形，由血管球和肾小囊组成。肾小囊是个杯状双层囊，其壁层（外层）由单层扁平上皮构成；其脏层（内层）包裹血管球。脏、壁两层之间的腔隙，为肾小囊腔（图 – 综 –7）。

近曲小管：位于肾小体附近，管腔小而不规则，管壁厚，由单层立方和锥体形上皮细胞组成。

远曲小管：位于众多的近曲小管之间，但其管腔较大而规则，管壁较薄，腔面整齐，管壁由单层立方上皮构成。

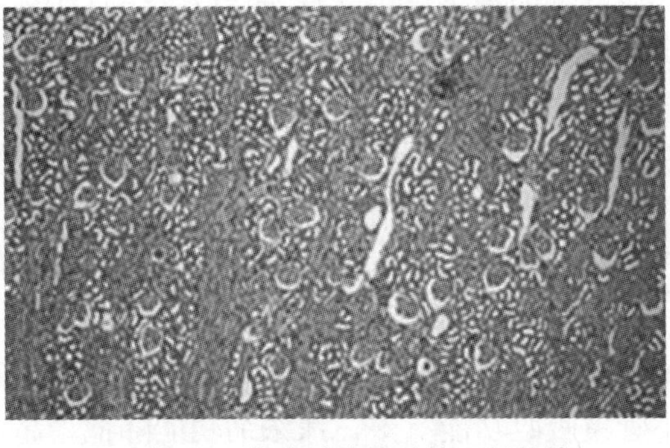

图 – 综 –6　肾皮质光镜结构（低倍镜）

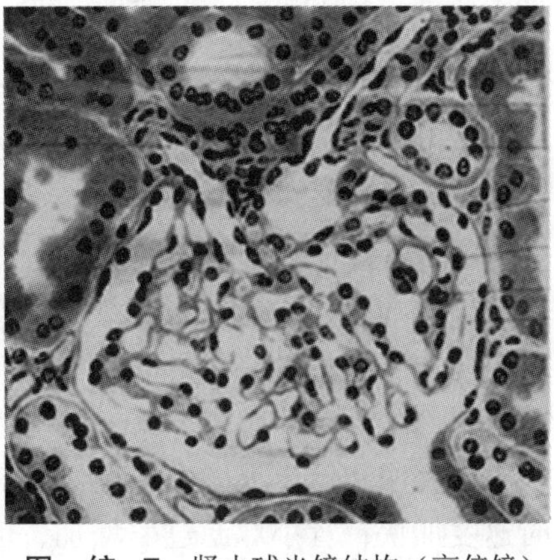

图 – 综 –7　肾小球光镜结构（高倍镜）

3. 慢性肾小球肾炎患者肾的病理观察

慢性肾小球肾炎简称慢性肾炎，是一组多病因的慢性肾小球病变为主的肾小球疾病，但多数患者病因不明。临床主要表现为多尿、夜尿、低比重尿、高血压、氮质血症和尿毒症，见于各型肾炎的终末期。

病理变化：肉眼观，双肾体积缩小，表面呈弥漫性细颗粒状。切面皮质变薄，皮髓质界限不清。肾盂周围脂肪增多。慢性肾炎的大体病变称为继发性颗粒性固缩肾（图 – 综 –8）。

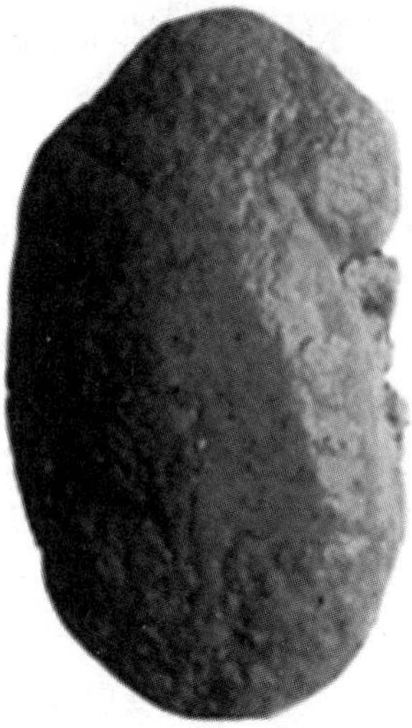

图－综－8 慢性肾小球肾炎颗粒固缩肾

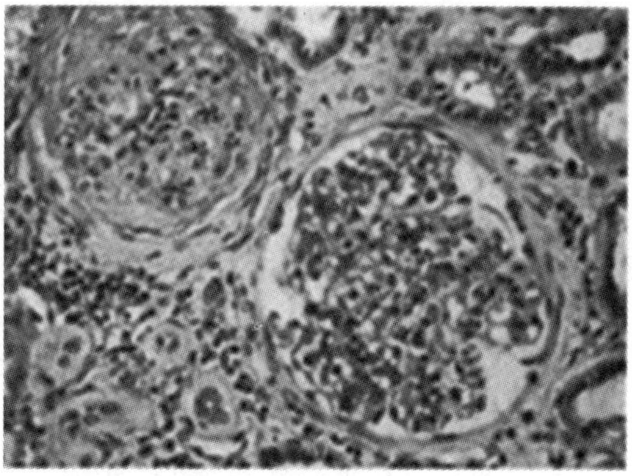

图－综－9 慢性肾小球肾炎光镜图（10×40）
左侧肾小球纤维化、玻璃样，右侧肾小球代偿性肥大

4. 病理切片观察

组织学改变：早期肾小球分别具有相应类型肾炎的改变。随病变进展，肾小球内 PAS 染色阳性的嗜酸性玻璃样物质增多，细胞减少，严重处毛细血管闭塞，肾小球发生玻璃样变和硬化。由于肾炎引起的高血压，肾内细、小动脉发生玻璃样变和内膜增厚，管腔狭窄。由于部分肾小球玻璃样变和硬化，毛细血管球血流量减少，病变肾单位的其他部位也发生缺血性损伤。肾小管萎缩或消失，间质纤维化，伴有淋巴细胞和浆细胞浸润。间质纤维化使肾小球相互靠拢。不同肾单位的病变程度常有差异，病变轻的肾单位出现代偿性改变，肾小球体积增大，肾小管扩张，腔内可出现各种管型（图－综－9）。

5. 临床病理联系

部分患者有其他类型肾炎的病史。部分患者起病隐匿。早期可有食欲缺乏、贫血、呕吐、乏力和疲倦等症状。有的患者则表现为蛋白尿、高血压或氮质血症，亦有表现为水肿者。晚期患者主要症状为慢性肾炎综合征，表现为多尿、夜尿、低比重尿、高血压、贫血、氮质血症和尿毒症。

多尿、夜尿和低比重尿主要由于大量肾单位结构破坏，功能丧失所致。血液流经残留肾单位时速度加快，肾小球滤过率增加，但肾小管重吸收功能有限，尿浓缩功能降低。高血压主要由于肾小球硬化和严重缺血，肾素分泌增多。高血压导致细、小动脉硬化，肾缺血加重，使血压持续增高。贫血主要由肾组织破坏，促红细胞生成素分泌减少引起。此外，体内代谢产物堆积对骨髓造血功能具有抑制作用。大量肾单位受损使代谢产物不能及时排出，水、电解质和酸碱平衡失调，导致氮质血症和尿毒症。慢性肾炎晚期的患者常出现尿毒症的病理改变，如心外膜炎和胃肠炎等。长期高血压可导致左心室壁肥厚。

思考与讨论

1. 结合肾的组织结构说说肾柱、肾锥体及髓放线等结构在显微镜下观察分别由何种组织构成？有何特点？

2. 慢性肾小球肾炎有哪些病理学改变？

3. 结合慢性肾小球肾炎的临床病理联系，分析为何患者会出现泌尿系统异常？

（张　洁　龚厚武）

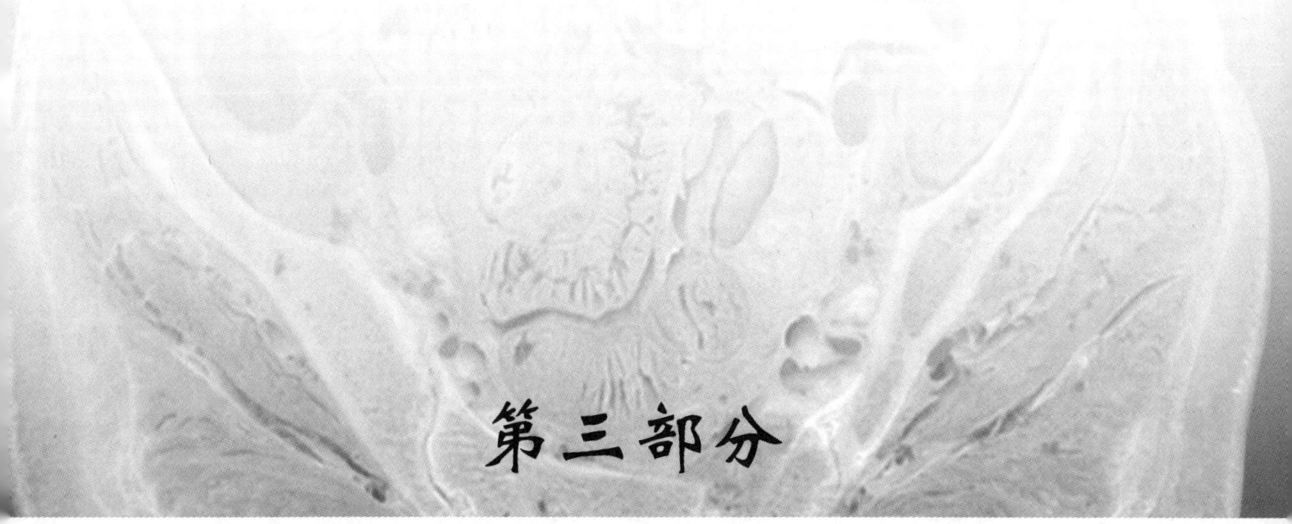

第三部分

设计创新性实验

实验一　变异标本的观测

实验目的

1. 掌握变异的概念。
2. 使学生认识人体正常结构与变异结构。
3. 培养学生实验课动手能力和观测能力。
4. 建立学生发现问题、分析问题、解决问题的思维能力。

实验材料

1. 标本材料　形态学实验室各类教学标本。
2. 实验器械　手术刀、镊子、剪刀、记号笔、米尺、游标卡尺（0.02mm）、圆规、定位针、照相机等。

注意事项

1. 标本制作时要注意保护细小的血管、神经等结构。
2. 标本测量时要在结构的原始位置上进行测量，认真仔细地记录测量数据。
3. 实验完成后要将标本进行保存，清洗器械，打扫实验室卫生。

实验内容

（一）变异的概念

在解剖时，常可见到器官形态，血管和神经的分支、行径等与书本描述的不一致，可有多种形式，其主要形式（即大多数的形态）可认为是正常形态，其他形式则称为变异。

关于正常和变异，其正确含意指对人体进行体质调查时，应用生物统计学 Biometry 方法处理所得的资料，按规定程式计算后，得出正常值和变动范围，借以表明正常限度和变异趋势，超出变动范围者，则为变异。

（二）研究变异标本的意义

集体的形态结构或生理功能，在同一物种的子代与亲代之间或子代的个体之间，有时出现不完全相同的现象，即为变异。例如肋骨或椎骨数目多于或少于正常，甚至某些内脏异位都可属于变异。一般认为某些变异并不影响正常生理功能，更不危及生命。变异是生命的一种特征，在生物学上还具有适应与进化的意义，如果某种变异出现较多，也应另行记录并做具体分析。现举例如下：

1. 腹腔干的发起位置与分支的解剖观测

（1）将标本腹前壁做“十”字切开，观察胃网膜韧带形态，用解剖刀沿肝胃韧带中间部分切开此韧带，注意保护胃小弯处的胃左动脉和肝十二指肠韧带内的结构。

（2）撑开胃小弯与肝下部结构，观察胃胰壁形态。

（3）先用解剖刀沿胰体上缘浅行切开壁腹膜，注意不可损伤脾动脉和胰腺。

（4）用尖镊子轻轻剥离壁腹膜，游离脾动脉，并观察脾动脉的起点，找到腹腔干分支处。沿腹腔干继续分离壁腹膜和筋膜，找到腹腔干起始处，观察腹腔干与腹主动脉和肠系膜上动脉的关系。

（5）沿腹腔干向肝十二指肠韧带和胃小弯处继续分离。游离出肝总动脉和胃左动脉及其分支，并观察其分支和走行情况（图 – 设 –1）。

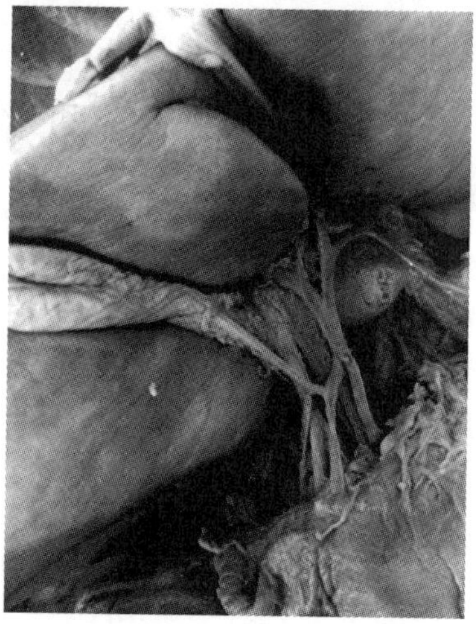

图 – 设 –1 肝总动脉分支变异标本

（6）使用定位针固定各动脉分支起点和止点，用游标卡尺进行测量并记录。测量参数为：a. 起点外径（mm）；b. 止点外径（mm）；c. 长度（mm）。

2. 睾丸动脉的起始位置与走行的解剖观测

（1）将标本腹前壁做“十”字切开，把大网膜向上翻开，移开空回肠，暴露左、右肠系膜窦，用解剖刀划开壁腹膜。

（2）用尖镊子钝性分离壁腹膜，观察肾动脉、肾静脉起始走行。在分离肾动脉和肾静脉周围腹膜和筋膜组织时要谨慎，注意保护细小的睾丸动脉、静脉结构。

（3）观察睾丸动脉起始处是否发自腹主动脉，如未发现睾丸动脉，则沿肾动脉向腹主动脉两侧寻找，找到睾丸动脉起始部分。由于睾丸动脉起始部极易脱落，注意避免用力撕扯筋膜。

（4）沿睾丸动脉起始部继续游离肾动脉与肾静脉的分支，观察睾丸动脉走行情况。

（5）使用定位针固定睾丸动脉分支起点和止点，用游标卡尺进行测量并记录。测量参数：a. 起点外径（mm）；b. 止点外径（mm）；c. 长度（mm）。

思考与讨论

1. 讨论肝移植手术以及胃部分切除术前对肝动脉变异情况的评估。
2. 讨论肾移植手术前对睾丸动脉的保护。

（徐四元 向 平）

实验二　心肝肺联合铸型标本制作与观察

实验目的

1. 掌握心、肝、肺结构的形态、位置、组成及其相关结构。
2. 掌握心、肝、肺管道结构的联系。
3. 培养学生思考和动手能力。

实验材料

1. 材料　铸型材料应首选新鲜（没有腐败或自溶现象轻微，未经防腐固定液处理的材料）的脏器，组织柔软，富有弹性，血管内血液尚未凝固，管道比较通畅；取材时要把管道部分尽量留长一些，以便于插管。

2. 器械　止血钳，大方盘，10ml、20ml、60ml 一次性注射器，各种规格的插管、烧杯、玻璃棒各若干，粗手术线，50cm × 50cm 棉布若干块，200g 天平。

3. 试剂　蒸馏水、肝素钠、油画颜料（红、蓝）、乙酸乙酯、邻苯二甲酸二丁酯、自凝牙托粉及 MB 自凝牙托水。

4. 填充剂配方　用天平称取自凝牙托粉 100g；加乙酸乙酯 5ml，可延缓凝固时间 20 分钟，有利于灌注；加邻苯二甲酸二丁酯 40ml，可增加铸型标本的韧性，防止标本脆裂；油画颜料适量；最后加入自凝牙托水 100ml，用玻璃棒搅拌均匀。

注意事项

1. 标本腐蚀使用的是强酸、强碱，要小心谨慎，按流程操作。
2. 腐蚀完成的标本要细心打掉由于灌注压力大而爆裂的凝块。

实验内容

1. 材料的处理

制作心肝肺联合铸型标本，要求冲洗血管。方法是：1000ml 蒸馏水加两支肝素钠，从动脉注入，剪开静脉系放血，直到流出的液体较清澈或组织、器官呈苍白色为止。

2. 灌注方法

在灌注前，先注入 10ml 乙酸乙酯，有利于微细血管的充盈。将注射器的针栓抽出，把填充剂倒入针筒，再装入针栓，将注射器前端朝上竖起，排出注射器内的气体，将填充剂缓慢地通过插管注入到管道内。如此重复进行，直到连接插管的橡胶管鼓起或在脏器表面有填充剂出现，表明压力和灌注量均已足够，应即停止灌注。注意在灌注过程中，用手揉压肢体，以便填充剂的流动。器官要保持其正常的外形，以便出现人为的畸形。实质性脏器，可在水中灌注，利用水的浮力保持器官的自然形状，由于自凝牙托粉收缩率小，一次成型，所以只需首次灌注，以后不用补注。

3. 标本的腐蚀和冲洗

常用腐蚀的方法有自然腐蚀、酸腐蚀、碱腐蚀等方法。自然腐蚀法需要时间比较长，且对环境有一定的污染；碱腐蚀法各个环节要求严格，操作繁琐，有时达不到满意的效果；酸腐蚀法不受区域、气候和气温的影响，操作简便省时。这里仅介绍酸腐蚀法。

酸腐蚀法是用强酸将标本不必要的组织腐蚀掉，充分显示血管的铸型。盐酸腐蚀，其浓度以 25% 为宜，一般情况下体积不大的铸型标本，3 ~ 5 天可完成腐蚀过程，体积较大者，可适当延长腐蚀时间。采用酸腐蚀的铸型标本，最好放在条式漏槽内，便于腐蚀，冲洗时把漏槽从酸液中取出，用一端接有玻璃管的橡胶管接在自来水龙头上，玻璃管末端口径要细，以便形成一股纤细的高压水柱。

4. 修整和封装

修整包括摘除凝块、疏密打枝、加热矫形、断枝再植。封装有干保存和湿保存法。干保存法应在盒内放置适量的抗霉剂和吸湿干燥剂，以防吸湿后出现霉蚀、变质现象；湿保存法的保存液，采用瓶装的化学纯甲醛加蒸馏水稀释成 5% 的甲醛溶液，加压注入容器内，不能用工业甲醛和自来水作为保存液。

5. 观察

（1）观察支气管和支气管动脉，肺段支气管分支分布情况，肺门处肺动、静脉与支气管位置关系。

（2）观察冠状动脉分支分布情况。

（3）观察肝铸型显示的肝门静脉系统和肝静脉系统的各管道走行情况。

思考与讨论

1. 讨论肺部疾病与心脏肥大的代偿关系。
2. 讨论肝癌患者的肺部感染。
3. 通过观察冠状动脉的分支分布，讨论心肌梗死的范围。

（孙建永 江汉臣）

实验三　海马结构标本的制作与观察

实验目的

1. 掌握海马结构的形态、位置、组成及其相关结构。
2. 掌握海马结构的皮质构造；了解海马结构的纤维联系和功能。

实验材料

1. 端脑冠状切面标本示海马的形态和位置。
2. 人海马结构的组织学切片（Nissl 染色）。
3. 海马结构的免疫组织化学染色切片。

注意事项

1. 标本制作时要注意保护穹隆等结构。
2. 认真、仔细地观察海马解剖位置及其结构。
3. 实验完成后要将标本进行保存，清洗器械。

实验内容

1. 海马结构的解剖（图－设–2）

（1）位置：海马位于侧脑室下角的底部。

（2）组成：海马、齿状回和下托（旁下托、前下托、下托和下托尖）。

（3）形态：在额状切面上，海马呈“C”形；齿状回则呈“U”或“C”形，开口部位面对海马伞，与海马共同形成了“S”形结构。

（4）相关结构：灰被、室床、海马伞、穹隆。

2. 皮质构造（图－设–3～5）

（1）海马可以分为三个基本层，由室床向内为：多形层、锥体层及分子层。

（2）上述三个基本层再细分为：① 始层；② 锥体层；③辐射层；④腔隙层；⑤分子层。

（3）相关细胞：篮状细胞、大锥体细胞（双棱锥细胞）。

（4）海马可以划分为 CA1、CA2、CA3

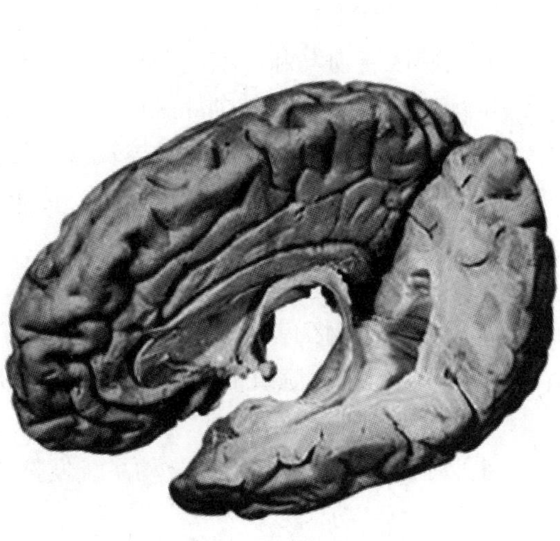

图－设–2　海马结构

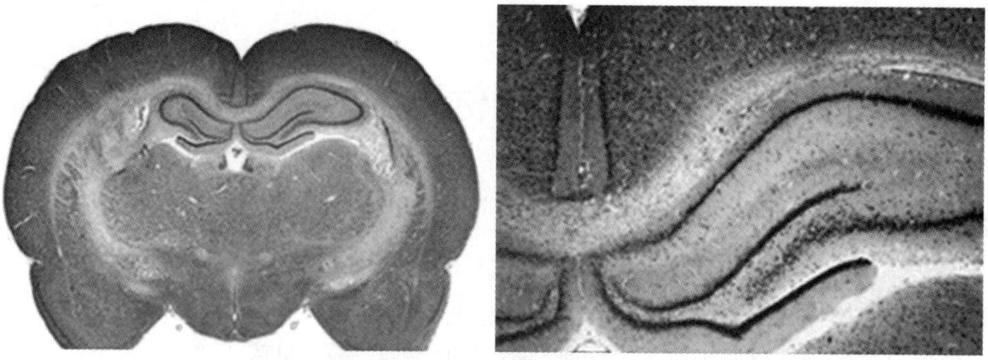

图－设－3　海马的细胞分层（Nissl 染色）

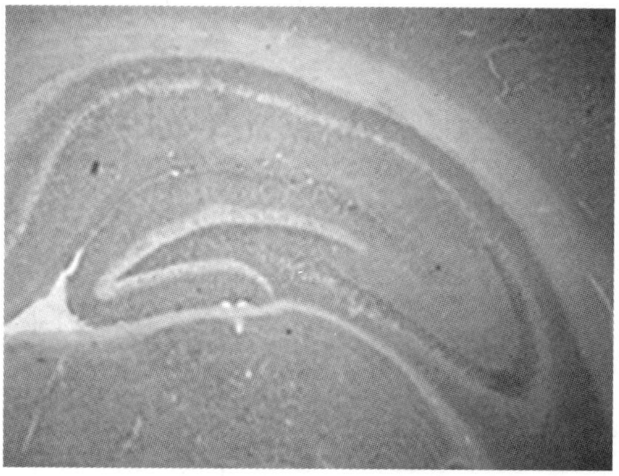

图－设－4　免疫组织化学染色海马组织

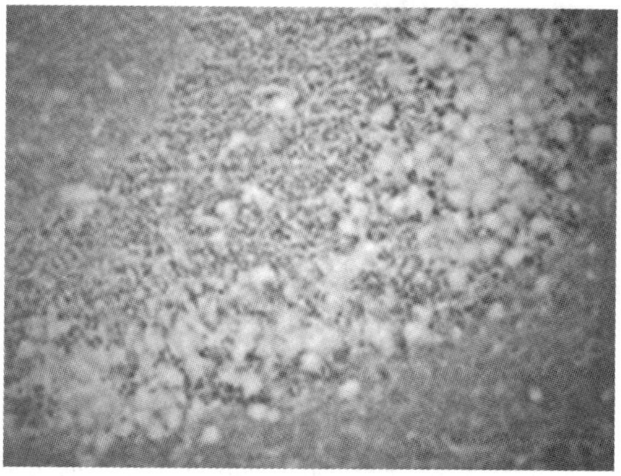

图－设－5　海马的免疫组织化学染色（突触素）显示胞质染色阳性的海马锥体细胞

和 CA4 区。其中，CA4 区紧邻齿状回，而 CA1 区则与下托相连。

（5）齿状回皮质分为分子层、颗粒层和多形层。

3. 海马结构的纤维联系

（1）传入纤维

① 内嗅区－海马和齿状回全长（穿通纤维通路）。

② 隔核－穹窿－海马全部区域和齿状回。

③ 下丘脑、丘脑前核、中缝核及蓝斑等也有纤维投射至海马。

（2）传出纤维：穹隆是海马的主要传出通路，除乳头体外，还终止于扣带回、隔核和视前区等。

4. 海马结构的功能

（1）与近期记忆有关。

（2）参与情绪反应或情绪控制。

（3）参与内脏运动。

（4）对脑干网状结构上行激动系统发挥作用。

思考与讨论

1. 试述海马结构的形态、位置、组成及其相关结构。
2. 海马结构的皮质构造及海马是如何分区的？
3. 海马结构参与人体哪些功能活动？

（谢应桂 常永娜）

主要参考文献

1. 周启良. 系统解剖学. 武汉: 世界图书出版社, 2013.

2. 柏树令. 系统解剖学. 7版. 北京: 人民卫生出版社, 2009.

3. 刘树伟. 局部解剖学. 8版. 北京: 人民卫生出版社, 2013.

4. 王振于. 断层解剖学. 3版. 北京: 人民卫生出版社, 2012.

5. 张卫光. 医学形态学实验教程. 北京: 北京大学医学出版, 2008.

6. 付升旗. 人体断层解剖实验学. 西安: 世界图书出版社, 2007.

7. 江会勇. 大体形态学实验教程. 北京: 科学出版社, 2011.

8. 陈志伟. 组织学与胚胎学实验教程. 北京: 北京大学医学出版, 2010.

9. 莫维光. 病理学实验指导. 北京: 科学出版社, 2005.

附 图

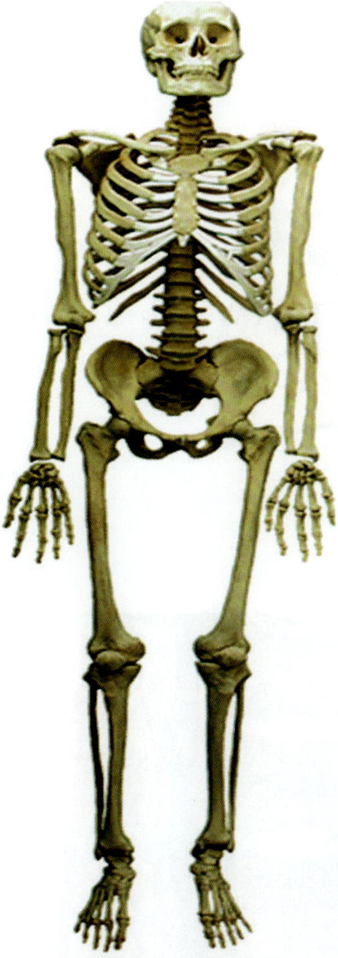

图－系－01　骨架

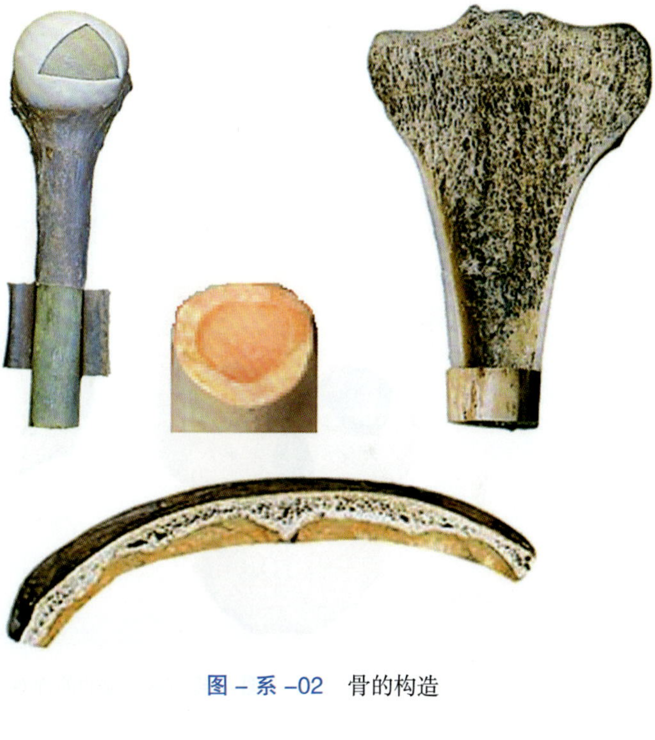

图－系－02　骨的构造

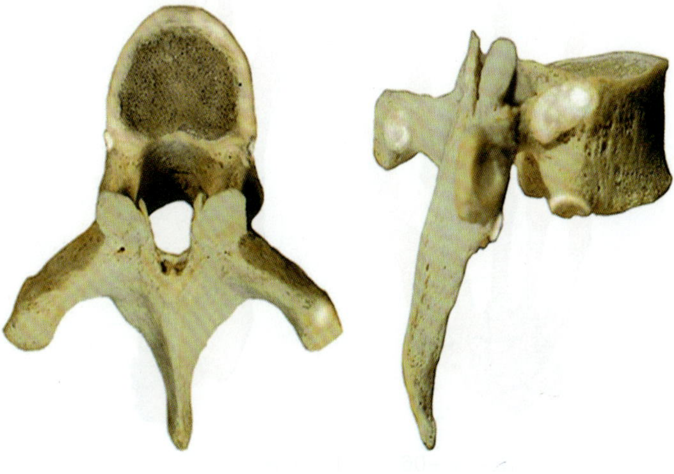

图－系－03　胸椎

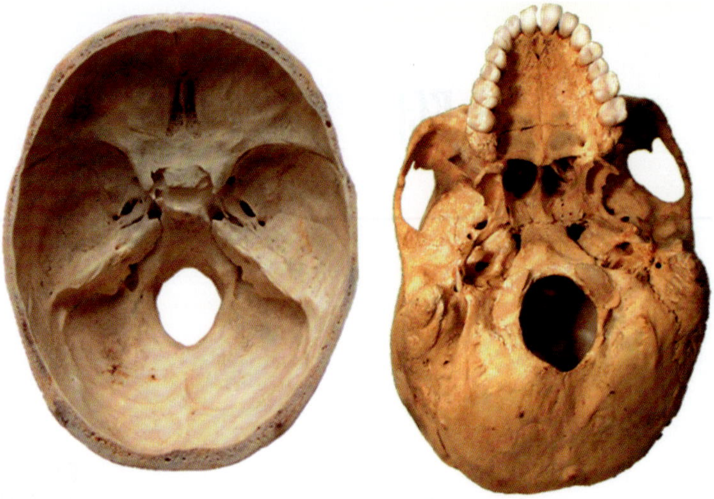

图－系－04 颅底内、外面观

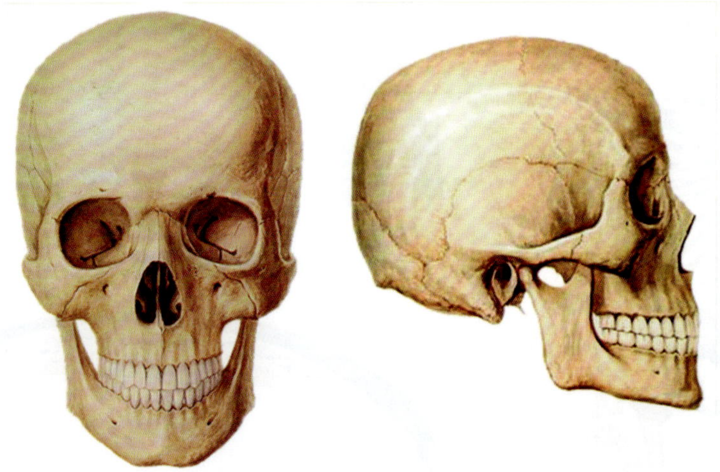

图－系－05 颅的前面观、侧面观

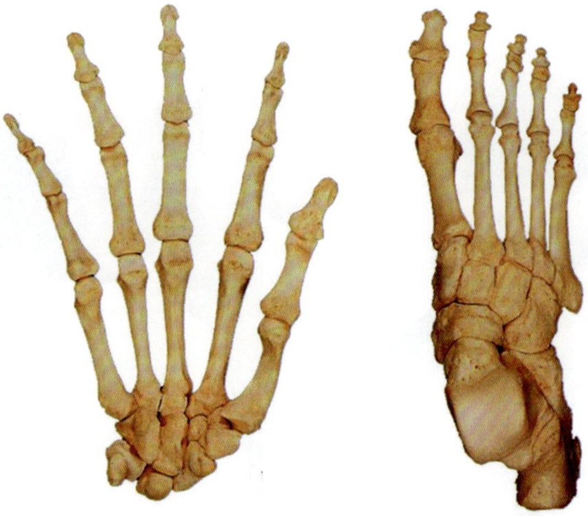

图－系－06 手骨、足骨

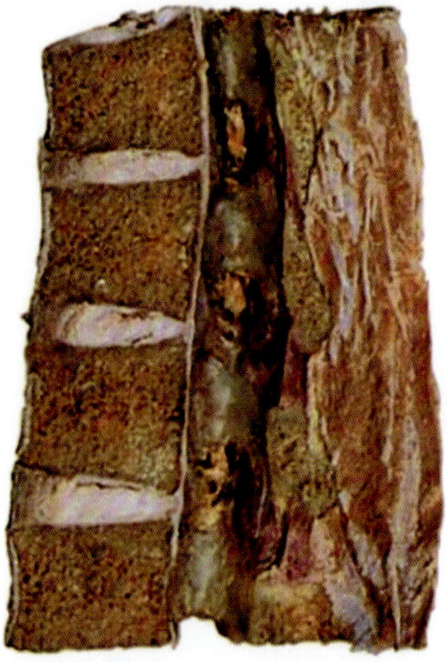

图－系－07 椎骨的连接

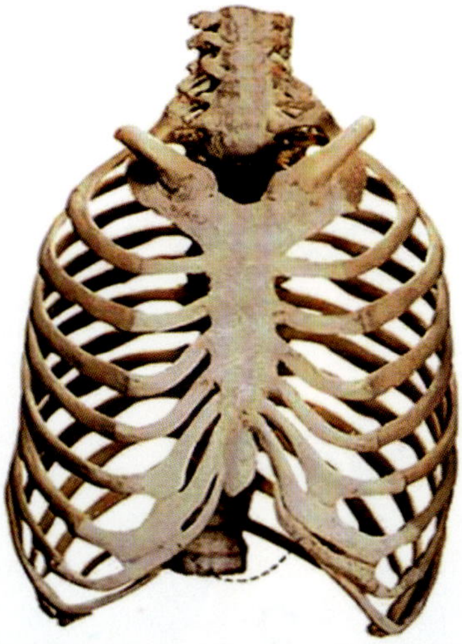

图－系－08 胸廓

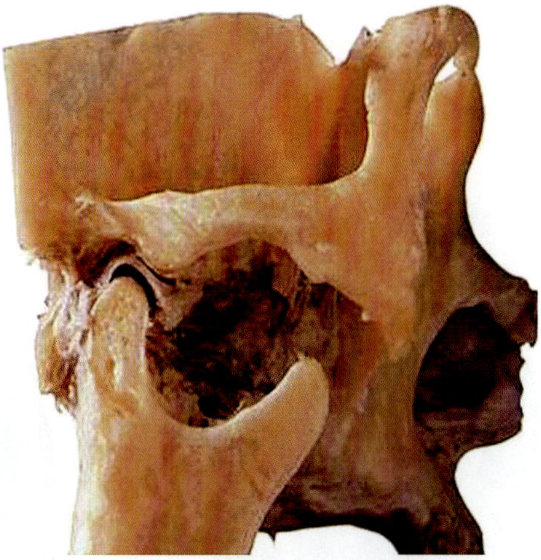

图－系－09 颞下颌关节

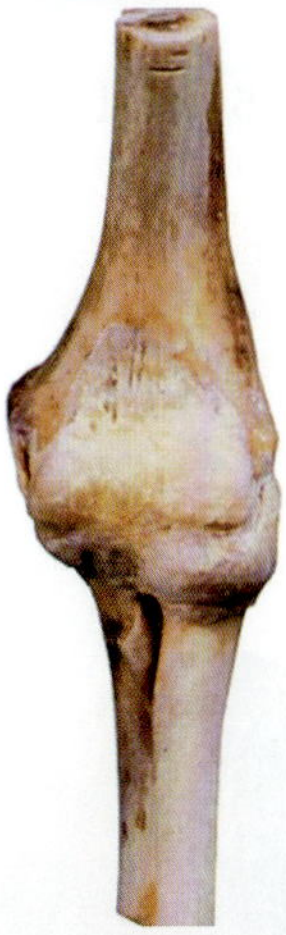

图－系－10 肘关节

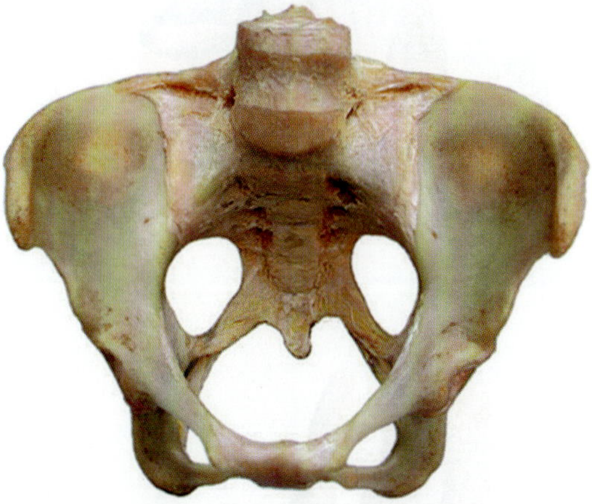

图－系－11 骨盆

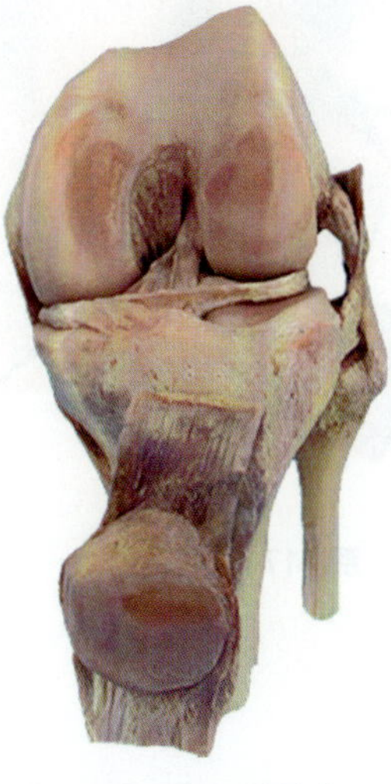

图－系－12 膝关节

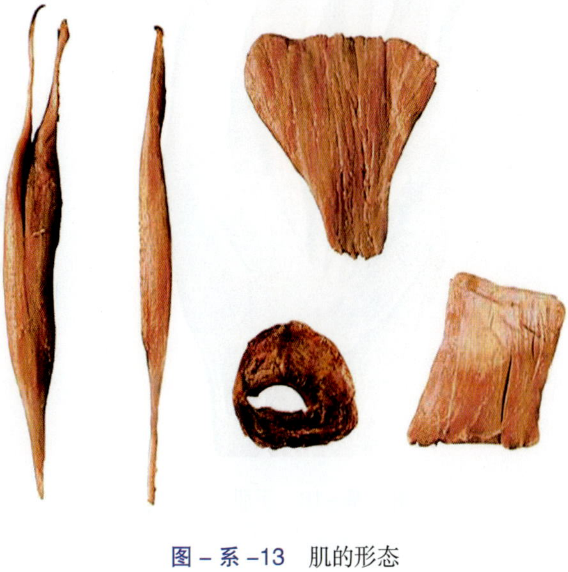

图－系－13 肌的形态

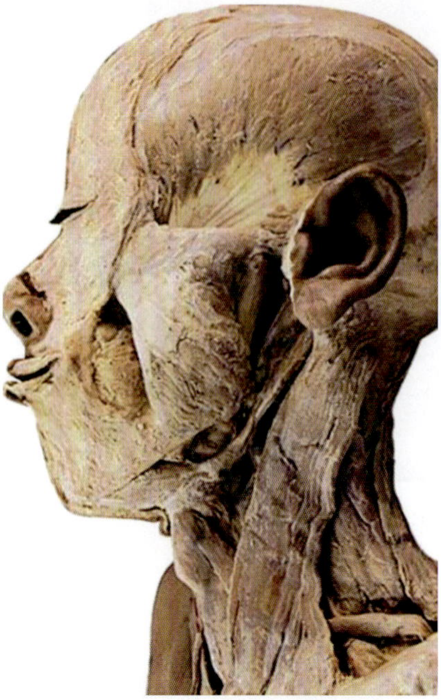

图－系－14 头、颈肌

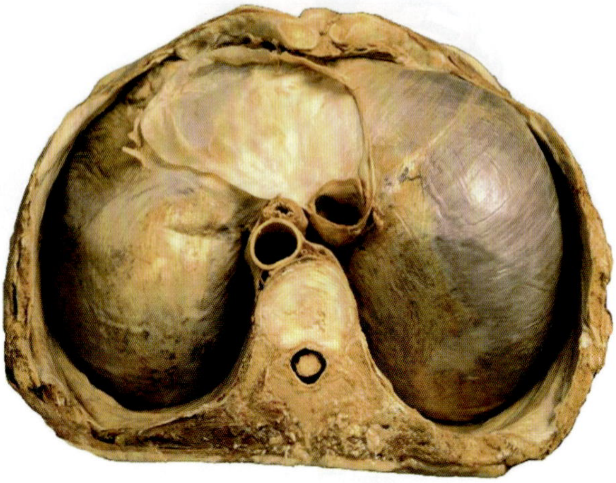

图－系－15 膈肌

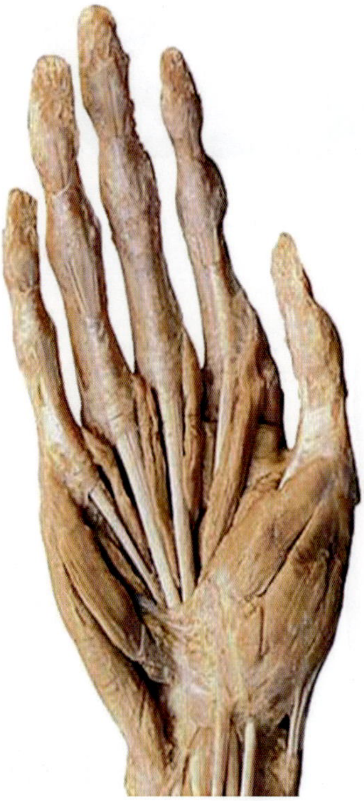

图－系－16 手肌

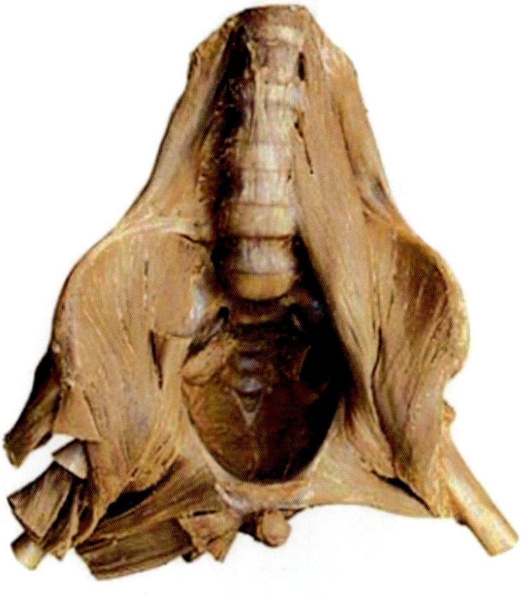

图－系－17 髂腰肌

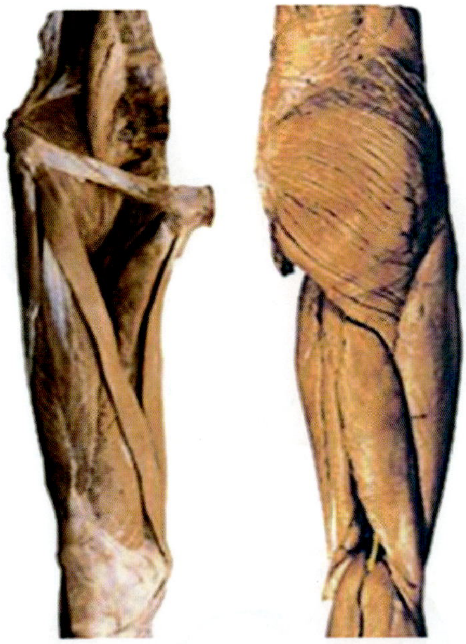

图－系－18　大腿肌

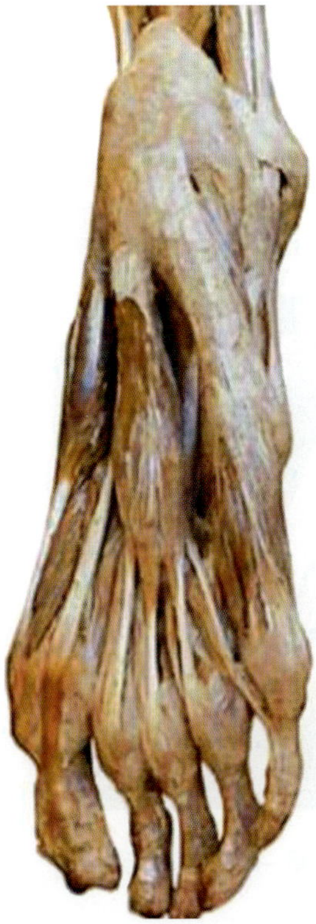

图－系－19　足底肌

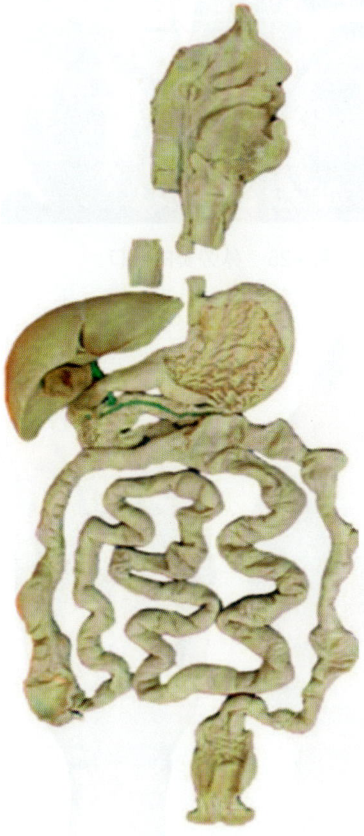

图－系－20　消化系统概观

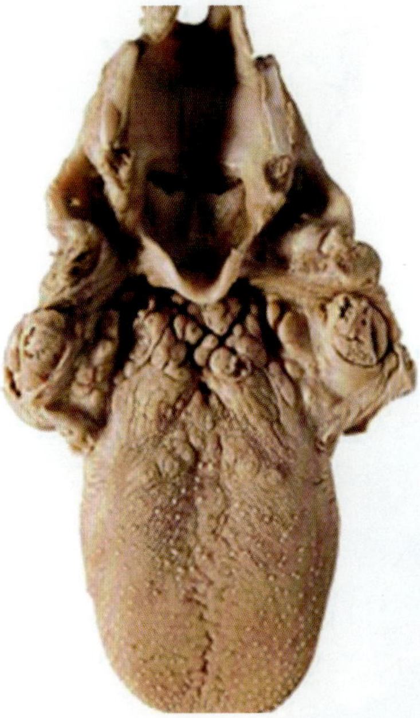

图－系－21　舌

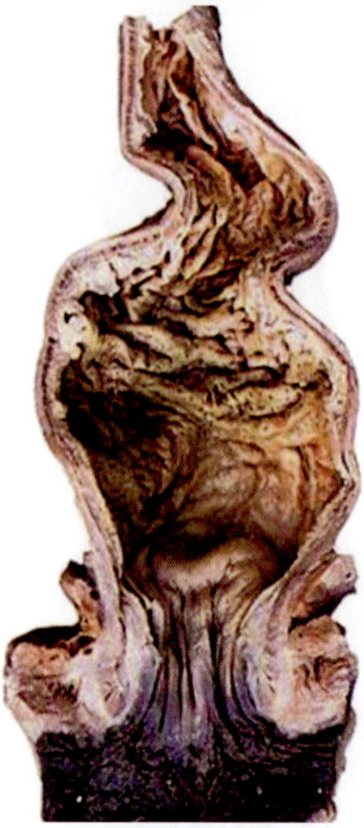

图－系－22 直肠与肛管

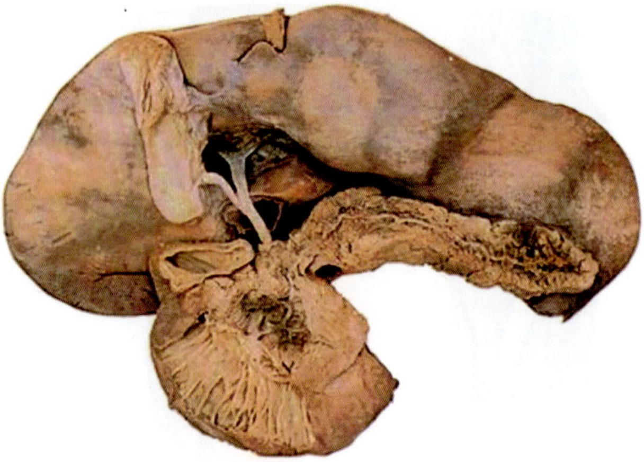

图－系－23 肝外胆道

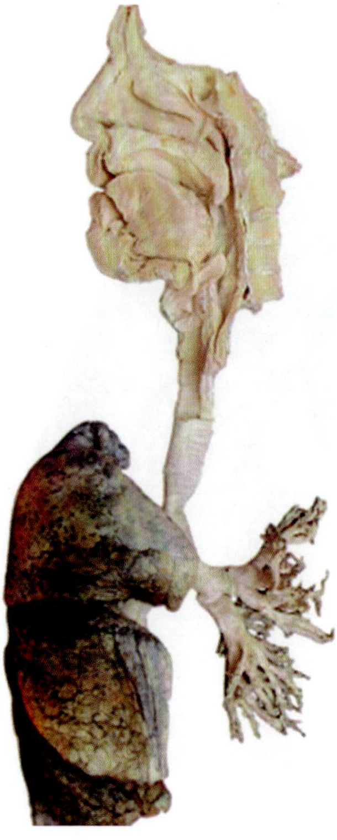

图－系－24 呼吸系统概观

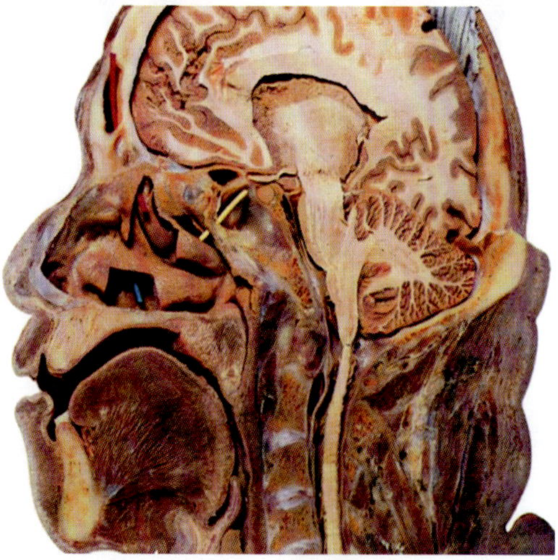

图－系－25 鼻旁窦的开口

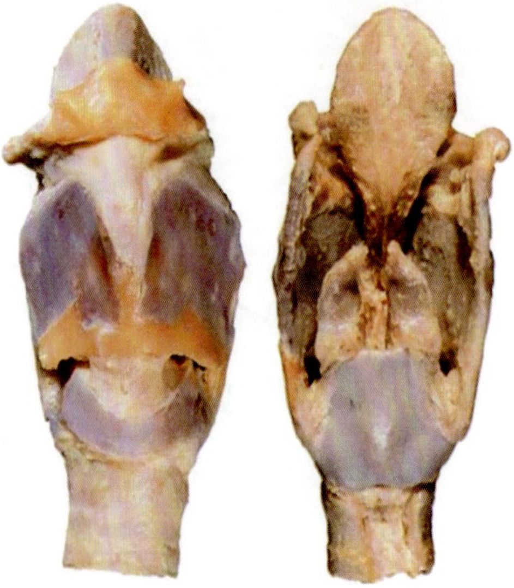

图－系－26 喉软骨

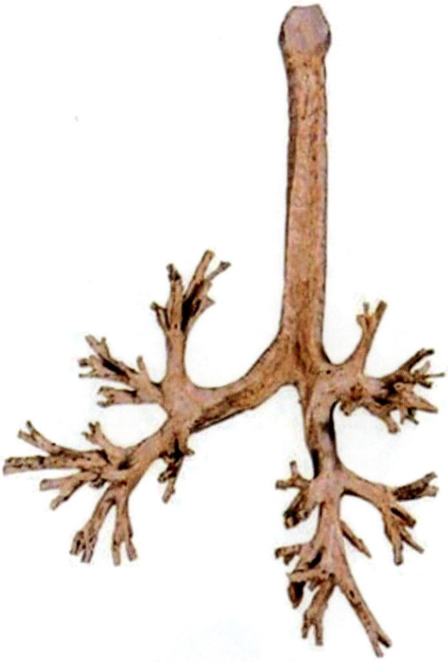

图－系－27 气管及支气管

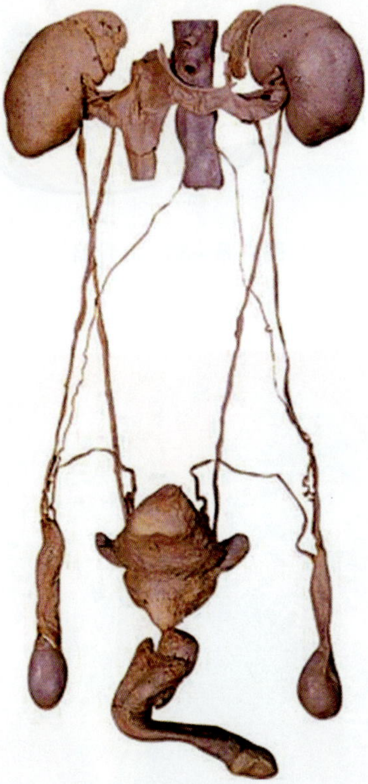

图－系－28 泌尿系统概观

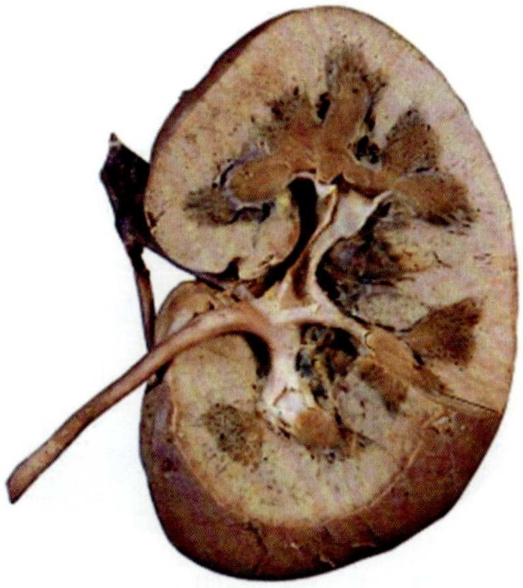

图－系－29 肾的冠状切

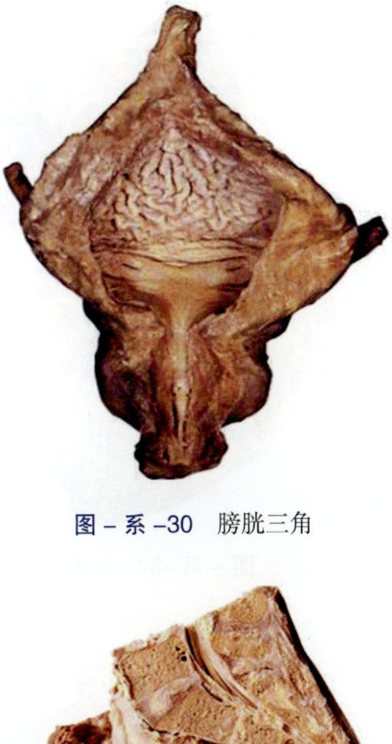

图－系－30 膀胱三角

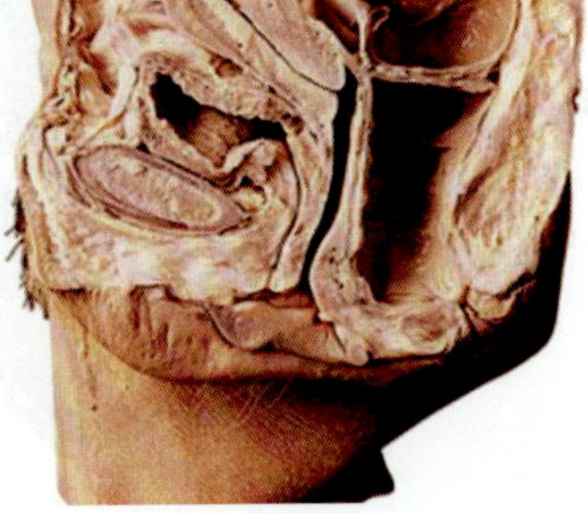

图－系－31 女性盆腔正中矢状切

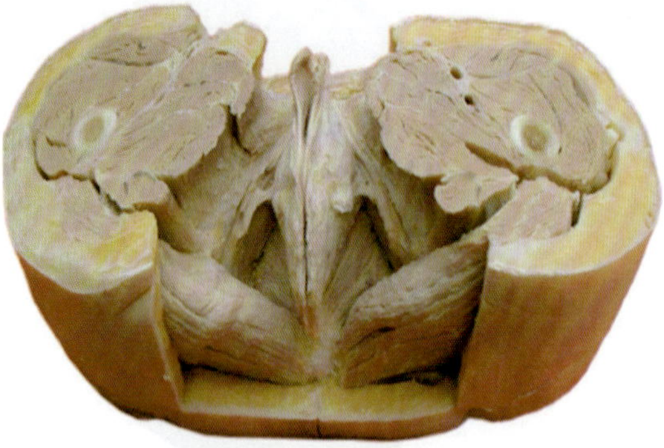

图－系－32 会阴（肛三角）

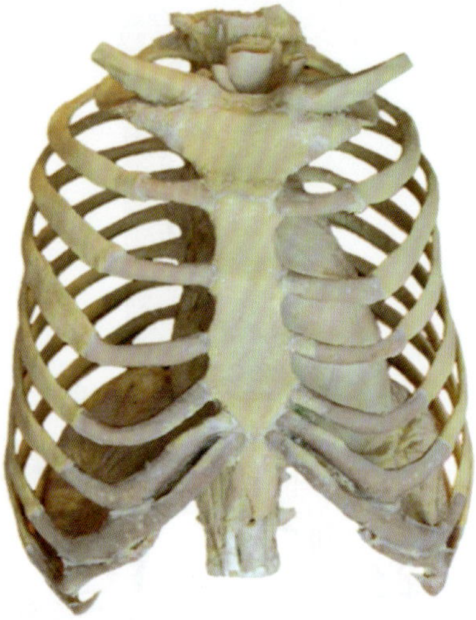

图－系－33 心的位置

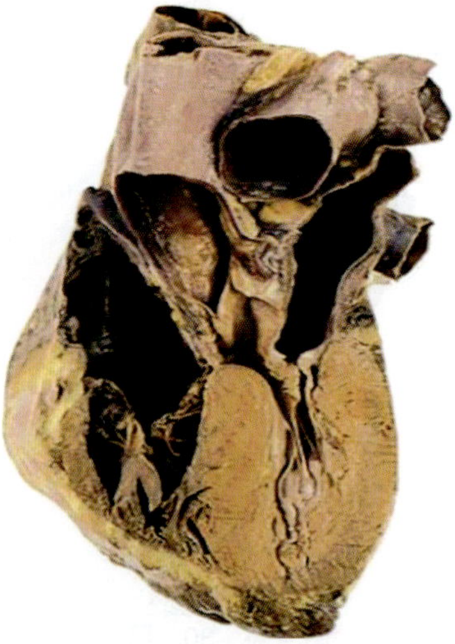

图－系－34 心腔

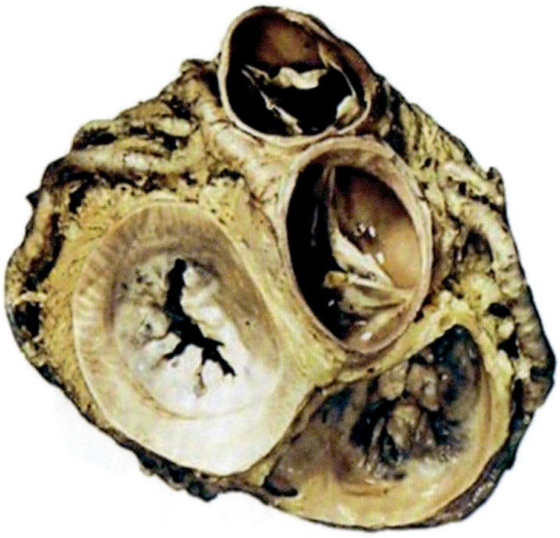

图－系－35 心骨骼

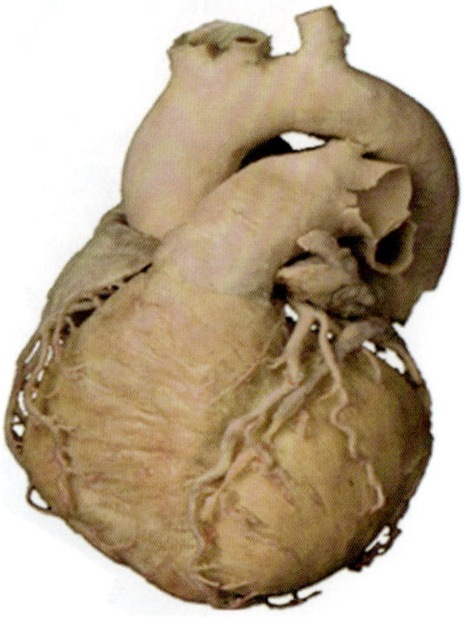

图－系－36 心的血管

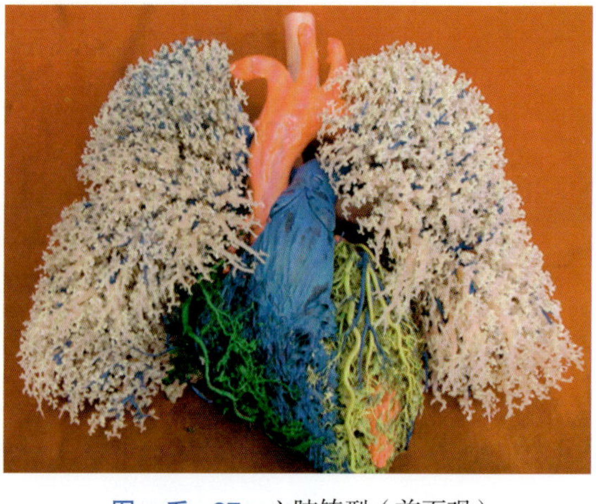

图－系－37 心肺铸型（前面观）

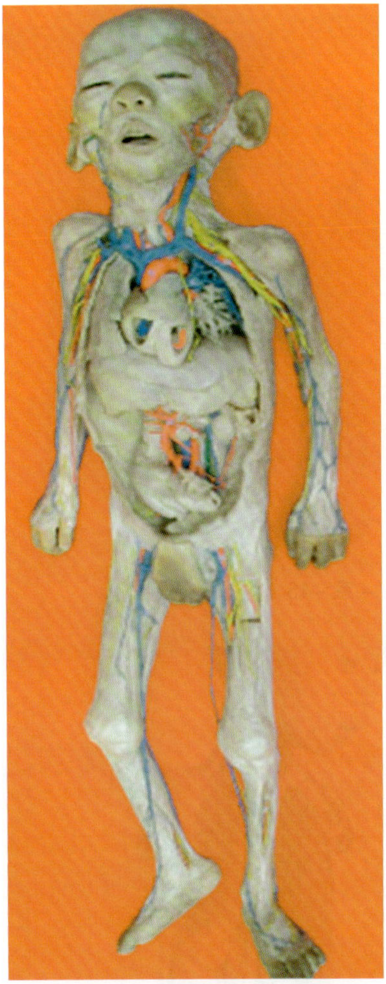

图－系－38　全身血管

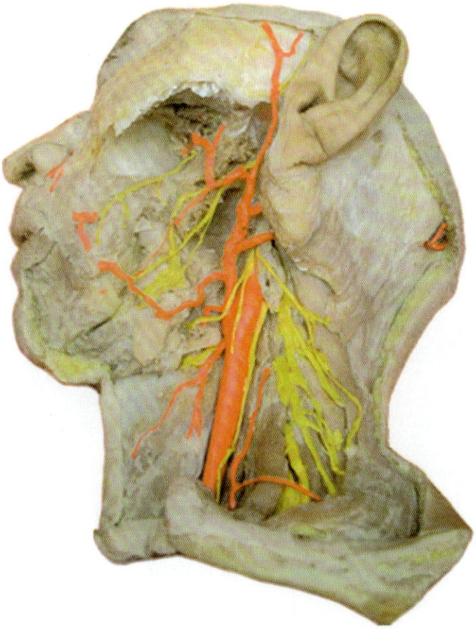

图－系－40　颈外动脉及其分支

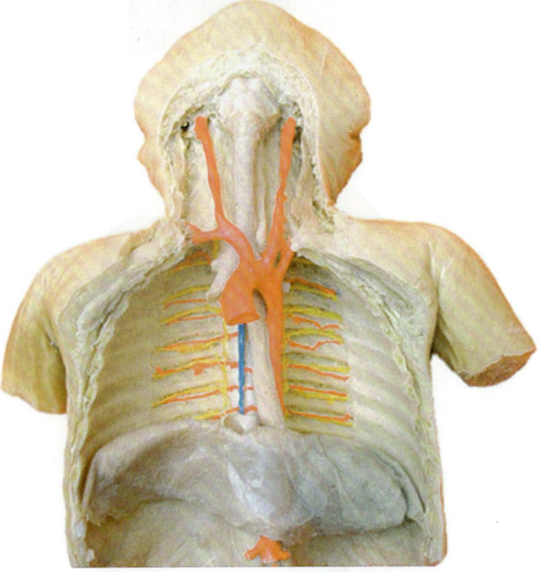

图－系－39　主动脉弓及其分支

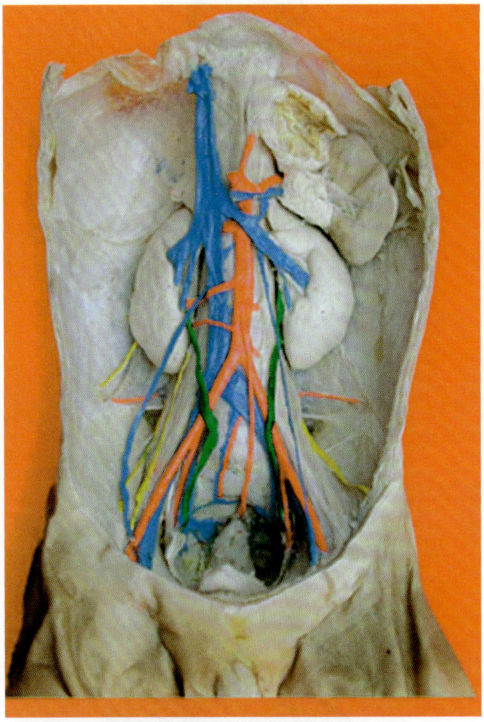

图－系－41　主动脉、下腔静脉

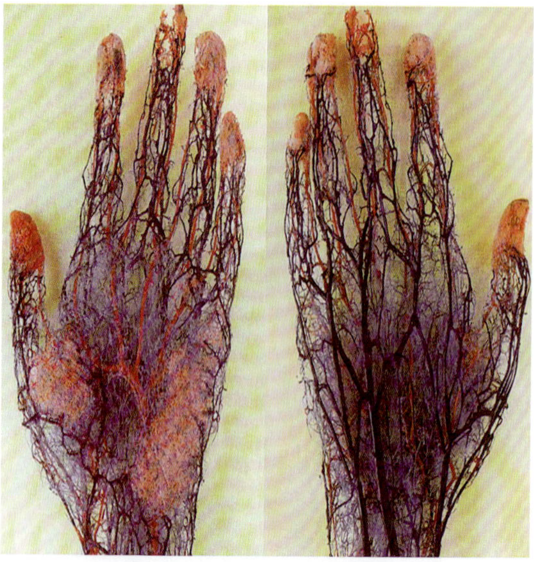

图－系－42 手血管铸型

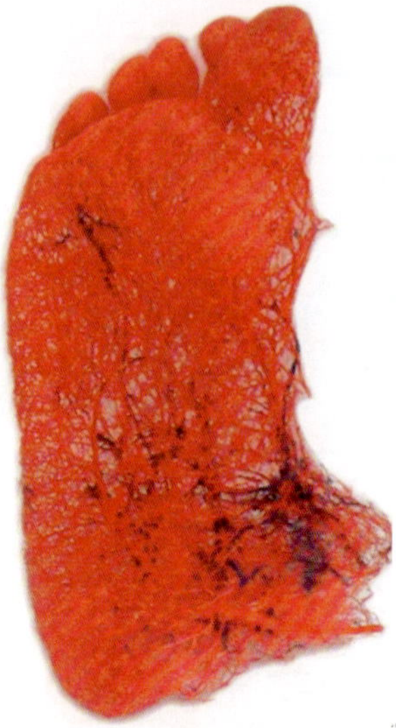

图－系－43 足血管铸型

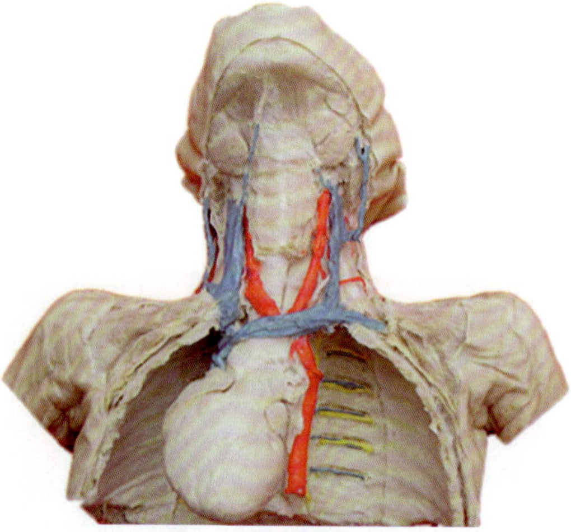

图－系－44 头臂静脉

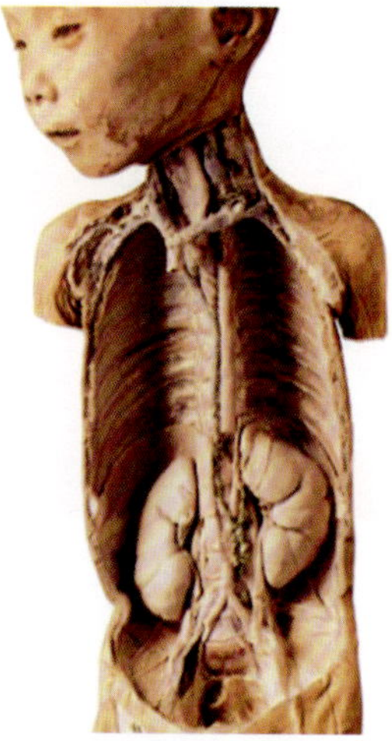

图－系－45 胸导管

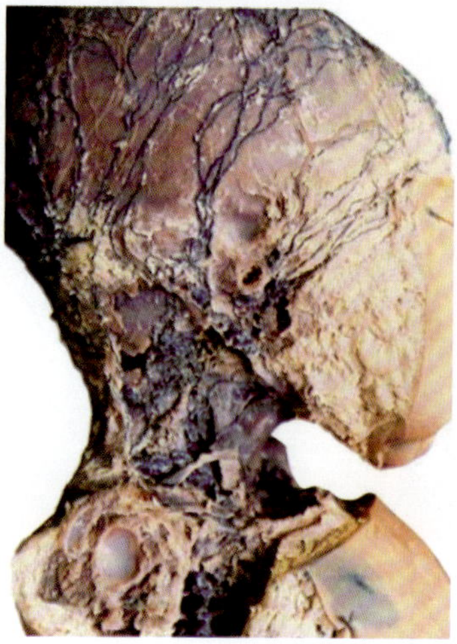

图－系－46 头颈部淋巴结

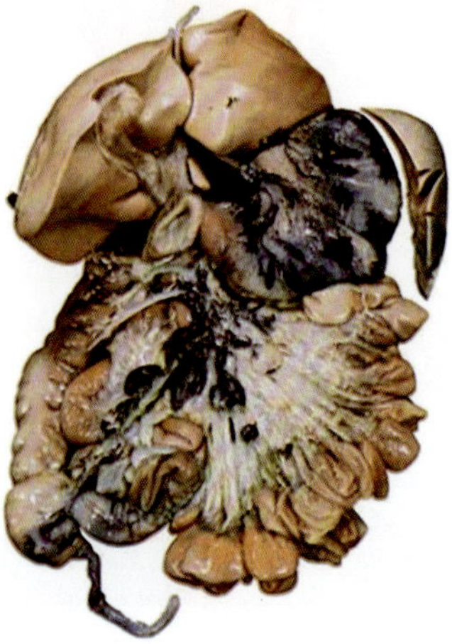

图－系－47 肠系膜淋巴结

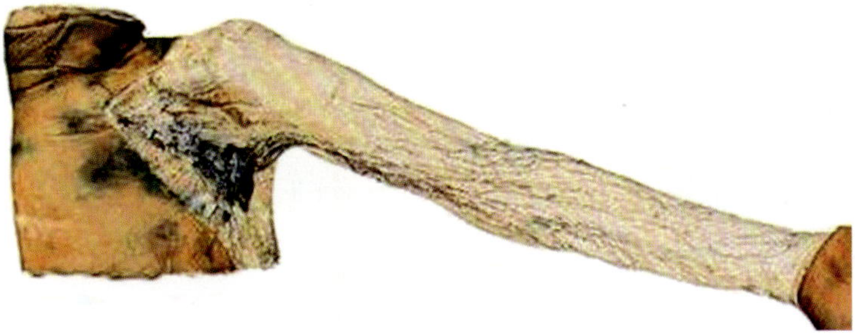

图－系－48 上肢的淋巴管

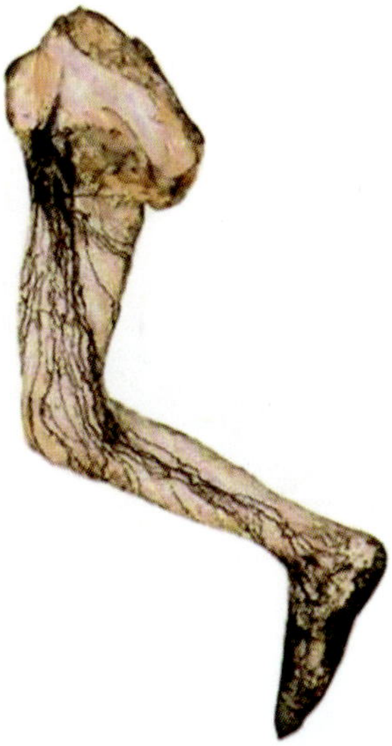

图－系－49 下肢的淋巴管

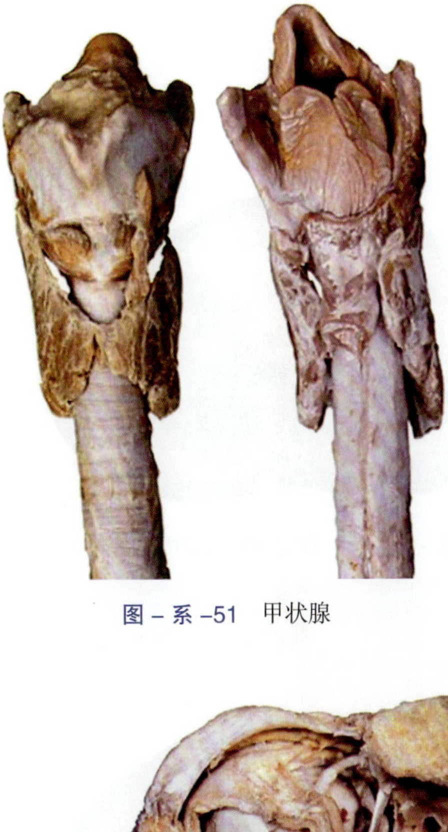

图－系－51 甲状腺

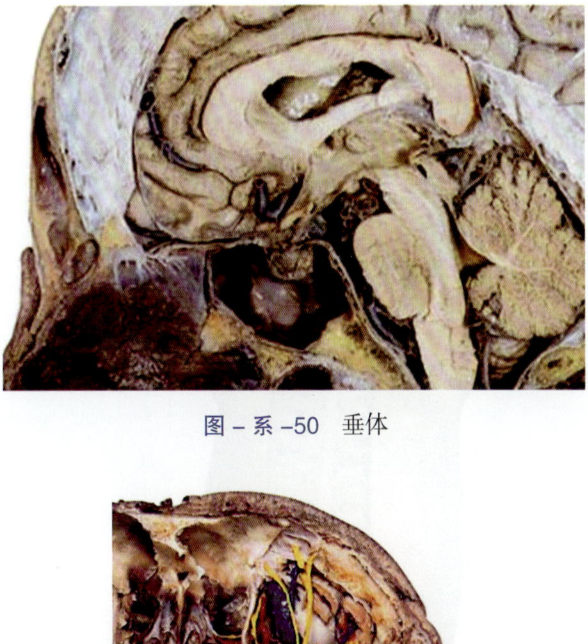

图－系－50 垂体

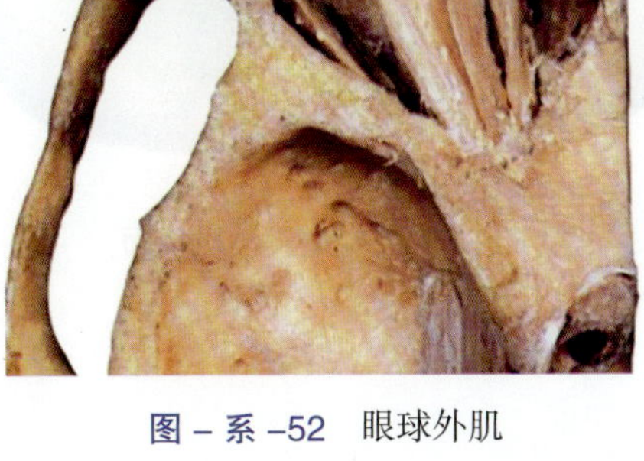

图－系－52 眼球外肌

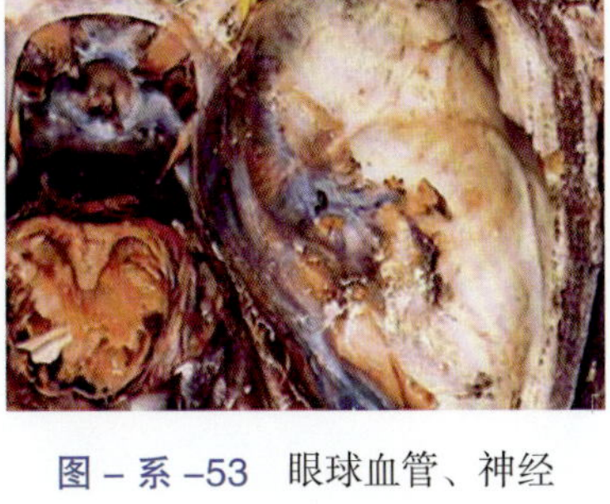

图－系－53 眼球血管、神经

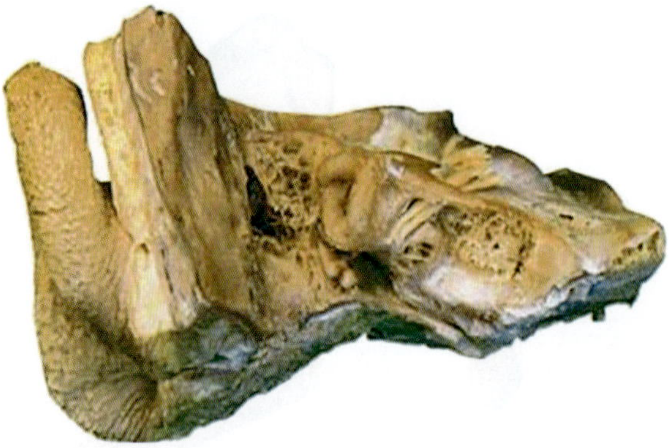

图－系－54 前庭蜗器

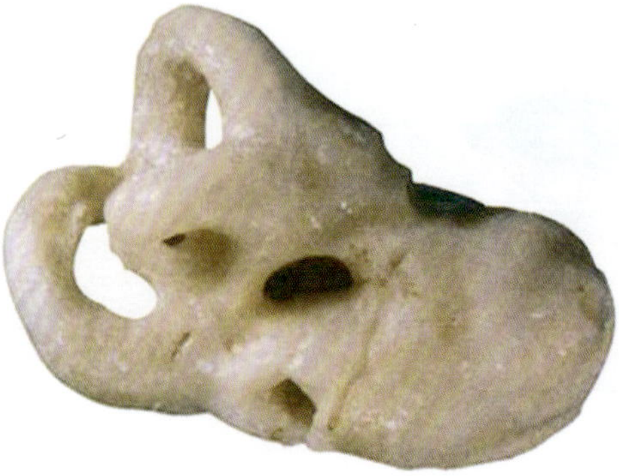

图－系－55 骨迷路

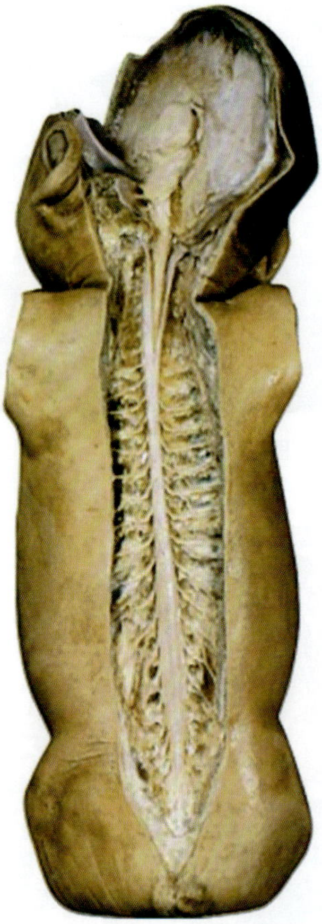

图－系－56 脊髓和脊神经

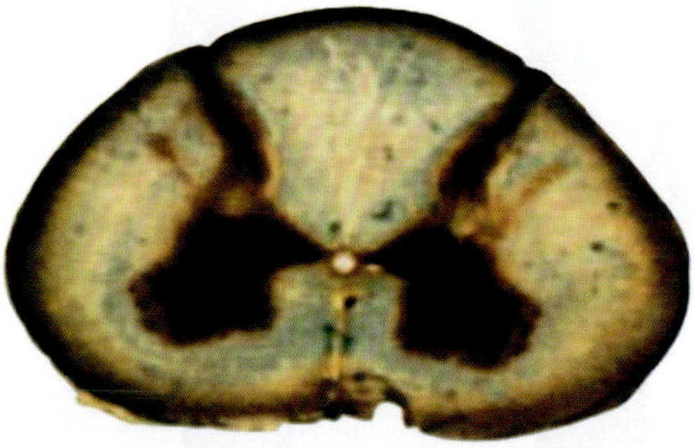

图－系－57 脊髓颈膨大横切面

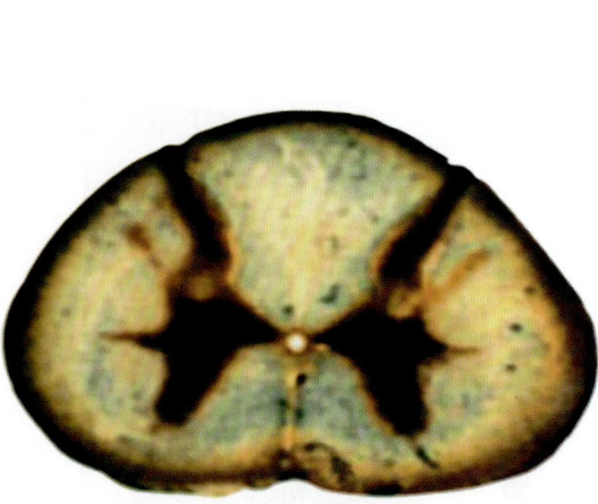

图－系－58 脊髓胸段横切面

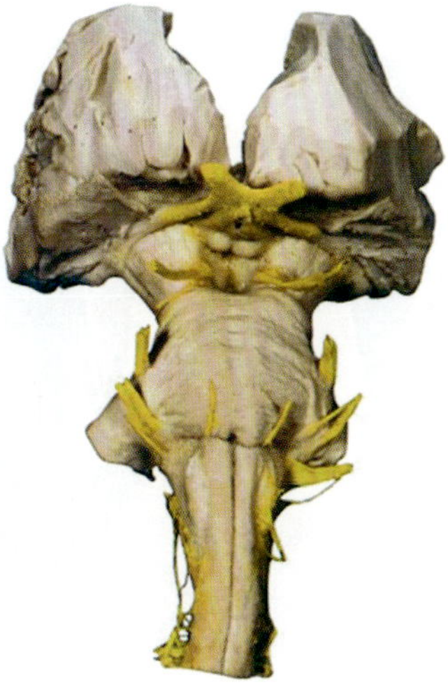

图－系－59 脑干（腹侧面）

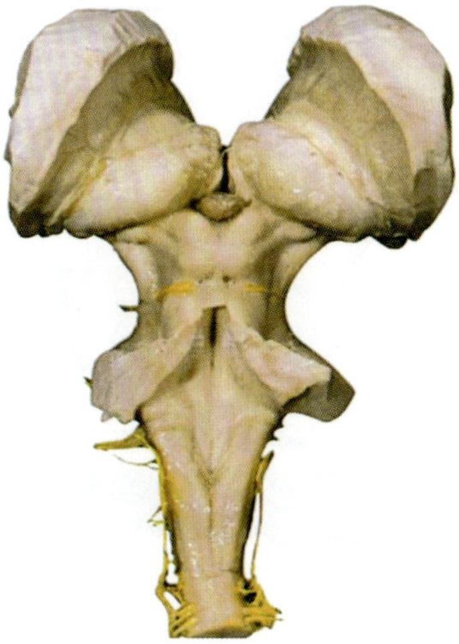

图－系－60 脑干（背腹侧面）

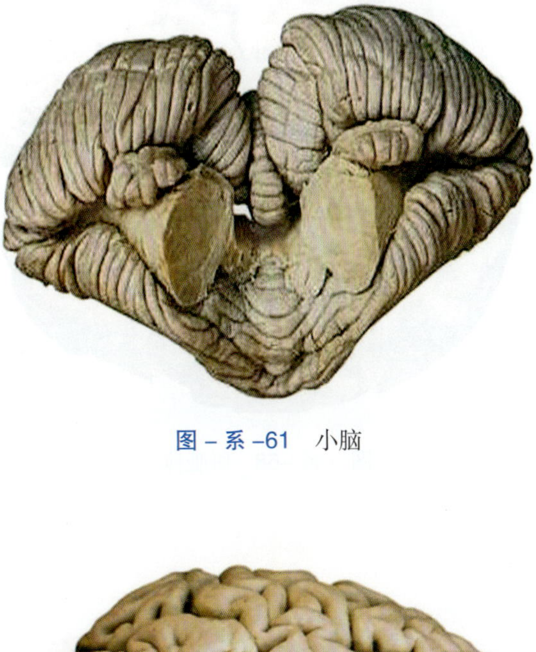

图－系－61 小脑

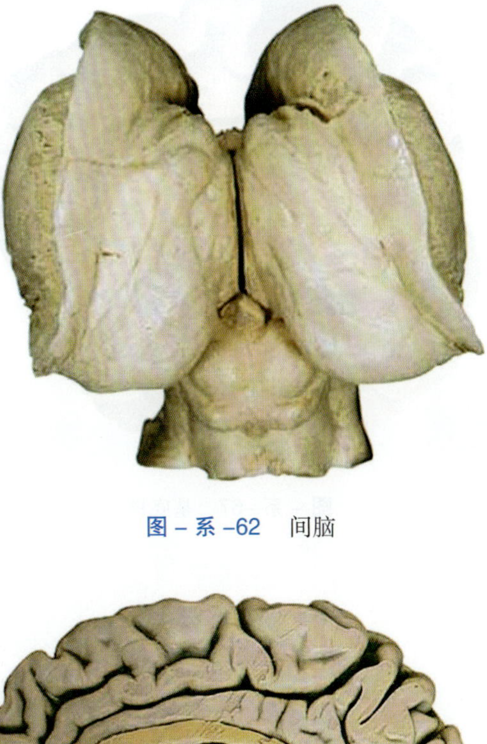

图－系－62 间脑

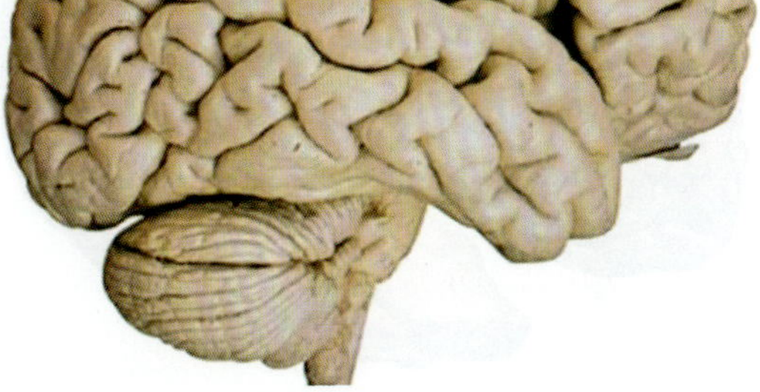

图－系－63 大脑半球（上外侧面）

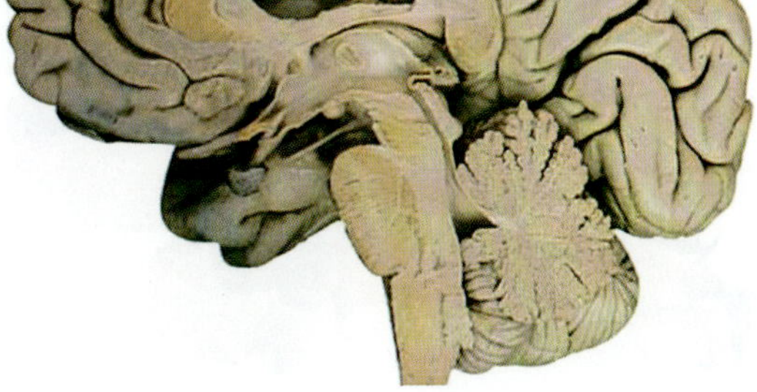

图－系－64 大脑半球（内侧面）

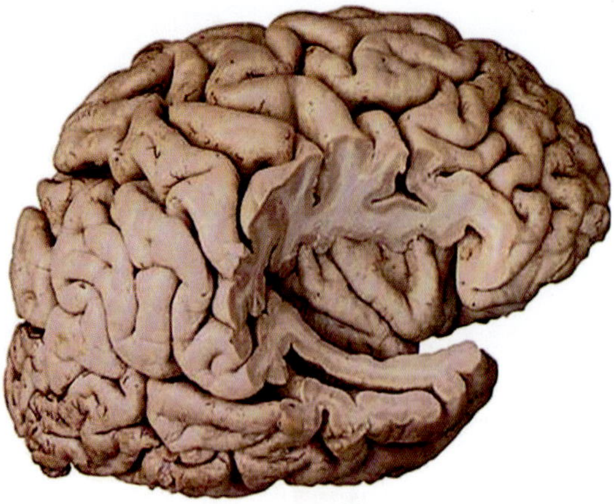

图－系－65　岛叶

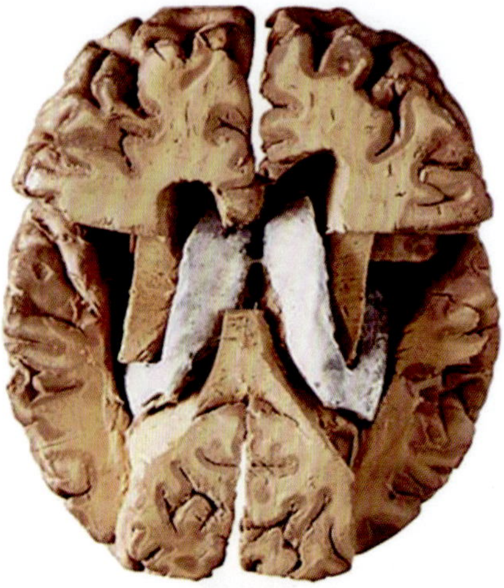

图－系－66　侧脑室

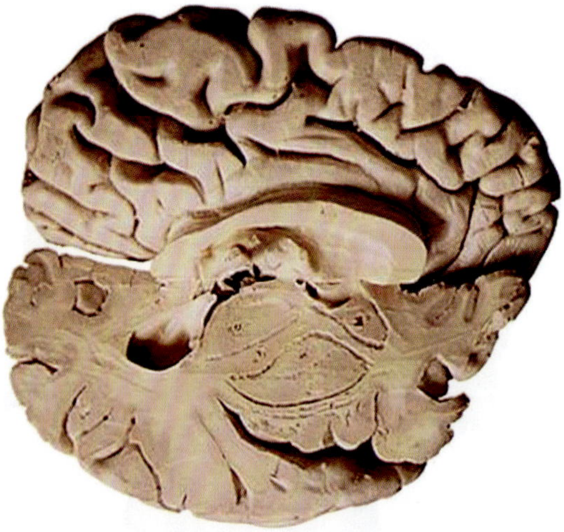

图－系－67　基底核

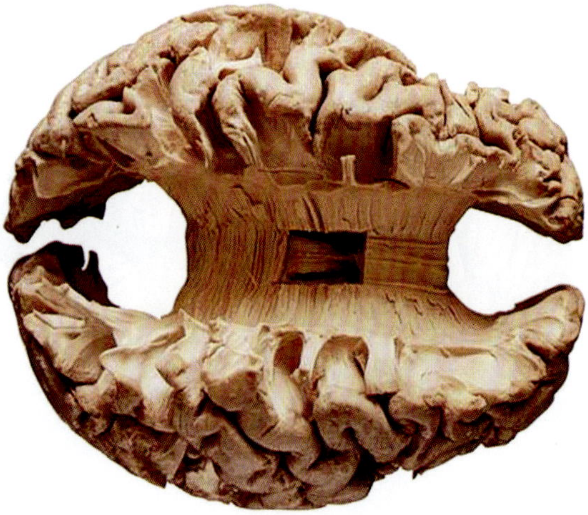

图－系－68　胼胝体

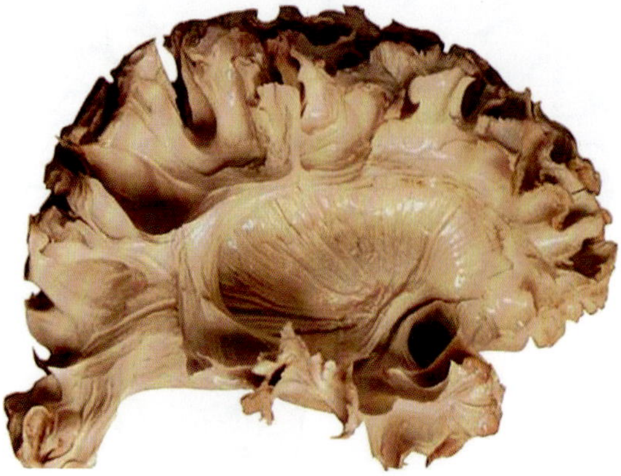

图－系－69　联络纤维

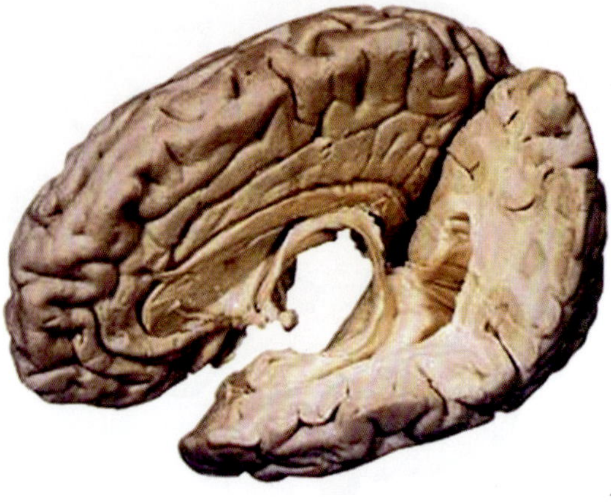

图－系－70　海马、穹窿

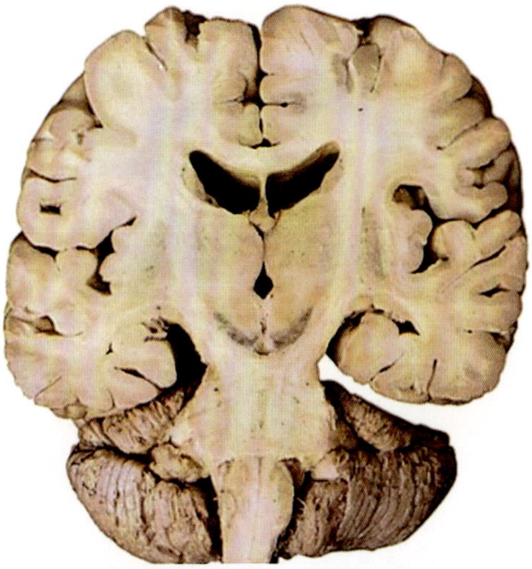

图－系－71 内囊

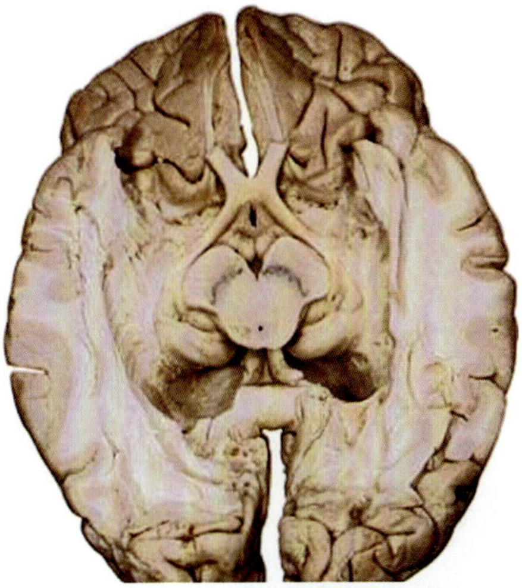

图－系－72 视辐射

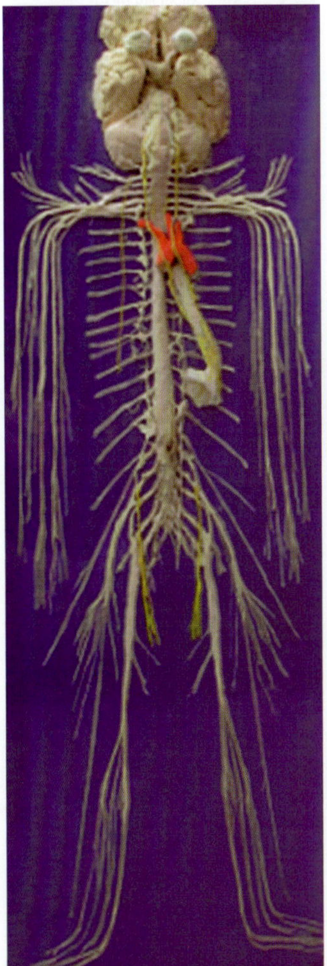

图－系－73 脊神经

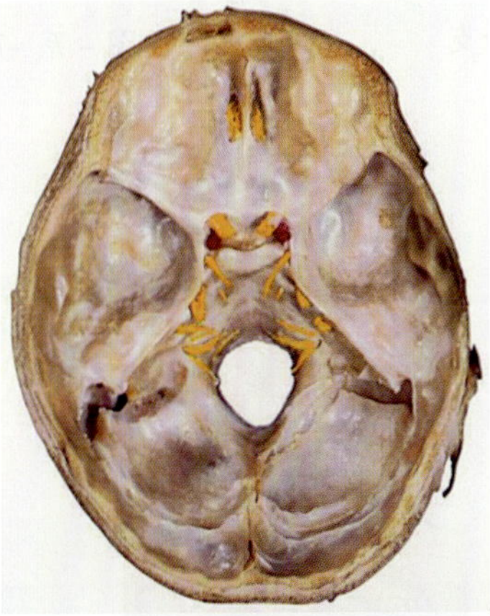

图－系－74 脑神经出入颅底

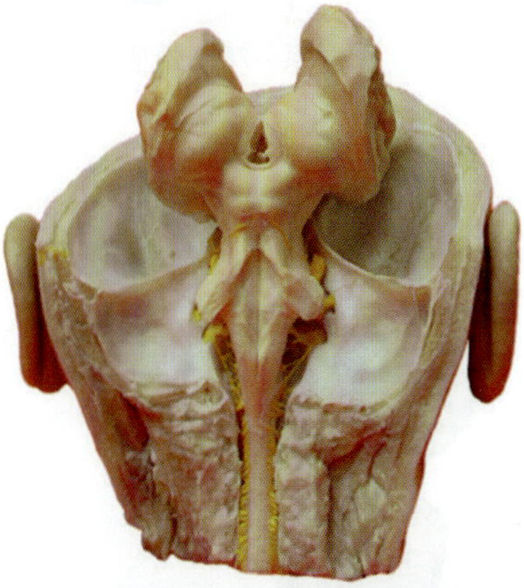

图－系－75 脑神经与脑干

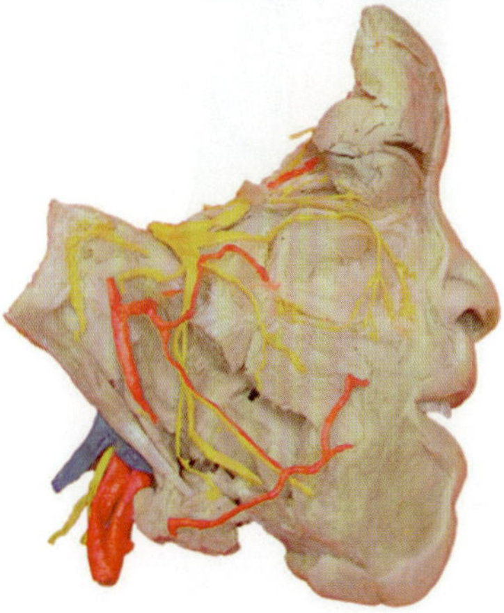

图－系－76 三叉神经

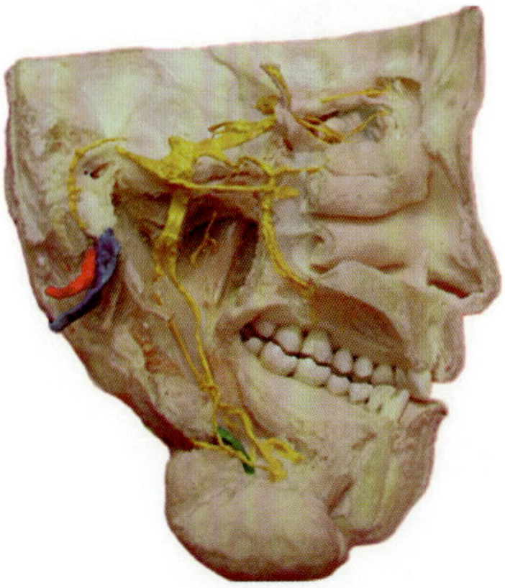

图－系－77 三叉神经与面神经

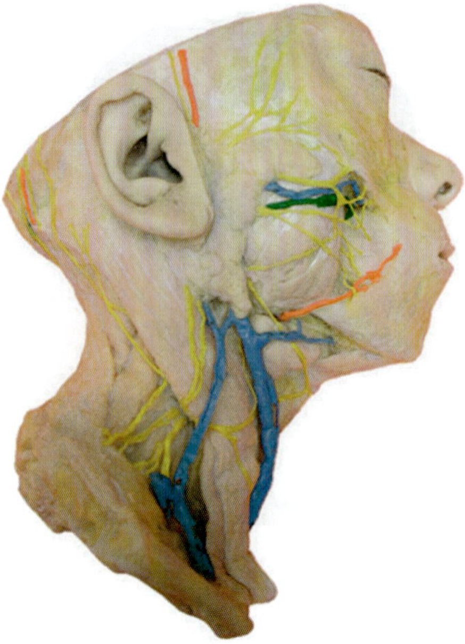

图－系－78 颈丛与面神经分支

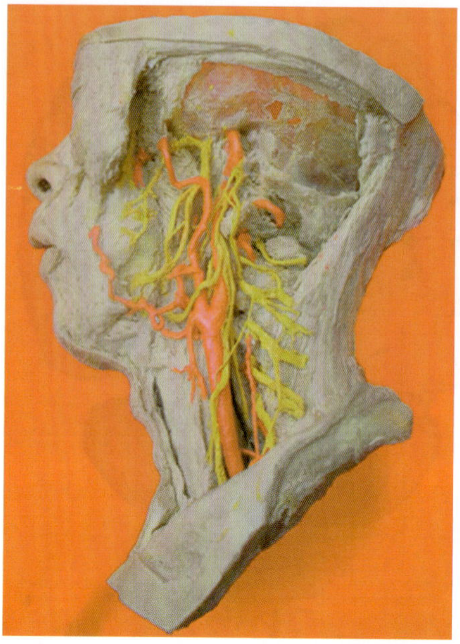

图－系－79 第Ⅴ、Ⅹ、Ⅻ对脑神经

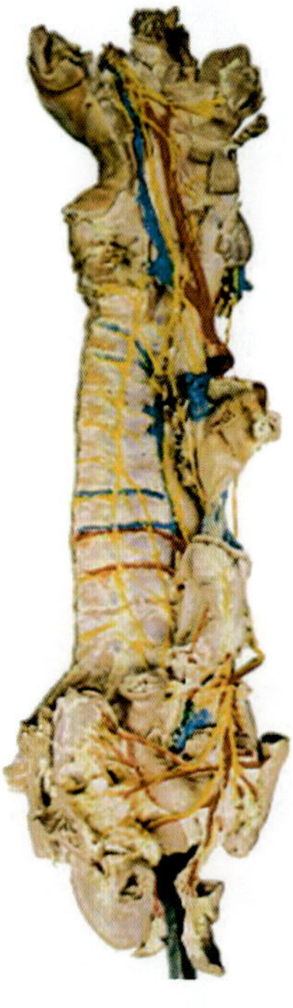

图－系－80 迷走神经

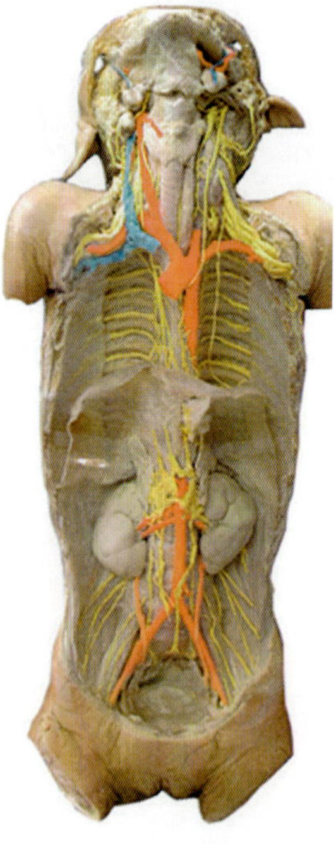

图－系－81 肋间神经与腰丛

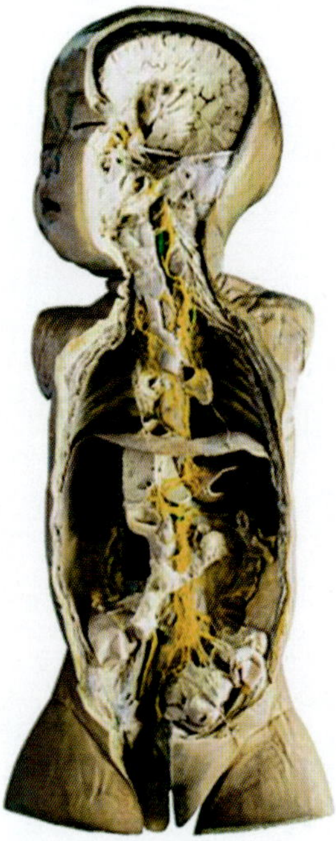

图－系－82 内脏神经

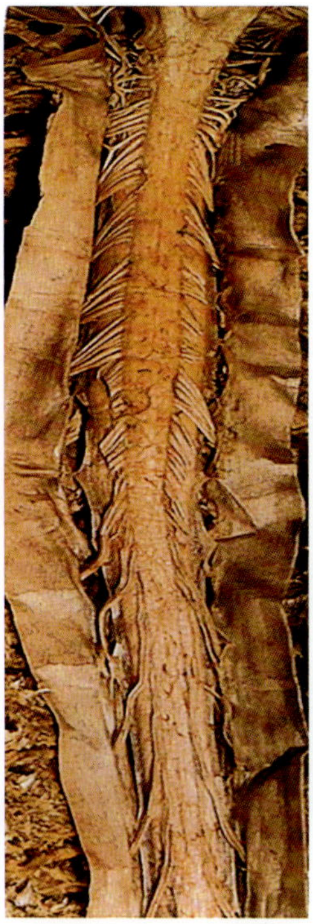

图－系－83　脊髓被膜

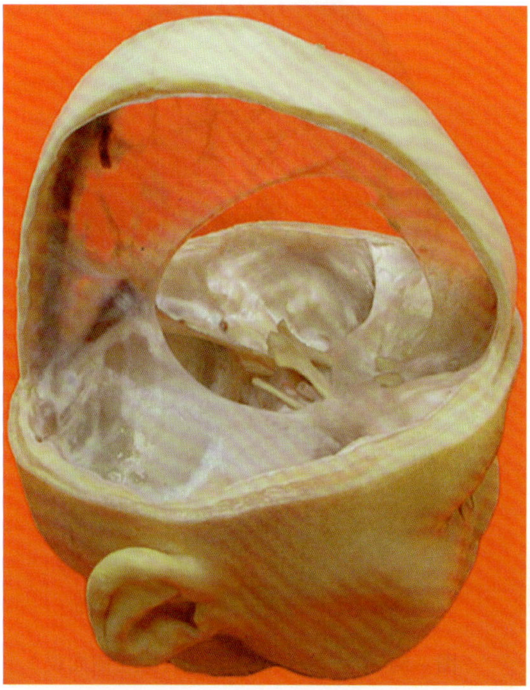

图－系－84　硬脑膜

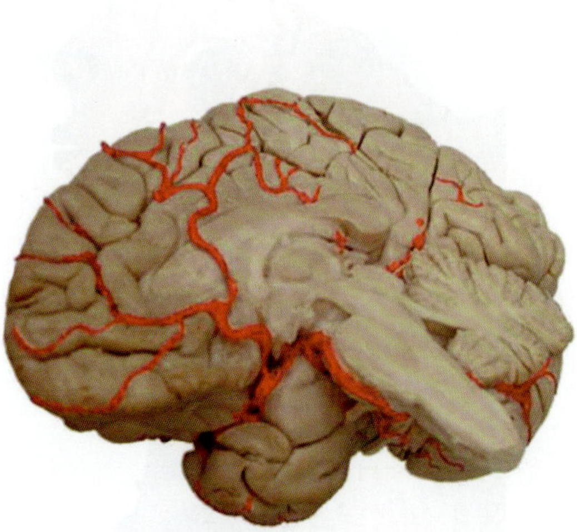

图－系－85　大脑前动脉

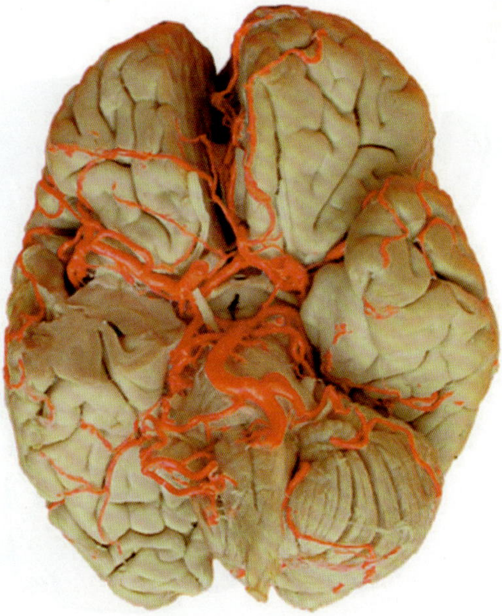

图－系－86　大脑动脉

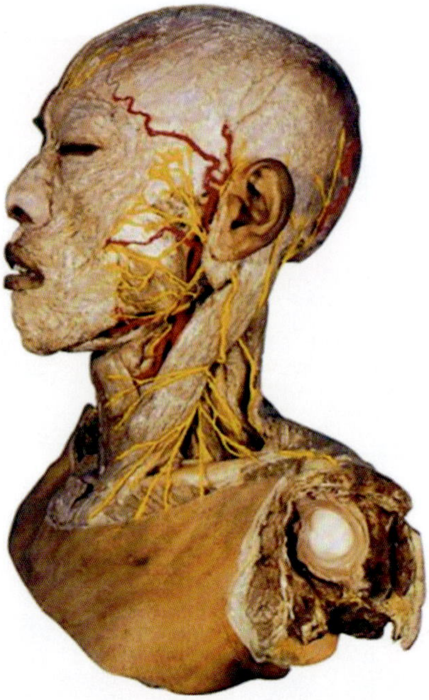

图－局－01 头颈部血管和神经（侧面观）

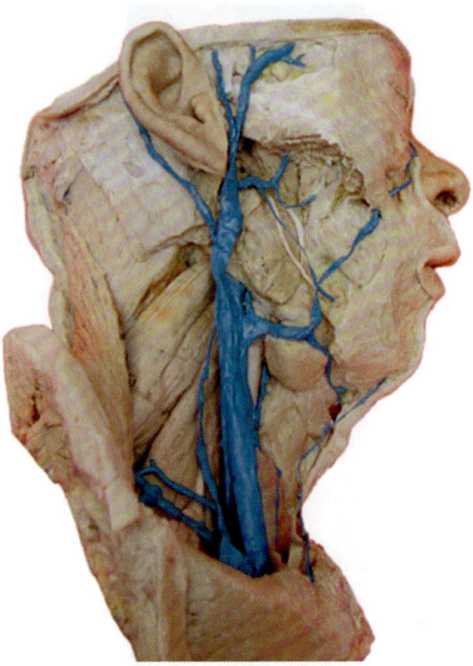

图－局－02 面静脉行程与交通

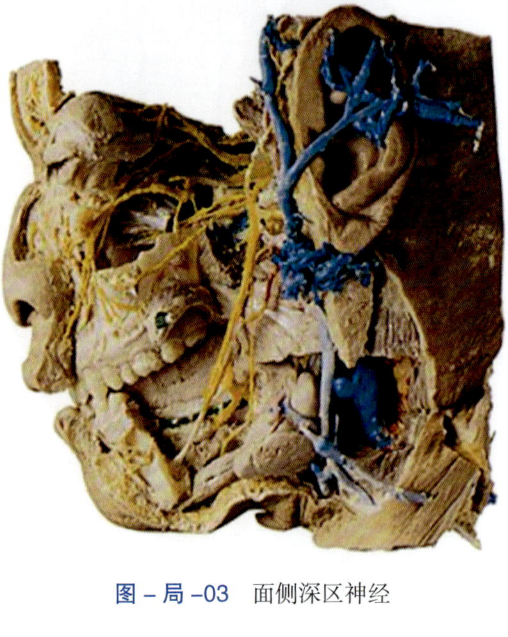

图－局－03 面侧深区神经

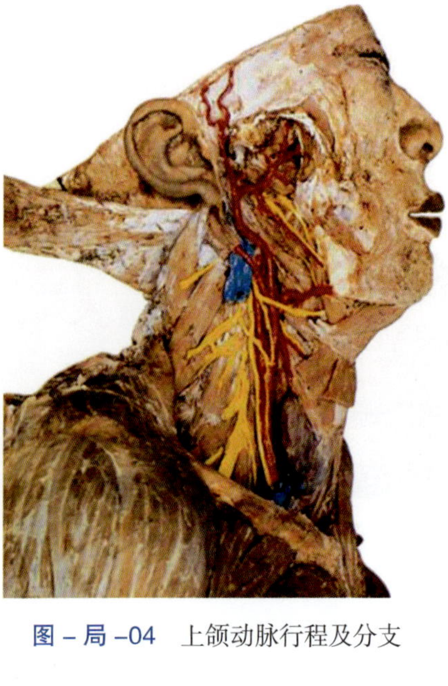

图－局－04 上颌动脉行程及分支

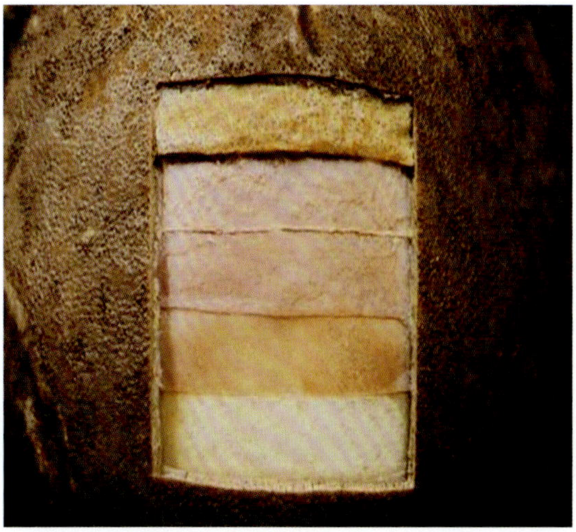

图 – 局 –05 颅顶层次

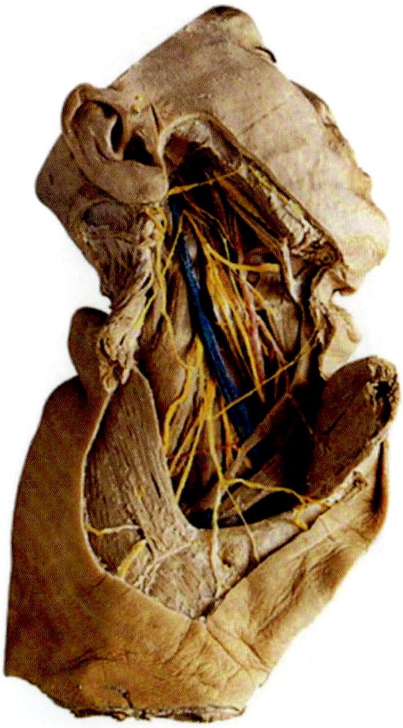

图 – 局 –06 颈动脉三角及内容

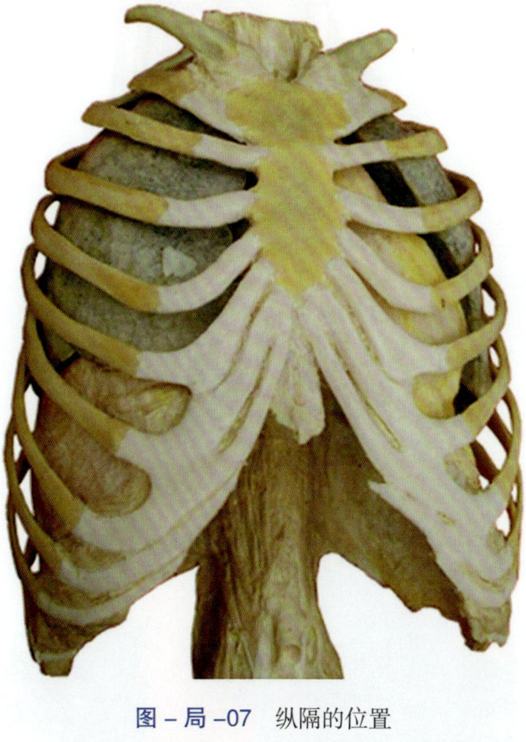

图 – 局 –07 纵隔的位置

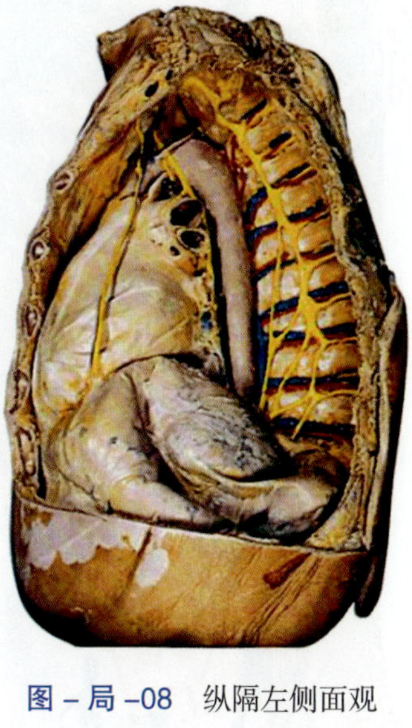

图 – 局 –08 纵隔左侧面观

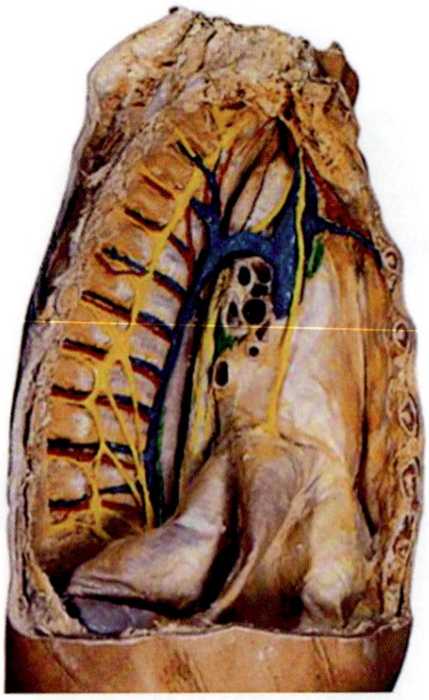

图－局－09 纵隔右侧面观

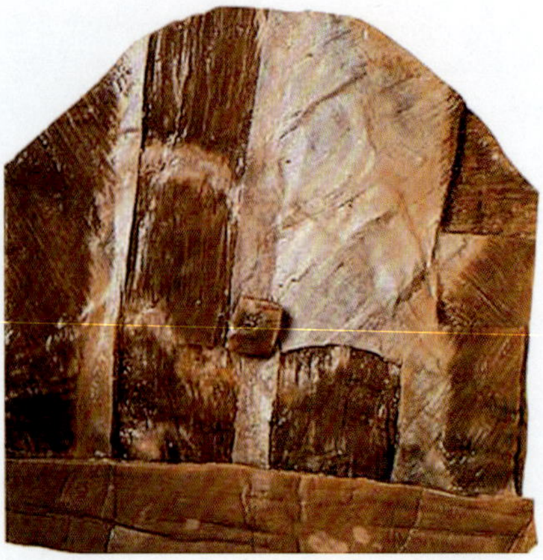

图－局－10 腹前外侧壁肌层

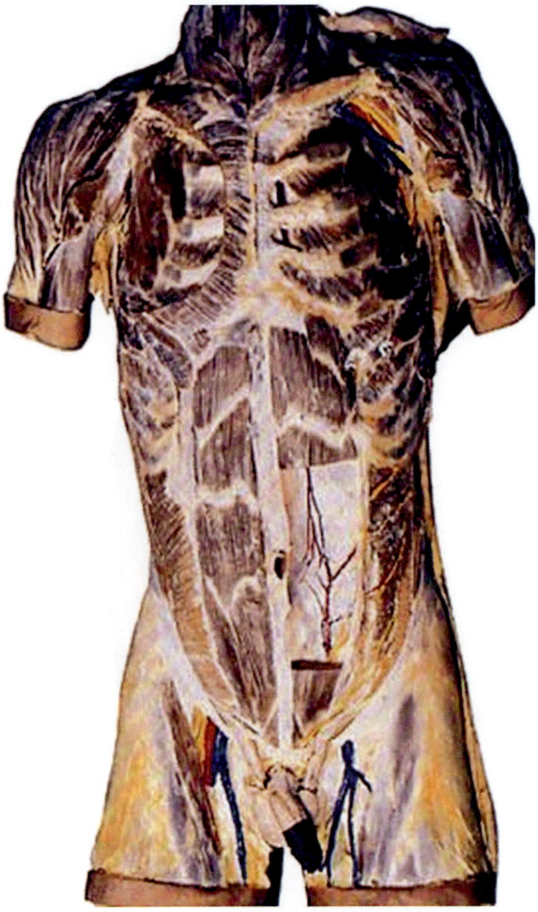

图－局－11 腹前外侧壁血管与神经

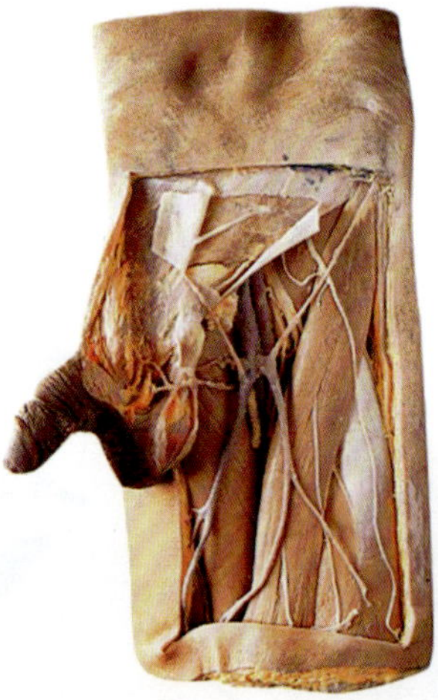

图－局－12 腹股沟区及隐静脉属支

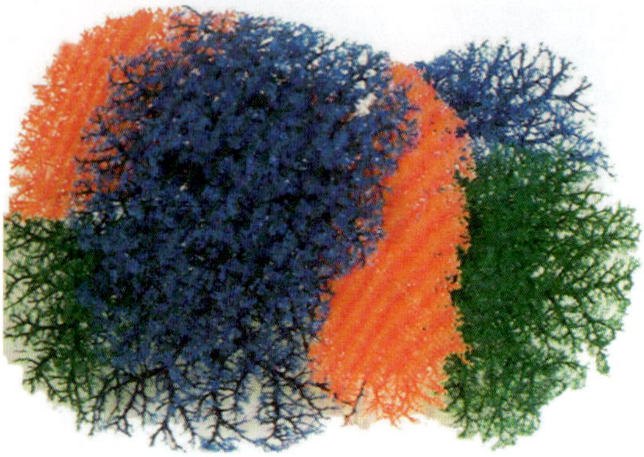

图－局－13 肝段铸型

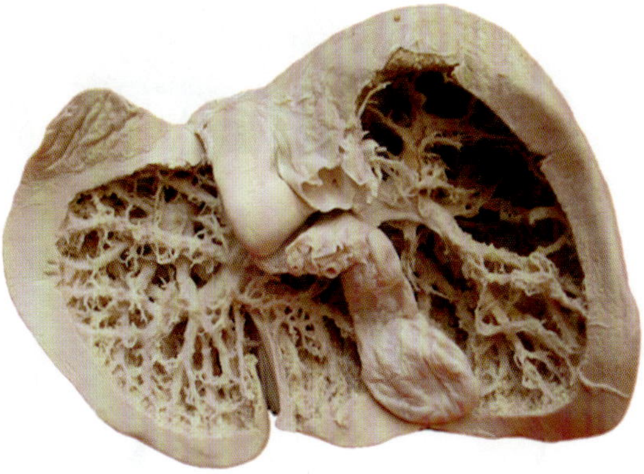

图－局－14 肝内管道

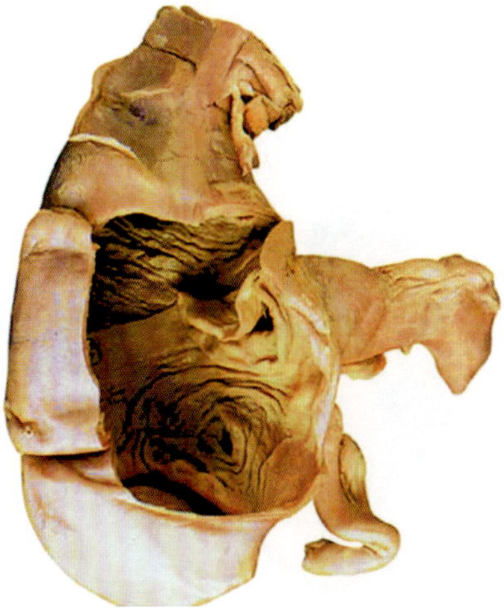

图－局－15 回盲部

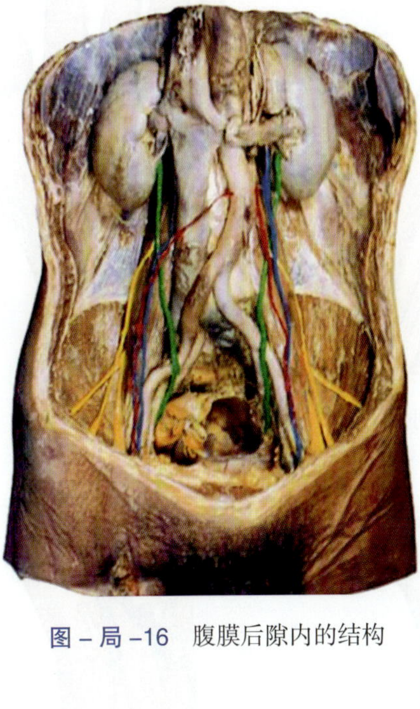

图－局－16 腹膜后隙内的结构

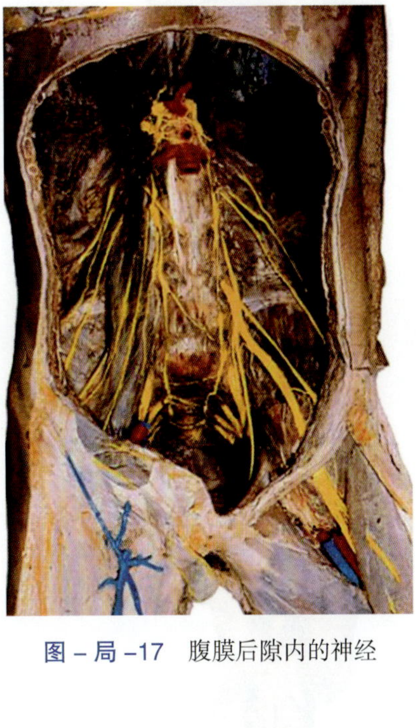

图－局－17 腹膜后隙内的神经

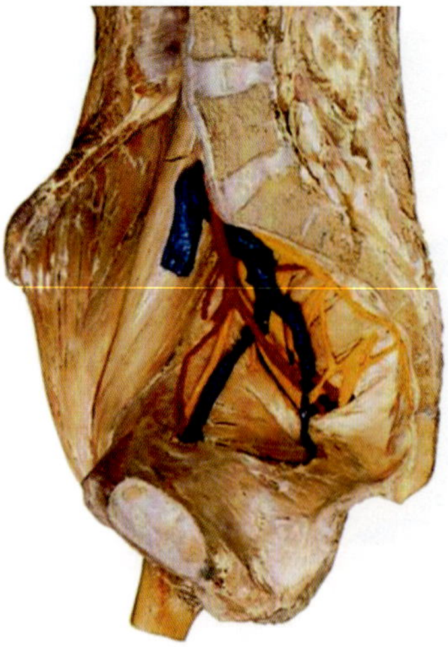

图－局－18 盆壁肌及盆腔内的血管和神经

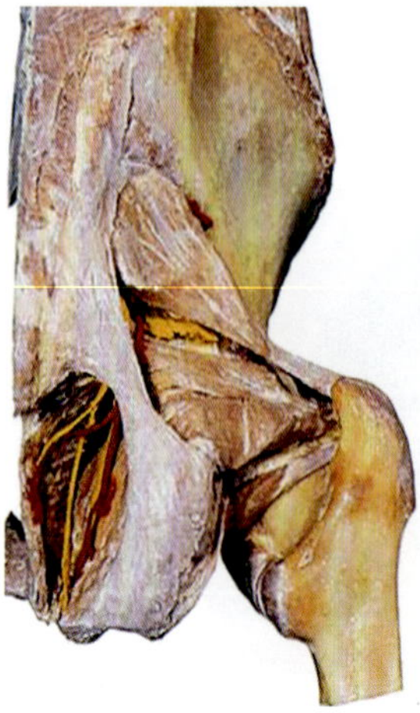

图－局－19 坐骨直肠窝及内容

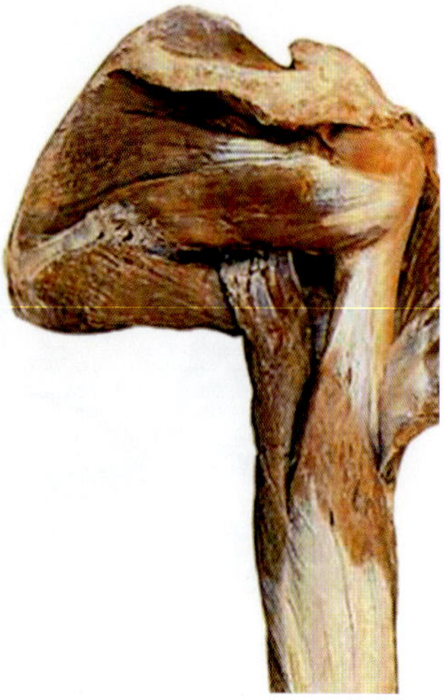

图－局－20 三边孔、四边孔

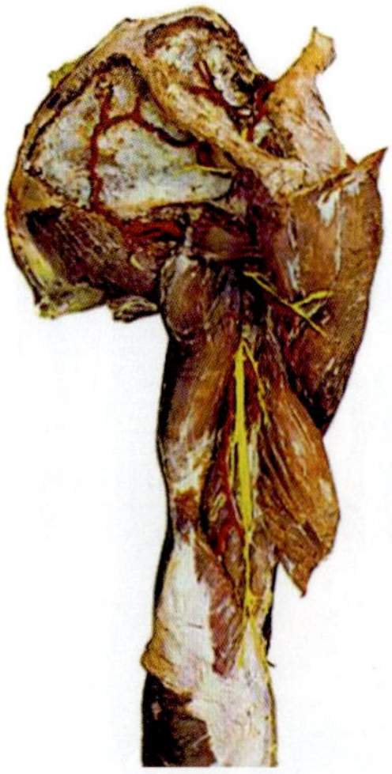

图－局－21 肱骨肌管

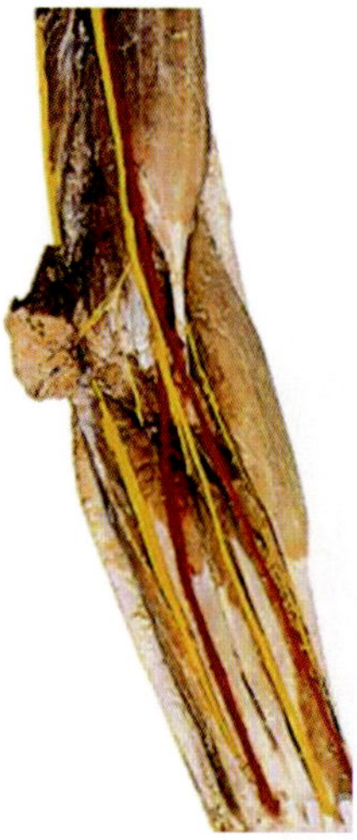

图－局－22 肘窝

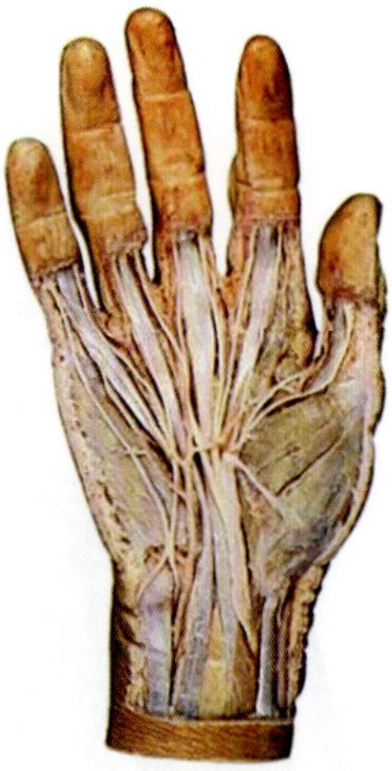

图－局－23 腕管

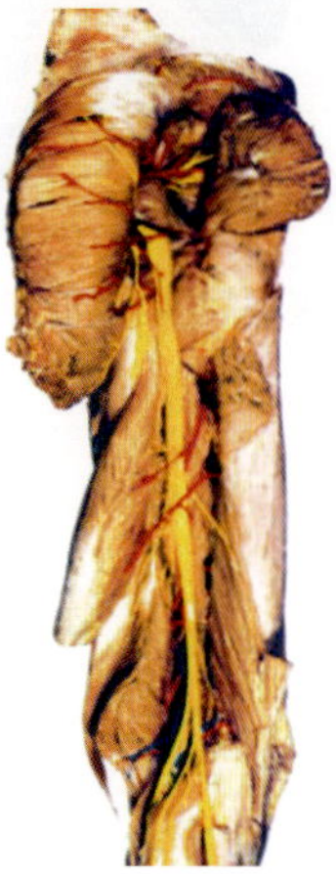

图－局－24 梨状肌上、下孔及其内容

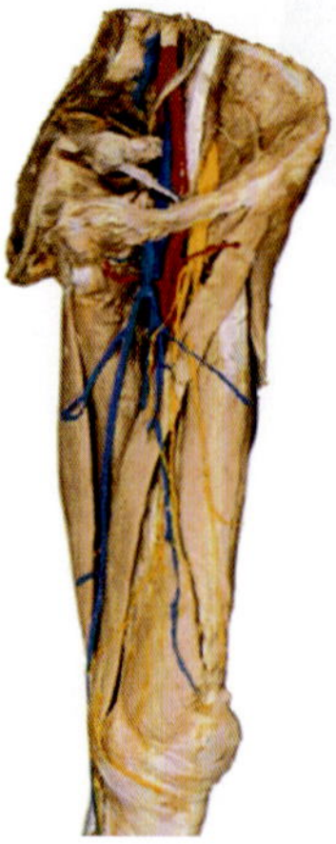

图－局－25 股三角及内容

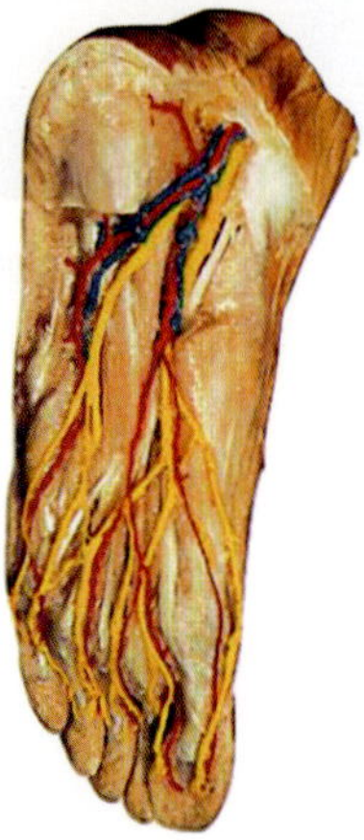

图－局－26 踝管及足底内容

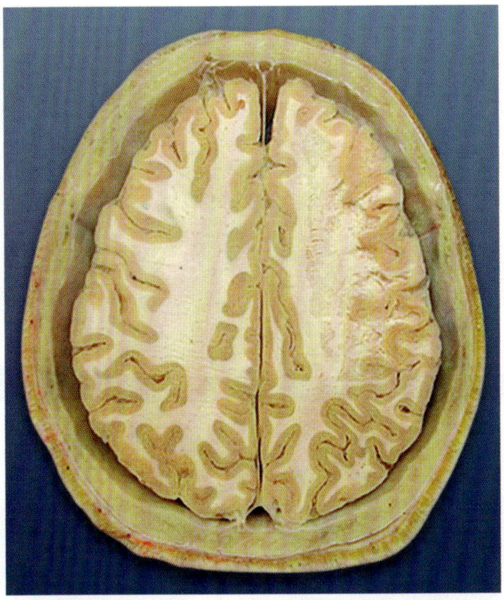

图－断－01 经半卵圆中心横断层面

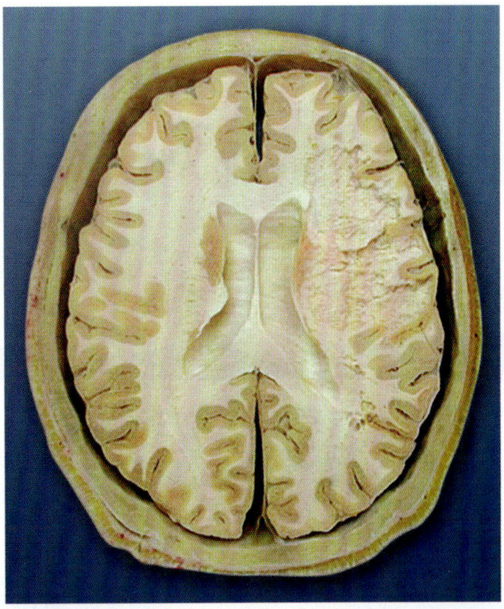

图－断－02 经顶枕沟上份横断层面

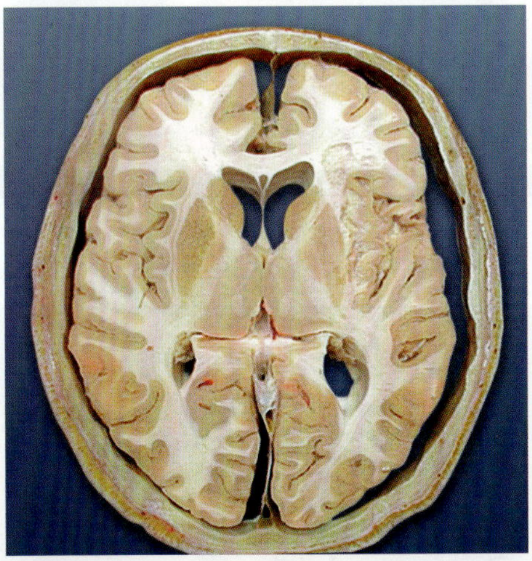

图－断－03 经顶枕沟下份横断层面

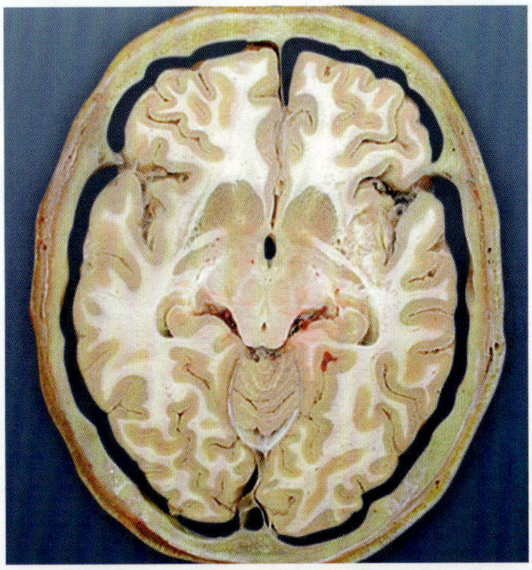

图－断－04 经下丘横断层面

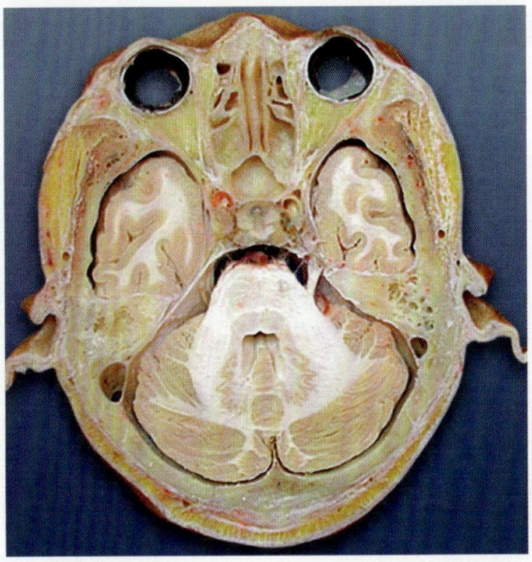

图－断－05 经小脑中脚横断层面

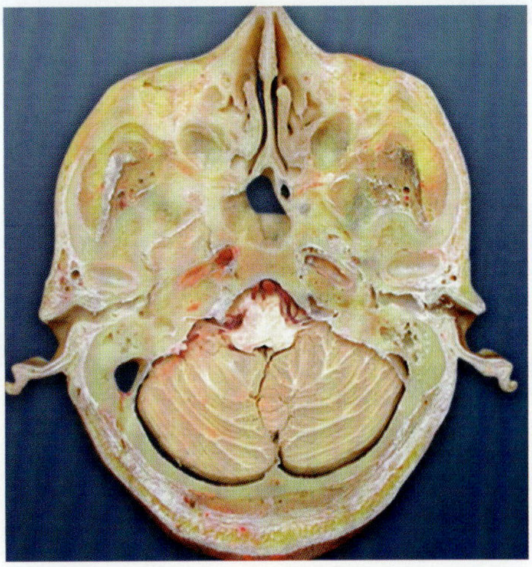

图－断－06 经外耳道横断层面

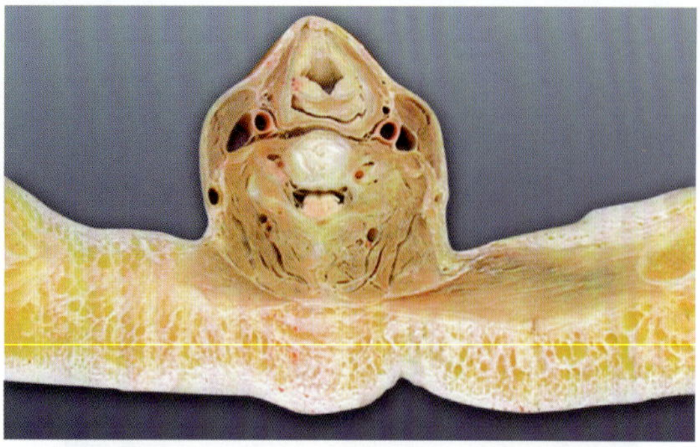

图 – 断 –07 经甲状软骨中份横断层面

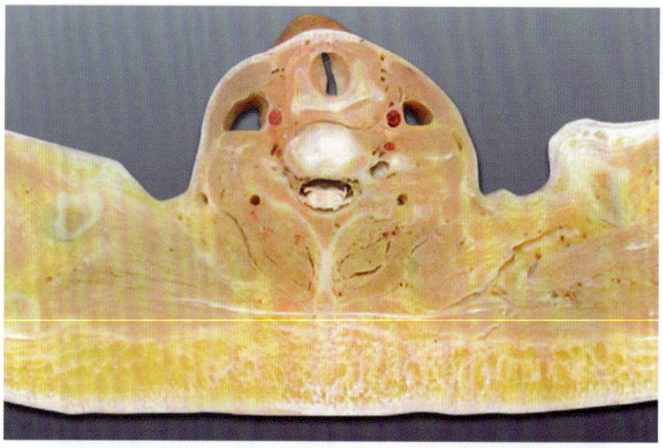

图 – 断 –08 经环状软骨横断层面

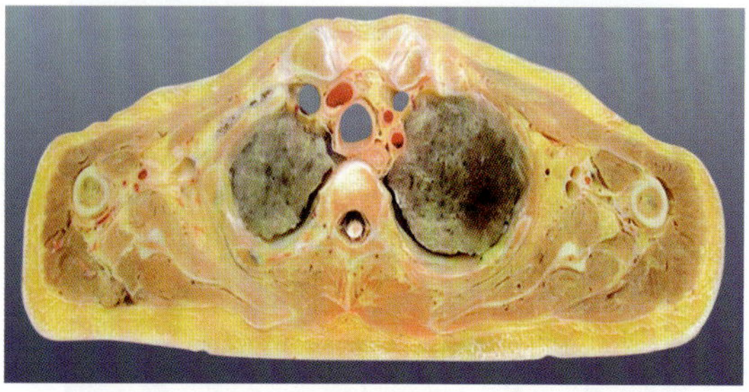

图 – 断 –09 经胸肋结合上缘横断层面

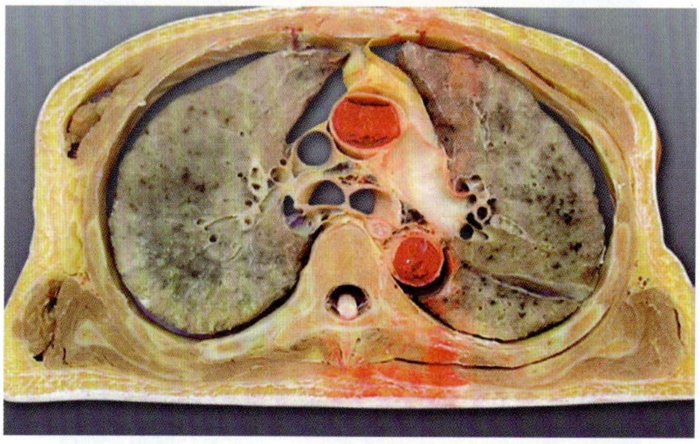

图 – 断 –10 经气管杈横断层面

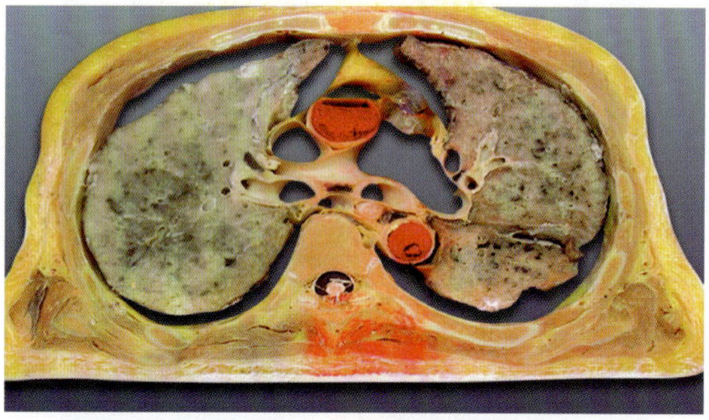

图 – 断 –11 经肺动脉分杈横断层面

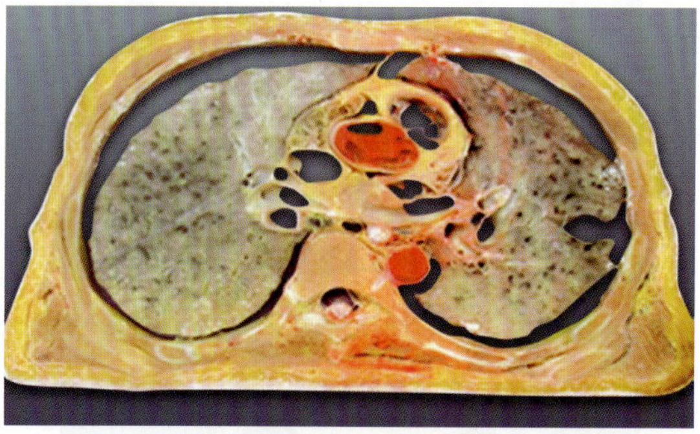

图 – 断 –12 经主动脉窦横断层面

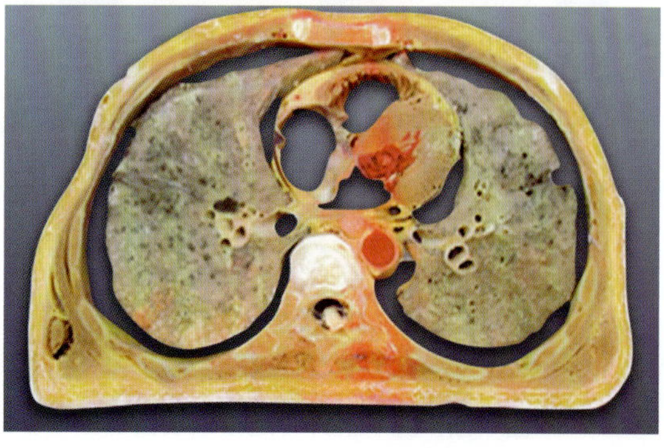

图 – 断 –13 经四腔心横断层面

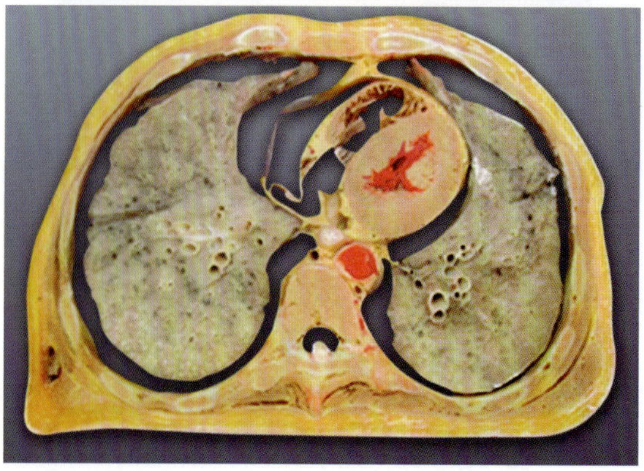

图 – 断 –14 经三腔心横断层面

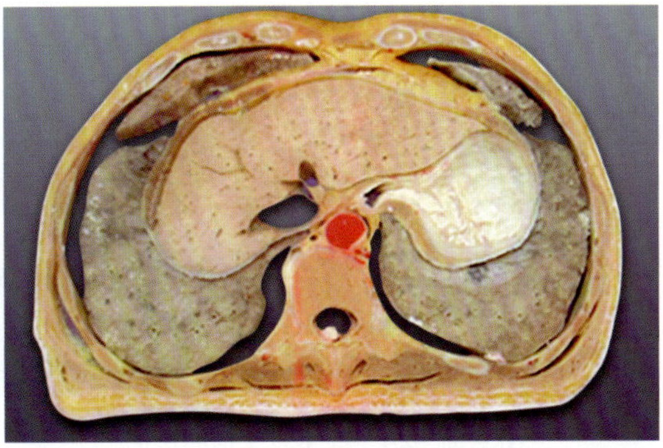

图－断－15 经第二肝门横断层面

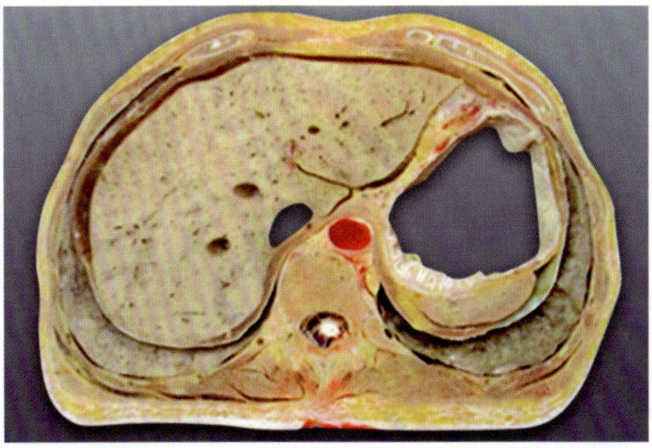

图－断－16 经右肾上腺横断层面

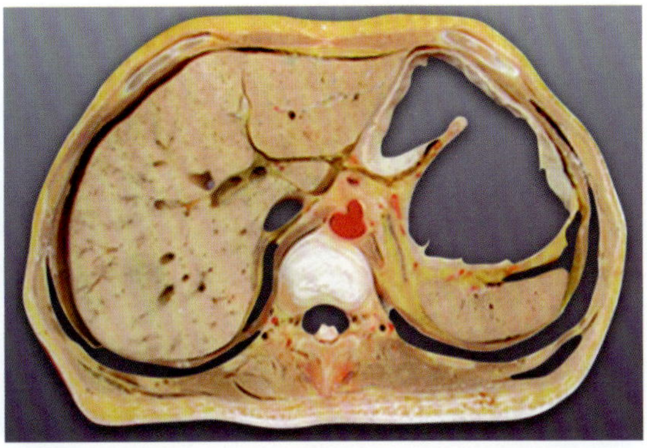

图－断－17 经肝门静脉左、右支横断层面

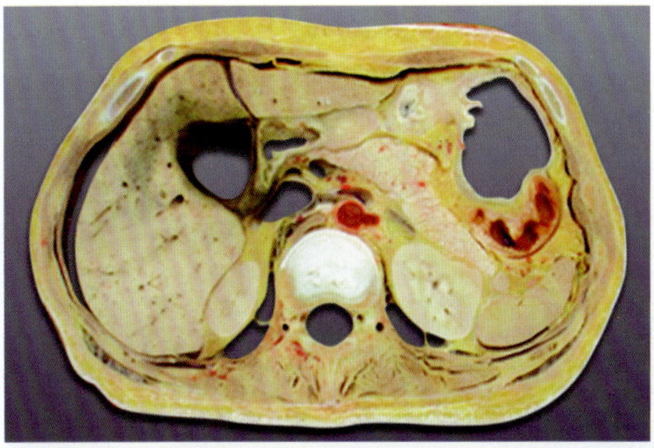

图－断－18 经第一肝门横断层面

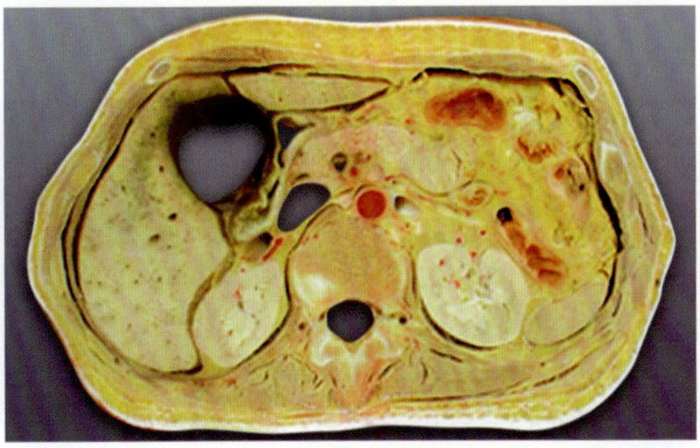

图－断－19 经肾门横断层面

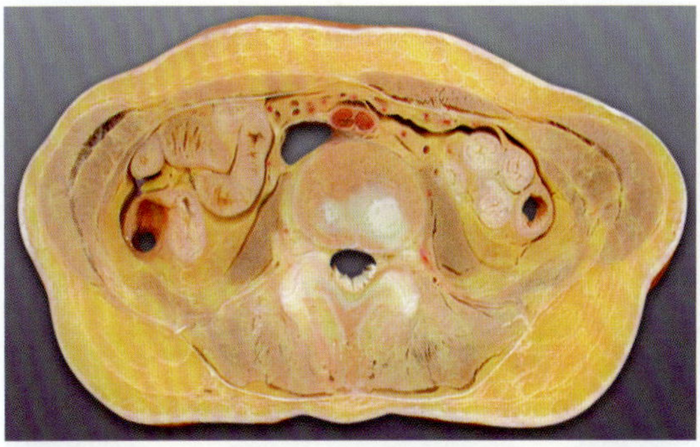

图－断－20 经左、右髂总动脉起始处横断层面

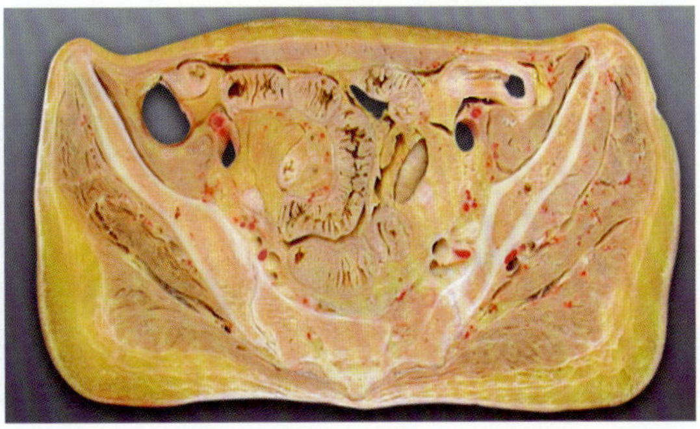

图－断－21 经骶髂关节上份横断层面

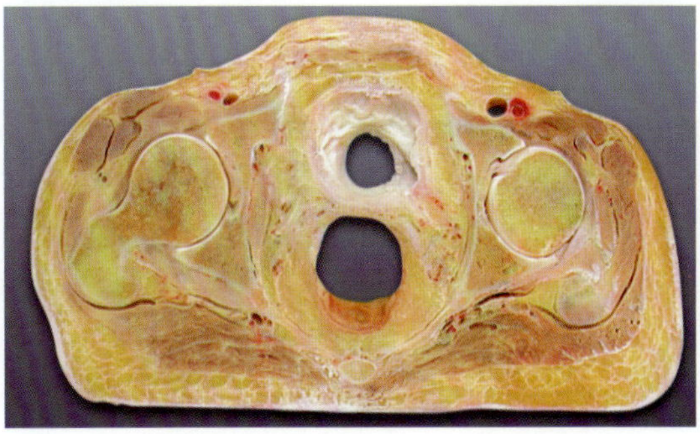

图－断－22 经髋关节中上份横断层面

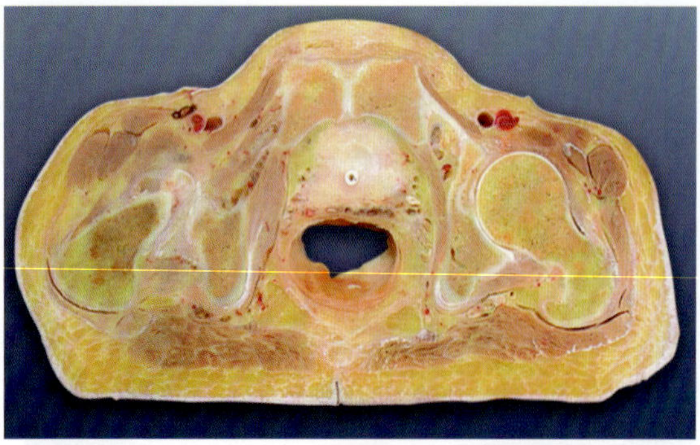

图－断－23 经耻骨联合上份横断层面

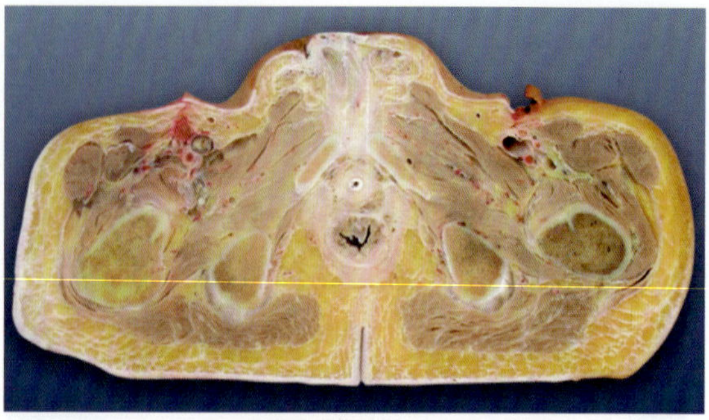

图－断－24 经坐骨支横断层面

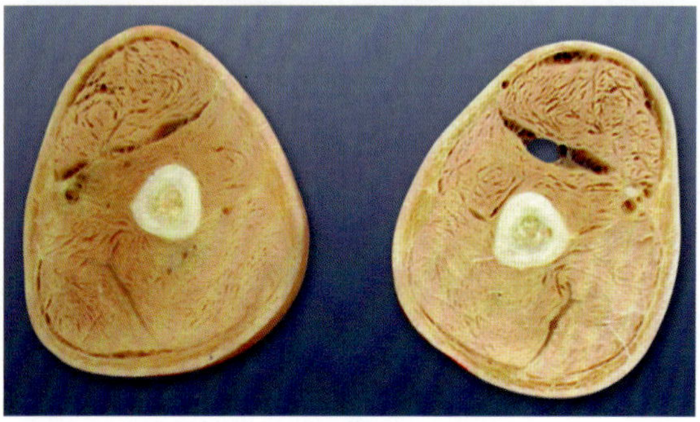

图－断－25 经臂部中份横断层面

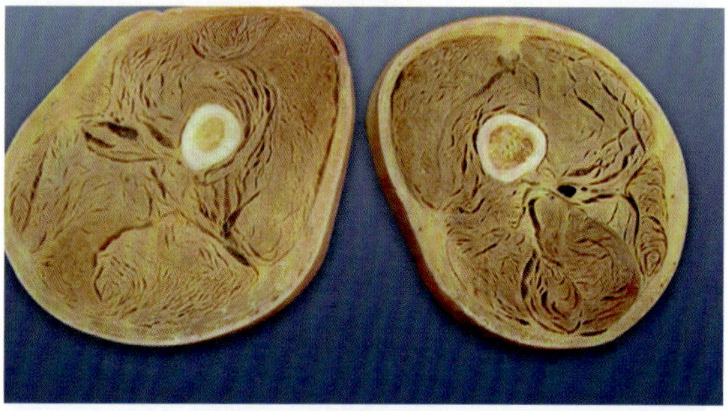

图－断－26 经大腿中份横断层面

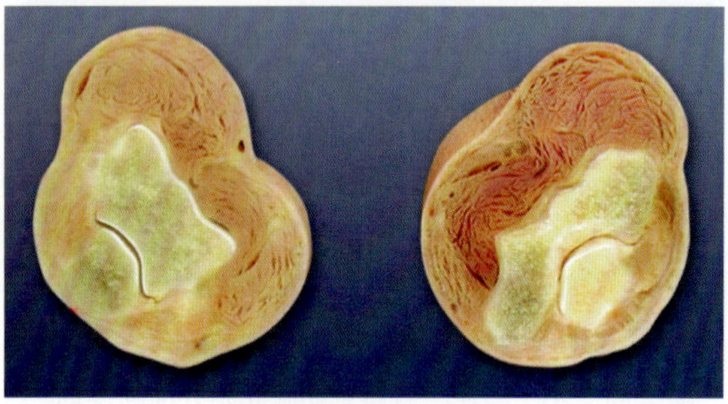

图－断－27 经肘部横断层面

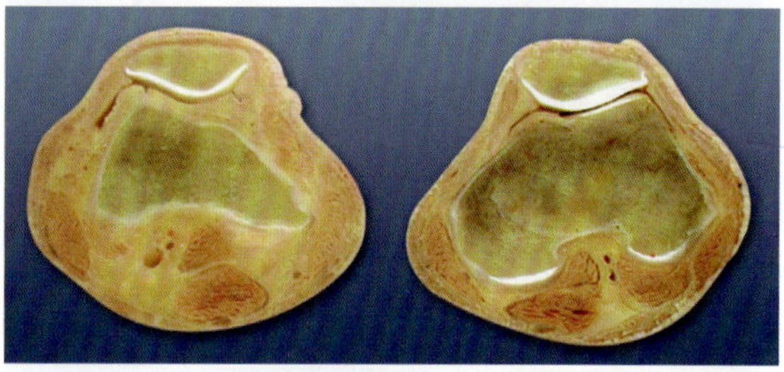

图－断－28 经膝部横断层面

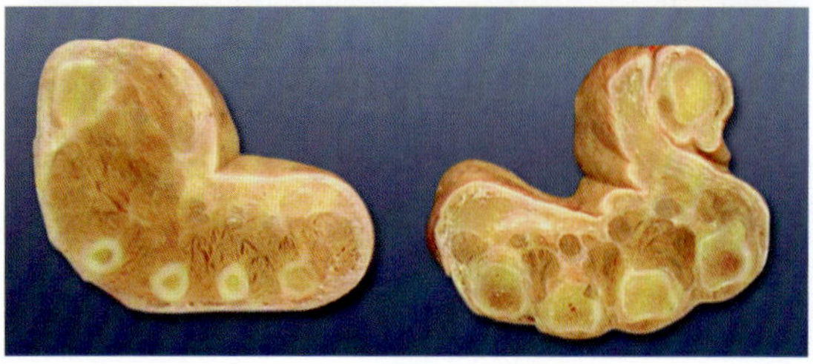

图－断－29 经掌骨中份横断层面

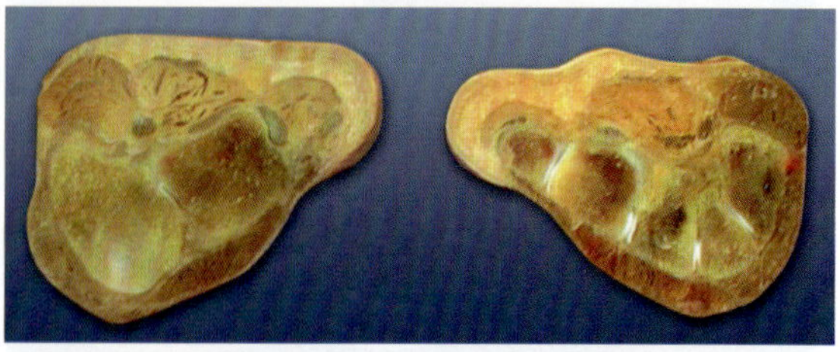

图－断－30 经足部横断层面

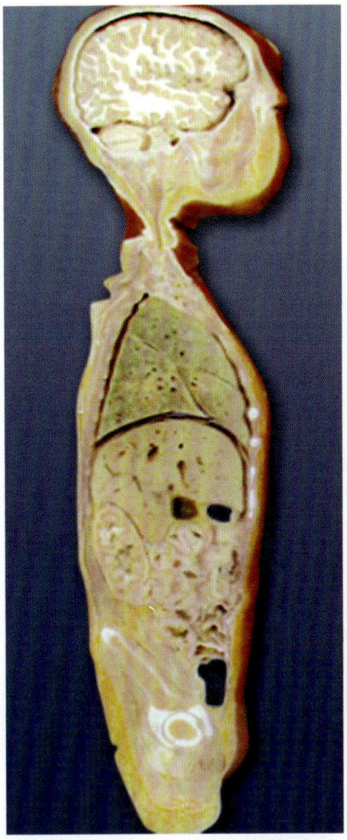

图－断－31 头、颈、躯干矢状切 1

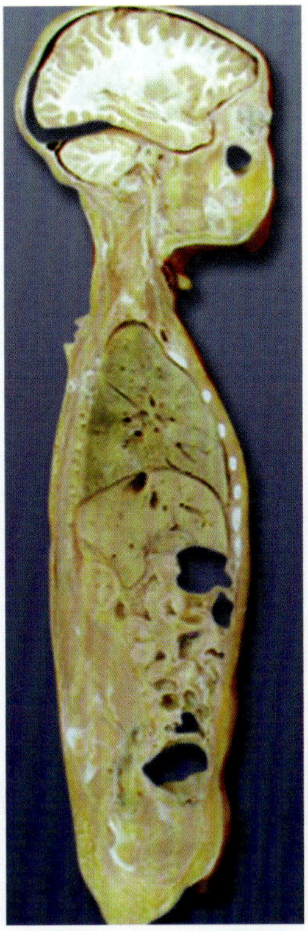

图－断－32 头、颈、躯干矢状切 2

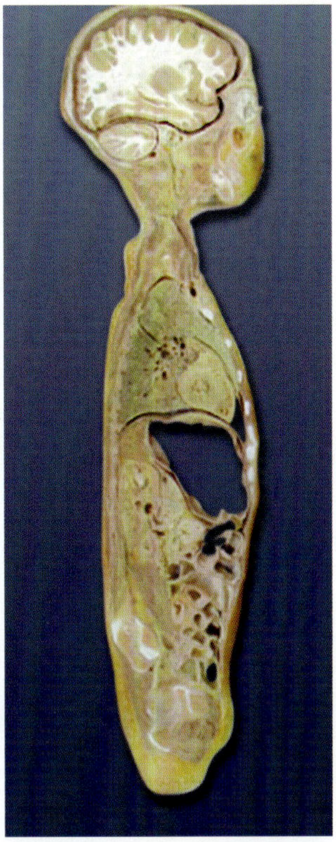

图－断－33 头、颈、躯干矢状切 3

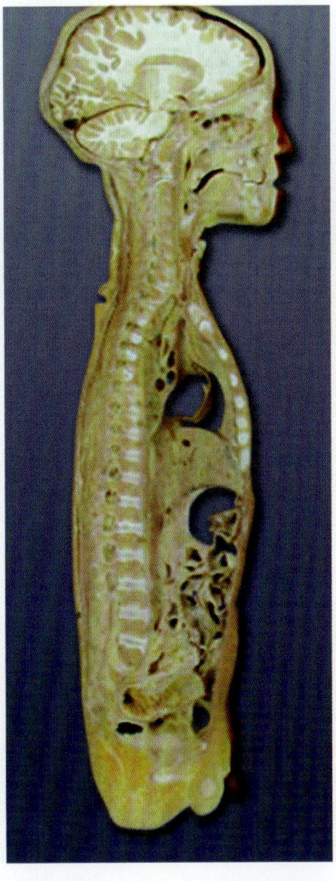

图－断－34 头、颈、躯干矢状切 4

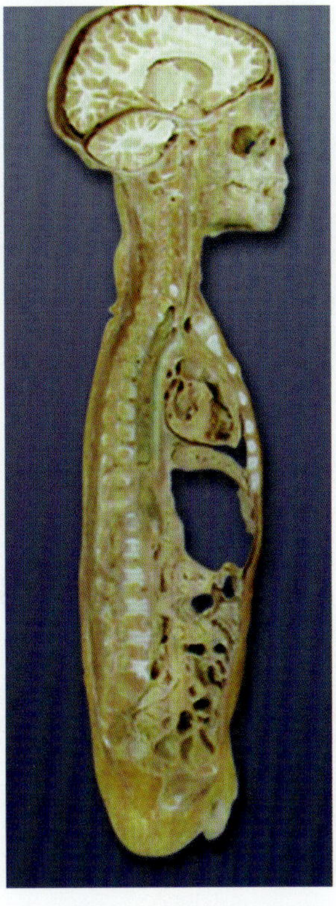

图－断－35 头、颈、躯干矢状切 5

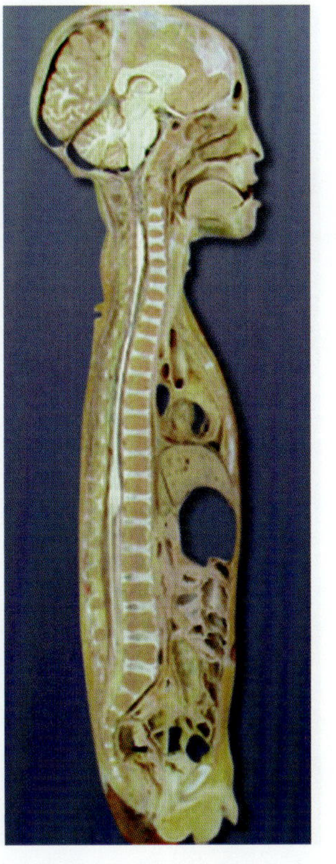

图－断－36 头、颈、躯干矢状切 6

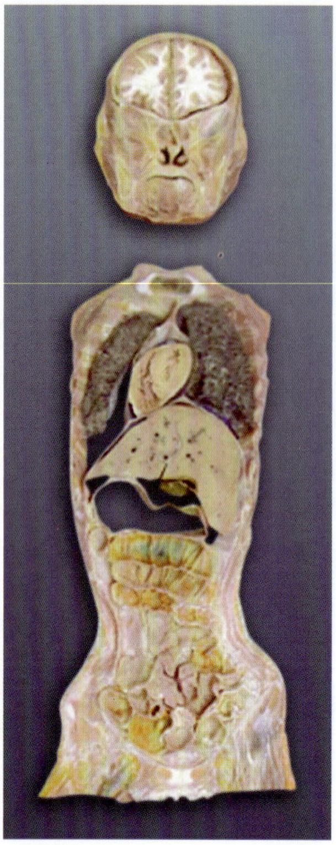

图－断－37 头、颈、躯干冠状切 1

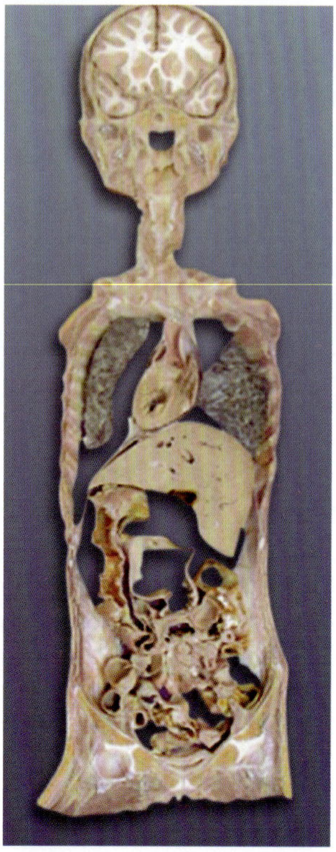

图－断－38 头、颈、躯干冠状切 2

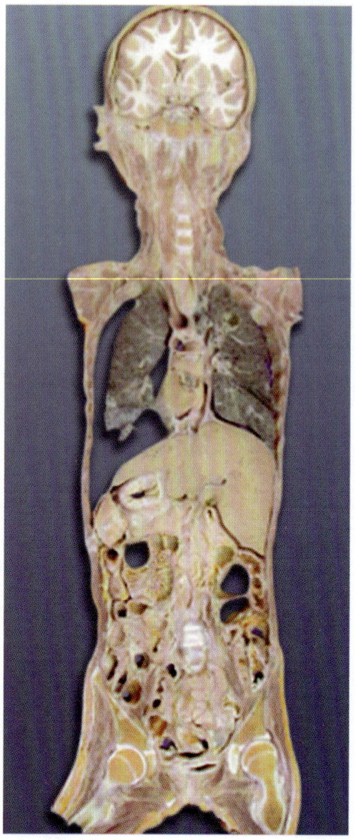

图－断－39 头、颈、躯干冠状切 3

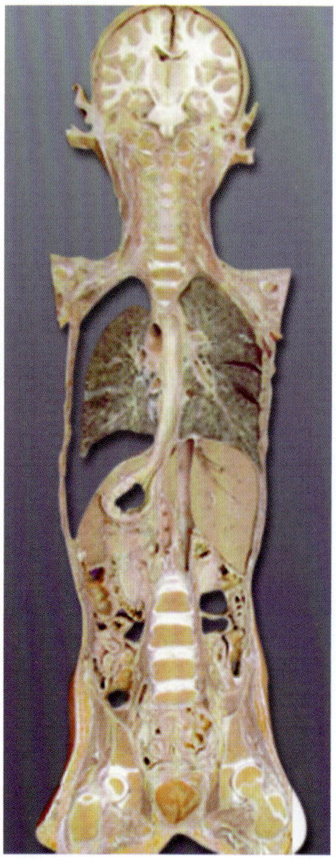

图－断－40 头、颈、躯干冠状切 4

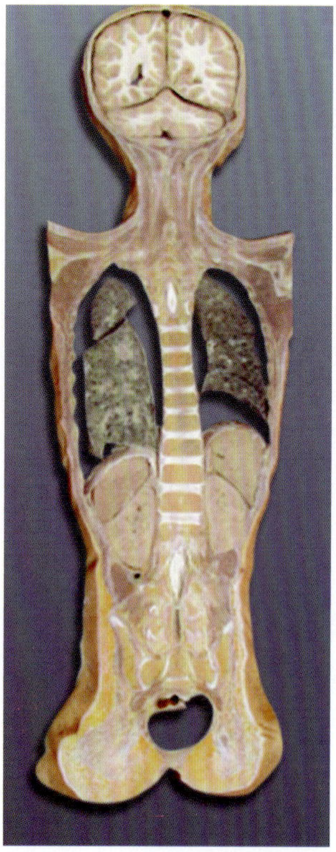

图－断－41 头、颈、躯干冠状切 5

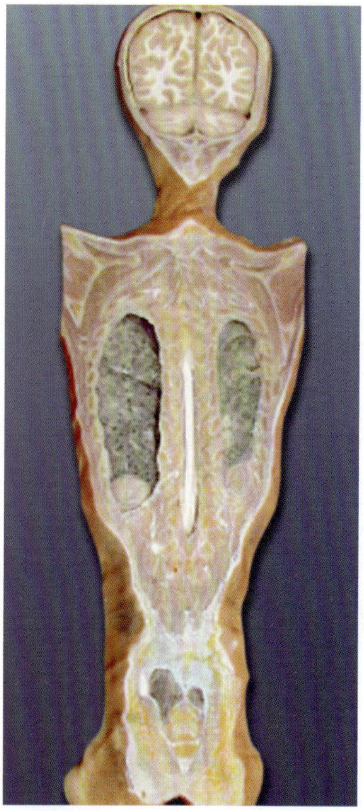

图－断－42 头、颈、躯干冠状切 6

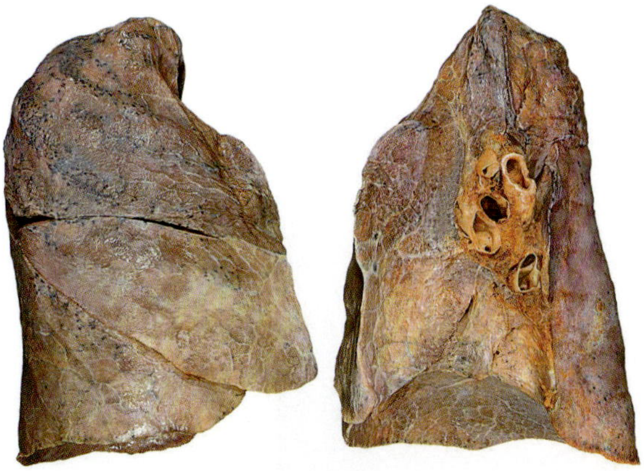

图－综－1 肺标本

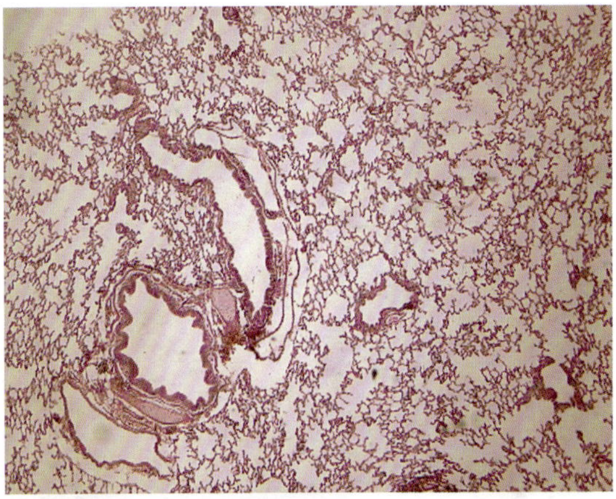

图－综－2 狗肺（低倍镜）

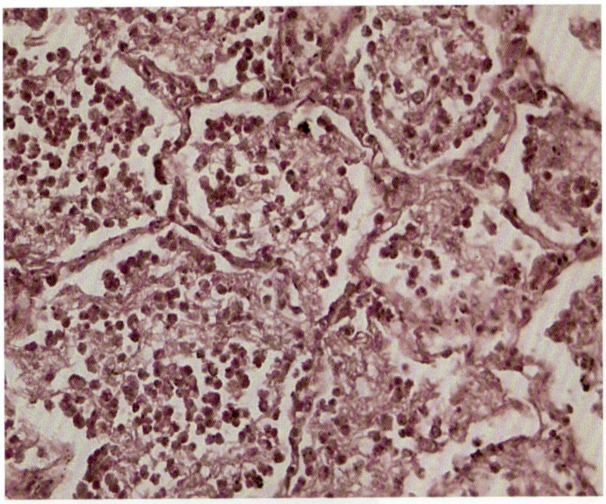

图－综－3 大叶性肺炎（高倍镜）

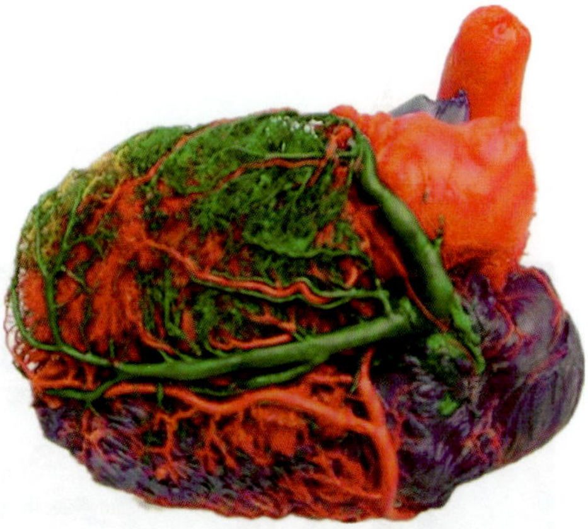

图－综－5 心血管铸型标本

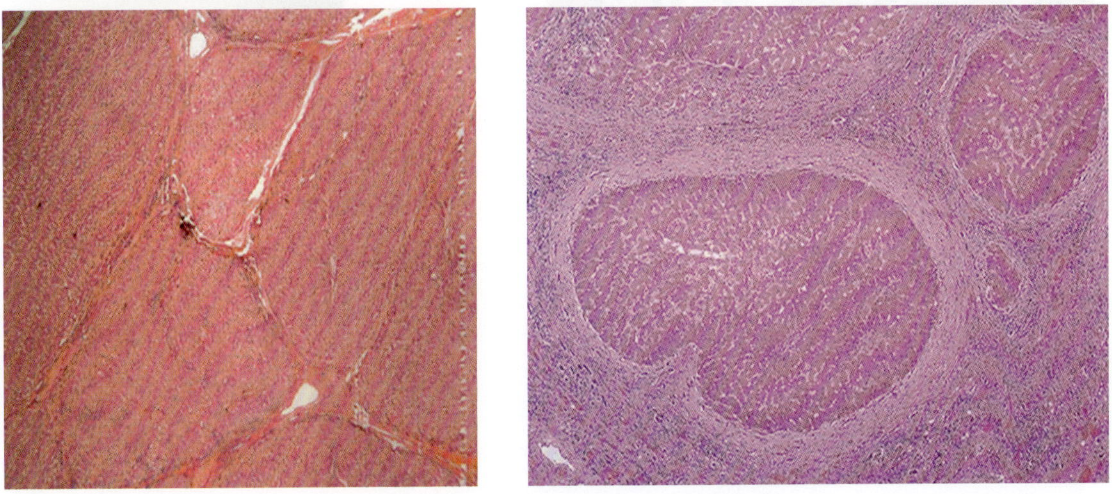

图－综－4 肝硬化时肝小叶镜下观

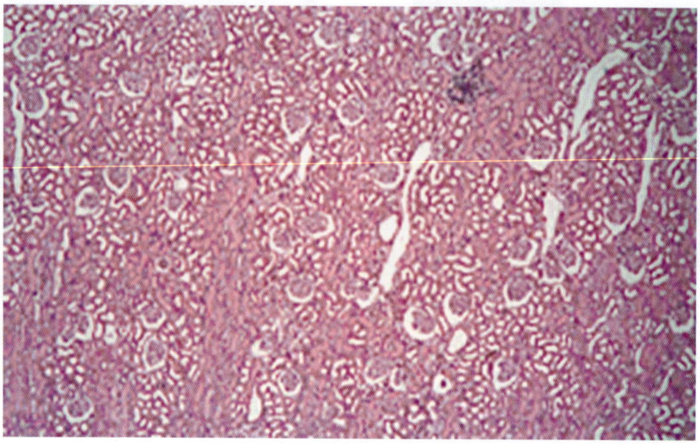

图－综－6 肾皮质光镜结构（低倍）

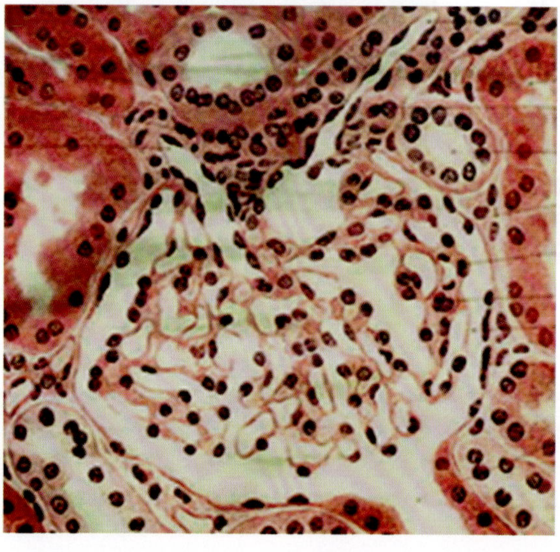

图－综－7 肾小球光镜结构（高倍）

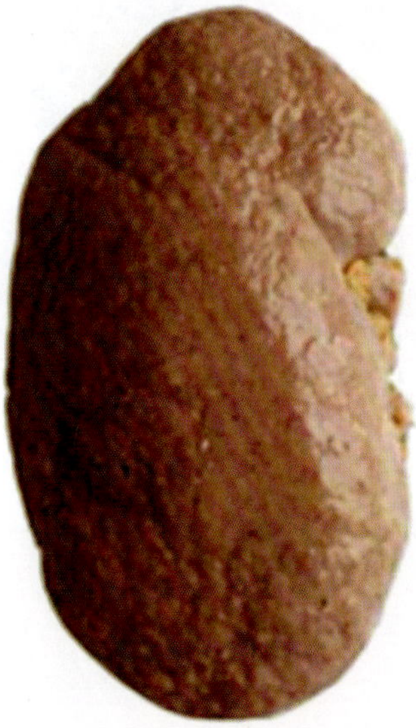

图－综－8 慢性肾小球肾炎颗粒固缩肾

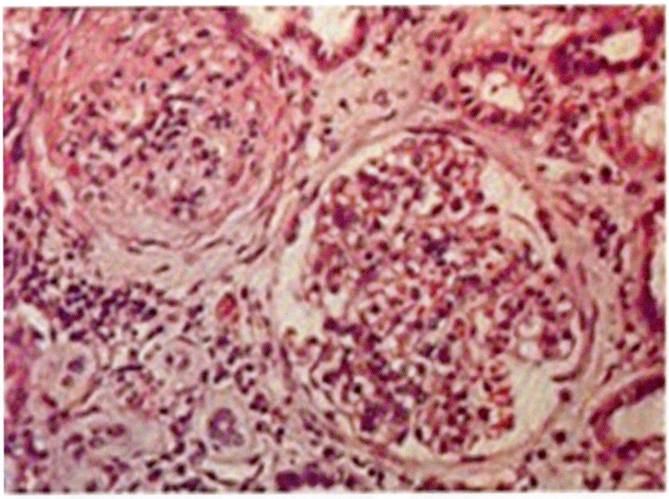

图－综－9　慢性肾小球肾炎光镜图（10×40）

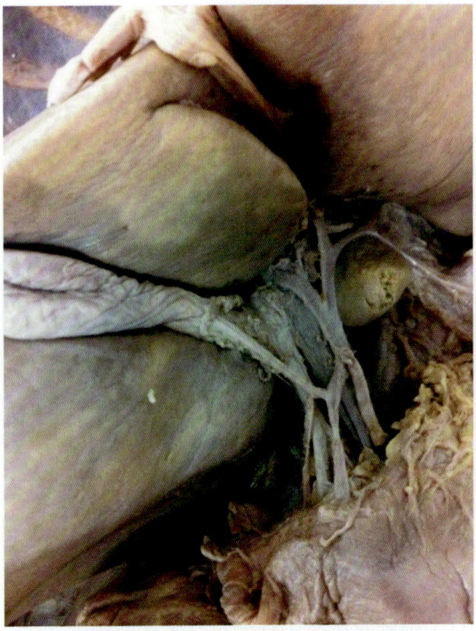

图－设－1　肝总动脉分支变异标本

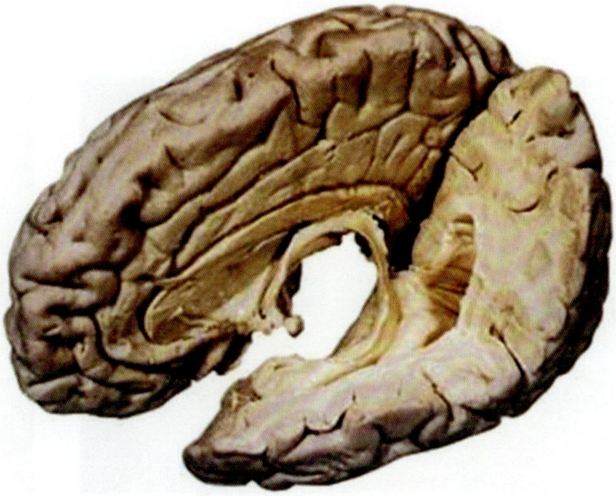

图－设－2　海马结构

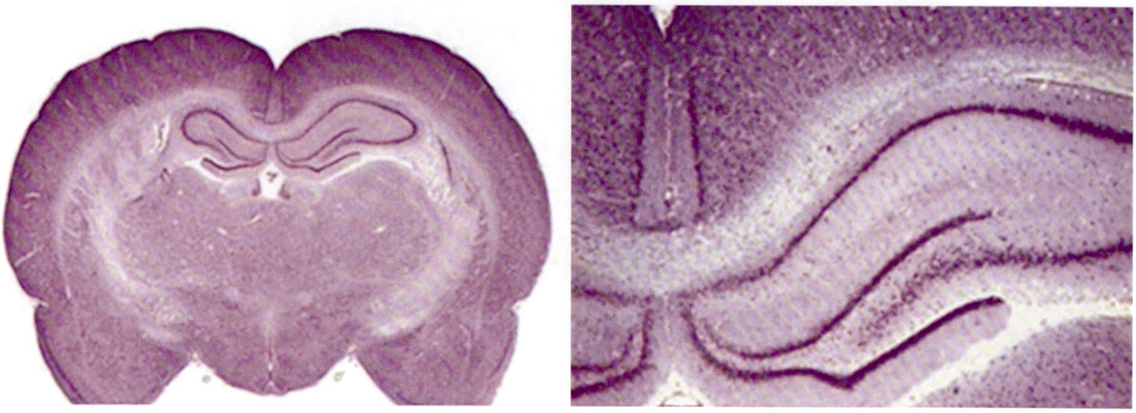

图－设－3　海马的细胞分层（Nissl 染色）

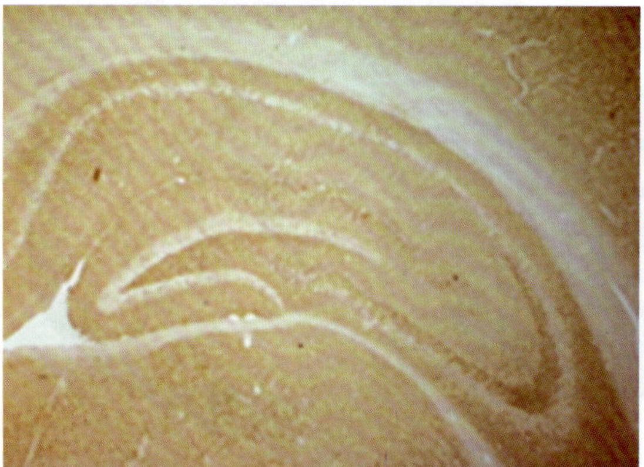

图－设－4　免疫组织化学染色海马组织

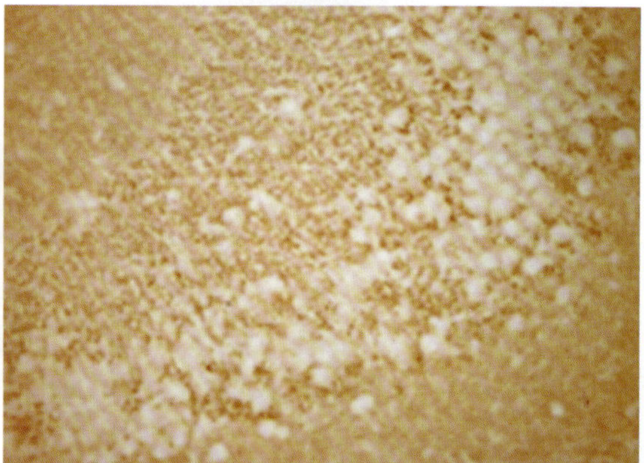

图－设－5　海马的免疫组织化学染色（突触素）显示细胞浆染色阳性的海马锥体细胞